Carl-Auer

Susy Signer-Fischer

Hypnotherapie – effizient und kreativ

Bewährte Rezepte für die tägliche Praxis

Zweite Auflage, 2023

Themenreihe: »Hypnose und Hypnotherapie«
hrsg. von Bernhard Trenkle
Umschlaggestaltung: Uwe Göbel
Umschlagmotiv: © Curioso/Shutterstock.com
Satz: Verlagsservice Hegele, Heiligkreuzsteinach
Printed in Germany
Druck und Bindung: CPI books GmbH, Leck

MIX
Papier | Fördert gute Waldnutzung
FSC www.fsc.org
FSC® C083411

CPI klimaneutral
Mehr Bäume.Weniger CO_2

Zweite Auflage, 2023
ISBN 978-3-8497-0269-4 (Printausgabe)
ISBN 978-3-8497-8183-5 (ePub)

Bibliografische Information der Deutschen Nationalbibliothek:
Die Deutsche Nationalbibliothek verzeichnet diese Publikation in der Deutschen Nationalbibliografie; detaillierte bibliografische Daten sind im Internet über http://dnb.d-nb.de abrufbar.

Informationen zu unserem gesamten Programm, unseren Autoren und zum Verlag finden Sie unter: **https://www.carl-auer.de/**.
Dort können Sie auch unseren Newsletter abonnieren.

Carl-Auer Verlag GmbH
Vangerowstraße 14 • 69115 Heidelberg
Tel. +49 6221 6438-0 • Fax +49 6221 6438-22
info@carl-auer.de

Inhalt

Teil II: Interventionen

Einleitung

Kochbücher sind eine praktische Sache. Sie sind übersichtlich, leicht verständlich und nachvollziehbar. Neben einfachen Rezepten enthalten sie Empfehlungen und Hinweise für Abwandlungen und Kombinationen. Das vorliegende Buch setzt nun genau an diesem Punkt an und nutzt das Kochbuchkonzept für Beratung, Psychotherapie und Coaching. Es soll Ihnen ermöglichen, die für Ihre Zwecke passenden Induktionen und Vertiefungen (»Aperitif, Vorspeise«), entsprechenden Inhalte (»Hauptgang«) und ein Zurückkommen (»Nachspeise«) dank der übersichtlichen Struktur dieses Buches rasch aufzufinden und erfolgreich durchzuführen.

Bei einer Mahlzeit kann ein Aperitif oder eine Vorspeise auch als Hauptgang serviert werden. Ebenso können Sie die einzelnen Interventionen sowohl kombinieren, sodass eine ganze Mahlzeit, also eine formale Trance mit allen Teilen, entsteht, als auch einzeln, für sich einsetzen.

Wenn ein Klient begrenzte Kräfte hat, sei es wegen fehlender Aufmerksamkeitsspanne, begrenzter Frustrationstoleranz oder fehlender körperlicher oder psychischer Kräfte, lohnt es sich, sich nur auf das wichtigste Ziel der Intervention zu konzentrieren, anstatt mit dem »Inhalt« zu arbeiten. Nimmt man hier wieder den Vergleich mit der Mahlzeit, so lohnt es sich, nur eine Hauptspeise zu servieren, wenn der Appetit begrenzt ist.

Die Interventionen werden meist im Einzelsetting durchgeführt und mit sprachlichen und nichtsprachlichen Rückmeldungen des Klienten[1] erarbeitet. Sie sind in erster Linie für Erwachsene gedacht, können jedoch, in leicht abgewandelter Form, auch mit Kindern und Jugendlichen angewendet werden.

Das Buch richtet sich zum einen an Fachleute aus den Bereichen Psychotherapie, Somatik und ärztliche Praxis, die kurze Interventionen suchen, zum Beispiel für den Klinikalltag. Genauso profitieren aber auch Berater und Coachs, sei es in der Arbeit mit Führungskräften oder im Bereich Sport, Schule oder Kunst.

---

1 Der Einfachheit halber wird im gesamten Text bei Personenbezeichnungen die männliche Form verwendet; die weibliche Form (»Klientin, Therapeutin«) ist selbstverständlich eingeschlossen.

Zum Aufbau des Buchs

In *Teil I* werden in den Kapiteln 1 bis 4 Grundlagen der Hypnose und der Behandlung mit Hypnose dargestellt.

Die über 200 Interventionen finden sich in *Teil II*. Das einführende Kapitel 5 erläutert, auf welche Weise sich die Interventionen anwenden und leicht in den eigenen Praxisalltag integrieren lassen. Anhand weniger Beispiele wird im Detail dargestellt, wie Induktionen und Vertiefungen durchgeführt werden können.

Die nächsten vier Kapitel widmen sich den Interventionen zu Lebensthemen: Begonnen wird mit den Ressourcen (Kap. 6), da es im Leben allgemein und in der Hypnopsychotherapie besonders wichtig ist, zuerst die Ressourcen wahrzunehmen und zu stärken. Es folgt Kapitel 7 über Abgrenzung und Schutz. Auch diese Fähigkeiten sind schon zu Beginn jeder Therapie relevant. Das Thema Wahrnehmung in Kapitel 8 ist essenzielle Voraussetzung vieler Interventionen. Die in Kapitel 9 bearbeiteten Aspekte Kontrolle, Einfluss und Selbstwirksamkeit bilden wichtige Grundlagen für unser Wohlbefinden allgemein und das Meistern von Herausforderungen im Leben.

Wenn diese Punkte erarbeitet sind, gelingt es leichter, »sich den Problemen zu stellen«, wie in Kapitel 10 beschrieben wird. Die Themen Leistung (Kap. 11), Identität (Kap. 12) und Lebenslauf (Kap. 13) der folgenden Kapitel bauen darauf auf.

Die meisten vorgestellten Interventionen enthalten einen Teil mit expliziter Trance, oft kombiniert mit anderen therapeutischen Methoden, wie Gestalttherapie, Verhaltenstherapie, psychoanalytischen Elementen und Wissen aus psychologischen Studien, beispielsweise der Gedächtnispsychologie.

Teil I: Grundlagen und Grundbegriffe

1 Hypnose und hypnotische Methoden

Hypnose ist eine differenzierte und wirksame Methode. Sie muss sorgfältig gelehrt und gelernt werden, was eine längere Ausbildungszeit zur Folge hat. Dies beinhaltet das Lernen der Theorie zur Hypnose, das Auseinandersetzen mit Forschungsresultaten, das praktische Üben, die Fallsupervision und die Selbsterfahrung.

Da Hypnose bei richtiger Anwendung sehr wirksam und effizient sein kann, ist es auch leicht möglich, diese Methode zu missbrauchen oder ungewollt damit Schaden anzurichten. Solche Beispiele können vielfältig sein, hier werden drei illustriert:

- Eine Lehrerin führt mit ihren Drittklässlern eine Fantasiereise (hypnotische Methode) durch. Die Schüler sollen sich ein positives Erlebnis am Sonntag vorstellen. Dabei bemerkt die Lehrerin nicht, wie eine Schülerin eine schreckliche Erinnerung fantasiert und infolgedessen an Schlafstörungen leidet.
- Eine Kinesiologin führt ihre Klientin während der Hypnose in die Zeit vor deren Geburt zurück. Die Klientin erlebt in der Trance ein beängstigendes Ereignis und hat anschließend mit Albträumen und dem Gefühl der Hilflosigkeit zu kämpfen.
- Ein Hypnotiseur führt in einem Ferienzentrum zum Zweck der Unterhaltung eine Hypnose durch. Er suggeriert dem hypnotisierten Besucher, dieser sei in einer kleinkindlichen Phase. Der Mann gerät in der Folge der Hypnose in eine tiefe psychische Krise.

Aus diesem Grund ist ein kontrolliertes, kompetentes, fachliches Handeln nötig, dies gilt insbesondere auch in der Arbeit mit Kindern und Jugendlichen.

Wie in jeder Art von Therapie ist auch in der Hypnosetherapie die aktive Mitarbeit der Klienten unabdingbar. Hypnosetherapeuten arbeiten mit formeller Trance und mit anderen hypnotischen Verfahren, wie Geschichtenerzählen oder dem Aufgeben bestimmter Hausaufgaben. Meist wird mit dem Klienten eine auf ihn abgestimmte, passende Form von Selbsthypnose erarbeitet und eingeübt, die zum Beispiel zur Entspannung, Problemlösungssuche oder Anregung der

Kreativität eingesetzt werden kann. Die meisten Fachpersonen, welche die Hypnosetherapie anwenden, sind auch in anderen psychotherapeutischen Verfahren ausgebildet.

Hypnose soll in erster Linie die Selbstverantwortung und Selbstkontrolle der Klienten erhöhen. Deshalb sollten hypnotische Interventionen bei Klienten jeden Alters im Einzelsetting erfolgen. Das Einzelsetting unterstützt die Selbstwirksamkeit und die Selbstverantwortung. In Trance können sich die Klienten weniger gut gegenüber Stimmungen, feindlichen, ungesunden Einflüssen wehren und schützen als im Hier-und-jetzt-Zustand. Dazu kommt, dass die Klienten selbst an sich arbeiten und dass die Selbstwirksamkeit im Einzelsetting besser unterstützt wird als im Gruppen- oder Familiensetting.

Aufgrund der Vulnerabilität der Klienten während der Trance gilt es vonseiten des Therapeuten bei hypnotischen Interventionen sorgfältig mit Macht und Beeinflussung umzugehen. Das Ziel liegt in der Stärkung von Selbstverantwortung und Selbstkontrolle der Klienten. Um individuell auf den Klienten und seine Themen, Probleme und Symptome einzugehen, sollte eine große Palette an therapeutischen Methoden zur Verfügung stehen und angewendet werden. Besonders wichtig ist es, eine systemische Perspektive einzunehmen, da nicht nur Kinder und Jugendliche, sondern auch Erwachsene als Teil eines Systems (z. B. Familie, Peergroup) agieren.

1.1 Anwendung von Hypnose

Hypnotische Interventionen können in verschiedenen Bereichen angewendet werden. Es sollte aber individuell auf die Bedürfnisse und Fähigkeiten des Klienten eingegangen werden.

Psychotherapie

Mithilfe hypnotischer Methoden können vergangene Situationen analysiert und bearbeitet werden. Es gilt sowohl Themen, Erlebnisse, Muster und Auslösereize wie auch vorhandene Ressourcen der Klienten zu finden. Dadurch ist es möglich, zukünftige Situationen vorzubereiten und adaptive Verhaltensweisen, Empfindungen oder Gedankenschemata zu trainieren. Die durch hypnotische Methoden erarbeiteten gesunden Muster werden weiter gefestigt.

Somatik und Psychosomatik

Hypnotische Methoden sind hilfreich, um verschiedene Probleme zu bearbeiten, die mit einer körperlichen Krankheit zusammenhängen. Dazu gehören Themen, durch welche die Krankheit entstanden ist, die sie mitbedingt haben oder mithilfe derer sie aufrechterhalten wird. Weiter ist Hypnose nützlich, um den Umgang mit einer Krankheit zu meistern, den Heilungsprozess zu fördern oder Schmerzen zu kontrollieren. Beispielsweise können Tinnitus, Spannungskopfschmerzen oder Schwangerschaftsübelkeit positiv beeinflusst werden. Hypnotische Methoden sind sinnvoll, um Klienten bei der Vorbereitung auf medizinische Eingriffe wie Operationen oder bei einer Geburt zu unterstützen.

Leistung: Arbeit, Schule, Sport

Auch in Bereichen, in denen Leistung zentral ist, werden hypnotische oder mentale Methoden angewendet, beispielsweise wenn Konzentration beibehalten oder gesteigert werden soll. Aber auch Leistung und Leistungssituationen können analysiert werden, um anschließend mithilfe von Hypnose angemessene Ziele zu setzen. Es gibt Klienten, die Unterstützung brauchen, um sich selbst Rückmeldungen zu geben oder Rückmeldungen anderer zu werten und anzunehmen. Auch können mit mentalen Methoden Ängste besser kontrolliert und Selbstvertrauen sowie Selbstwirksamkeit unterstützt werden. Oft werden auch gewisse Abläufe mental trainiert, zum Beispiel ein Sprung im Sport oder eine bestimmte Passage in einem Musikstück.

Entspannung und Wohlbefinden

Es gibt viele verschiedene Ansätze, um Klienten Entspannungstechniken zu vermitteln und das Wohlbefinden zu steigern. Auch durch Hypnose kann Entspannung, also mehr Lockerheit (im Wort Entspannung ist »Spannung« enthalten), in bestimmten sozialen Situationen, im Hinblick auf einen medizinischen Eingriff oder generell körperliche Entspannung gefördert werden. Oft geht es eher um allgemeines Wohlbefinden als nur um Lockerheit. Hypnotische Methoden sind hilfreich, um Klienten auf die nächsten möglicherweise fordernden Schritte in der Psychotherapie vorzubereiten.

1.2 Wirksamkeit von Hypnose

Gemäß Revenstorf (2017) kann mithilfe von bildgebenden Verfahren, Messungen der Hirnaktivität und physiologischen Befunden erklärt werden, wie sich mentale Prozesse durch die Hypnose verändern. Solche veränderten mentalen Prozesse hängen mit der besonderen Verschaltung bestimmter Hirnregionen zusammen. Eine große Rolle spielen dabei der präfrontale Kortex, der für die Beurteilung des eigenen Handelns und der Abschätzung der Konsequenzen verantwortlich ist, und der für die Selbstwahrnehmung zuständige sogenannte Precuneus. Diese beiden Hirnareale seien in hypnotischen Kontexten anders verschaltet und entweder vermehrt oder vermindert aktiviert. Dadurch werde zum Beispiel das gewohnte Denken eingeschränkt, welches Verhaltensveränderungen zu verhindern vermag (z. B. »Ich kann das nicht. Was denken die anderen darüber? Welche Konsequenzen hat das? Das wird sicher nichts verändern.«), und es können Ressourcen und Persönlichkeitsaspekte aktiviert werden, die im Alltag untergehen. Eine hypnotisierte Person sei demnach durch die Aktivierung bzw. Deaktivierung bestimmter Hirnregionen empfänglich für Suggestionen, da Bewertungen eigener Handlungen und möglicher Konsequenzen sowie der Wirkung auf andere wegfallen.

Revenstorf (2012b) weist in seinem Plädoyer zur wissenschaftlichen Anerkennung der Hypnotherapie auf folgende Sachverhalte zur Wirksamkeit der Hypnotherapie hin:[2]

> »Im Auftrag der M.E.G. und der DGH hat […] 2003 die Arbeitsgruppe an der Universität Tübingen eine Expertise beim WBP [Wissenschaftlichen Beirat Psychotherapie nach § 11 PsychThG] eingereicht, in der die theoretischen und neurobiologischen Grundlagen der Hypnose dargestellt wurden und die vorliegenden Wirksamkeitsnachweise der Hypnotherapie zusammengetragen worden sind. Die Recherche, die in Zusammenarbeit mit der Arbeitsgruppe von Prof. Bongartz an der Universität Konstanz durchgeführt wurde, ergab insgesamt etwa 200 kontrollierte Wirksamkeitsstudien, von denen etwa 45 Studien den vom WBP vorgeschriebenen Kriterien der Wissenschaftlichkeit zu entsprechen versprachen (klinische Stichprobe, Katamnese, randomisierte Kontrollgruppe).«

2 Verfügbar unter: https://www.meg-hypnose.de/fileadmin/meg-hypnose/pdf/Anerkennung_Hypnotherapie.pdf (Zugriff: 24.11.2018).

Die Expertise findet sich auf der Homepage (www.meg-tuebingen.de). Danach lagen bis 2001 für folgende Störungsgebiete Wirksamkeitsbelege vor:

- Phobien
- Belastungsstörungen
- Übergewicht
- Schlafstörungen
- Psychosomatik/somatoforme Störungen
- Sexualstörungen
- Akuter/chronischer Schmerz
- Tabakabusus
- Enuresis

Für weitere Bereiche liegen gute Behandlungskonzepte vor, die jedoch bisher nicht empirisch evaluiert wurden:

- Depression
- Panik/Zwang
- Dissoziative Störungen
- Tinnitus
- Bulimie
- Störungen des Sozialverhaltens
- Sexuelle Präferenzstörungen
- Rehabilitation nach Infarkt und Insult

Seit dem 27.03.2006 liegt das Gutachten des WBP vor, in dem die Hypnotherapie für bestimmte Indikationen als wissenschaftlich anerkannte Methode empfohlen wird. Von den 41 im Antrag zitierten Studien wurden 22 als Wirksamkeitsbelege akzeptiert; die übrigen wurden aus methodischen Gründen nicht in die Bewertung einbezogen. Der WBP stellt zusammenfassend fest, »dass die Hypnotherapie bei Erwachsenen für die Behandlung in folgenden Anwendungsbereichen als wissenschaftlich anerkannt gelten kann« (www.wbpsychotherapie.de):

- Psychische und soziale Faktoren bei somatischen Krankheiten (F54)
- Substanzmissbrauch (F1, F55)

Bei Kindern wurde die Anwendung der Hypnotherapie zur Bewältigung von Schmerzen (z. B. bei Krebserkrankungen) anerkannt.

Nach dem Gutachten des WBP sind es somatische Störungen mit psychischer Beteiligung, d. h. eine Vielzahl von Schmerzproblemen (von Geburtsvorbereitung über postoperative Schmerzen zu Fibromyalgie, Migräne und viele Formen chronischer Schmerzen), und bei Suchtverhalten besonders Tabakabusus, aber auch einzelne Verhaltensprobleme wie Insomnie (F51), die zum Indikationsbereich der Hypnotherapie zählen. Dies kann und sollte bei der Formulierung für Anträge bei den Kassen und der Beihilfe auf Kostenübernahme bzw. Kostenerstattung genutzt werden, aber auch für Programme wie etwa Geburtsvorbereitung, Migräne oder Raucherentwöhnung, die man von Kassen finanzieren lassen möchte. Dabei kann auf das Gutachten des WBP verwiesen werden.[3]

Auch neuere Daten zeigen ein ähnliches Bild hinsichtlich der Wirksamkeit hypnotischer Methoden. In einer Metaanalyse von Flammer (2011) mit 188 Studien bis zum Jahr 2009 wurden die Daten von rund 9700 behandelten Patienten eingeschlossen. Davon waren 91 Studien (48%) zur Unterstützung medizinischer Behandlungen und 68 Studien (36%) zur Behandlung psychosomatischer Beschwerden. 14 Studien (7%) befassten sich mit Angst und 15 weitere Studien (8%) mit anderen psychischen Problematiken oder Störungen. Mit Hypnotherapie wurden in einer sehr kurzer Zeit von durchschnittlich 5 Sitzungen (Dauer insgesamt 1–60 Std.) hohe Effektstärken erreicht (im Durchschnitt bei Prä-post-Vergleich: d = 0,95; bei Kontrollgruppenvergleich: d = 0,76 [d-Wert nach Cohen: »Cohens d«]). Die Therapieeffekte nehmen mit der Länge der Katamnese (durchschnittlich 8 Wochen) nicht unbedingt ab, in manchen Fällen sogar zu, als ob die Therapie nachträglich weiterwirke Dabei sinkt der Effekt im Kontrollgruppenvergleich zunächst ab, steigt wieder über das Ausgangsniveau an und erreicht die Effektstärke der Prä-post-Vergleiche. Eine Zunahme der Effektgröße mit längerer Katamnese findet sich unter anderem bei Angststörungen und der Raucherentwöhnung (Revenstorf 2012a).

Ab dem Jahr 2002 sind in deutschen oder englischsprachigen Zeitschriften insgesamt 16 randomisierte kontrollierte Studien (RCT)

3 Siehe dazu etwa die Internetseiten der Milton Erickson Gesellschaft für Klinische Hypnose e. V. (M.E.G.) und der Deutschen Gesellschaft für Hypnose und Hypnotherapie e. V. (DGH); weitere Internetquelle: www.meg-tuebingen.de.

zu Hypnose bei nach DSM-IV klassifizierten psychischen Störungen auffindbar. Es kamen dabei Studien zu bisher noch gar nicht evaluierten psychischen Störungen hinzu, zum Beispiel zur Konversionsstörung (Moene et al. 2003) und zur Aufmerksamkeitsdefizit-Hyperaktivitäts-Störung (ADHS; Virta et al. 2010a).

Von Flammer a. Alladin (2007) liegt eine Metaanalyse (mit neueren Studien bis zum Jahr 2005) von über 21 RCT speziell zur Behandlung psychosomatischer Störungen vor. Die gewichtete Effektstärke lag insgesamt bei d = 0,61. Wie die Autoren betonen, handelt es sich aus Gründen der Heterogenität der Studien um eher konservative Schätzungen der Wirksamkeit von klinischer Hypnose. Flammer legte im Jahr 2006 außerdem eine spezifische Auswertung zur Behandlung von Angststörungen vor. Die gewichtete Effektstärke für die 8 RCT (überwiegend mit prüfungsängstlichen Teilnehmern) lag bei d = 0,66. Die Auswertung weiterer 8 RCT, bei denen mit einer Wartekontrollgruppe verglichen wurde, ergab eine Effektstärke d = 1,02, sodass Flammer (2006) zu dem Schluss kommt, Hypnose sei hier hochwirksam.

Ähnliches gilt für die Behandlung von Depression. Die Metaanalyse von Shih, Yang und Koo (2009) identifizierte 6 RCT, die sich mit der Reduktion depressiver Symptomatik allein durch Hypnotherapie befassten (d = 0,57).

Bezüglich der klinischen Forschung zu affektiven Störungen ist die publizierte Befundlage noch dünn (Yapko 2010). Es gibt eine aktuelle RCT, jedoch war die Stichprobe zu klein, als dass der Effekt einer hypnotherapeutischen Gruppentherapie statistisch signifikant wurde (Butler et al. 2008). Für den Einsatz von Hypnose im Verbund mit kognitiver Verhaltenstherapie (KVT) im Vergleich zu KVT allein liegt jedoch inzwischen eine Studie mit ausreichend großer Stichprobe vor (Alladin a. Alibhai 2007), bei der die kognitive Hypnotherapie der KVT leicht überlegen war.

Evidenz bezüglich ADHS

Hypnose und meditative Techniken verändern die Hirnaktivität. Dies impliziert eine Behandlung von ADHS, das im EEG (elektroenzephalografische Messung der summierten elektrischen Hirnaktivität) geprägt ist durch häufigere »slow waves« (Thetawellen) und seltenere »fast waves« (Betawellen) in den zentralen und frontalen Kortexregionen (Rubia 2009). Durch Meditationstechniken, Neurofeedback und

Achtsamkeitstraining (Mindfulness-Based Stress Reduction, MBSR) lässt sich mittels mentalem Training die Häufigkeit von Thetawellen verringern und die von Betawellen erhöhen (Gevensleben, Moll u. Heinrich 2010).

Bei einem 8-wöchigen Mindfulness-Trainingsprogramm für Erwachsene und Jugendliche mit ADHS wurde der Effekt mit einer Kontrollgruppe verglichen: Das Ergebnis waren Prä-post-Verbesserungen in Selbstberichten zu ADHS-Symptomen und bei der Testleistung bei Aufgaben, welche Aufmerksamkeit und kognitive Inhibition messen, sowie Verbesserungen bezüglich Ängstlichkeit und depressiven Symptomen (Zylowska et al. 2007).

Hypnotherapie/Mentales Training

In einer RCT-Studie von Virta et al. (2010a) berichteten 7 von 9 behandelten Patienten Verbesserung (Selbstevaluation) im Vergleich zu 2 von 10 Patienten aus der Kontrollgruppe. Die unabhängige Evaluation ergab, dass 6 Patienten aus der Interventionsgruppe und 3 Patienten aus der Kontrollgruppe eine Symptomverbesserung zeigten. Die Verallgemeinerung der Effekte ist jedoch aufgrund der kleinen Stichprobe nur eingeschränkt möglich.

In einer 6-Monats-Follow-up-Studie mit Erwachsenen mit ADHS fand sich für Hypnotherapie eine größere Langzeitwirkung als für Kurzzeit-KVT. Zusätzlich wurden Selbstberichte mit der ADHS-Symptomskala verglichen. Beide Gruppen profitierten vom Training, unterschieden sich aber deutlich bezüglich generellem psychologischem Wohlbefinden, Angst und Depression sowie bezüglich fast aller ADHS-Symptome. Dies lässt auf eine bessere Langzeitwirkung der Hypnotherapie schließen (Hiltunen et al. 2014).

1.3 Hypnotische Methoden

In der Hypnosetherapie werden unterschiedliche hypnotische Methoden angewendet. Ein wichtiger Bestandteil ist die Trance, bei der mit der Vorstellung gearbeitet wird. Man unterscheidet zwischen induzierter, formeller Trance und spontaner Trance.

Außerdem werden in der Hypnosetherapie Metaphern, Suggestionen (direkte und indirekte) und Geschichten verwendet. Den Klienten können aber auch Aufgaben, Experimente oder Handlungen verschrieben werden. Bei Kindern und Jugendlichen ist es sinnvoll, spieltherapeutische Methoden einzubeziehen. Vonseiten der Therapeuten liegt der Fokus, ähnlich wie in der klassischen Familientherapie, auf der Gesprächsführung bzw. darauf, Kommentare zu geben, Einschätzungen vorzunehmen und zentrale Aspekte zusammenzufassen.

Trance ist ein sich graduell entwickelndes Phänomen, das von Person zu Person und von Moment zu Moment variiert. Jedes Individuum scheint unterschiedliche Muster im Wechsel der Trancetiefe zu haben. Folgende Muster sind typisch für Trancezustände:

- Zugang zur Innenwelt
- Zugang zu emotionalen und kognitiven Gedächtnisinhalten
- Tendenz zu kindlichem, einfachem, konkretem Verständnis
- Tendenz zu Ganzheitlichkeit und Simultaneität
- Wortwörtliches, buchstabengetreues Verstehen und Sprechen
- Gelegentliche Amnesie (Gedächtnisstörung)
- Altersregression, Altersprogression, Zeitverzerrung

Hypnotische Methoden haben vielfältige Auswirkungen auf physiologische Parameter wie Puls- und Atemfrequenz, Atemtiefe, Durchblutung von Haut, Extremitäten oder Pupillen. Je nach Trancetiefe verändert sich der Kontakt zur Außenwelt.

1.3.1 Ericksonsche Hypnotherapie

Die therapeutische Haltung von Milton Erickson beinhaltet nach Haley (1989) folgende Aspekte, Überzeugungen bzw. Haltungen:

- Veränderung ist möglich und unausweichlich
- Betonung und Gewichtung des Positiven
- Akzeptanz gegenüber dem Patienten und möglichem Widerstand
- Aufgaben (engl. *ordeals*; dt. »Prüfung, Gedulds- oder Feuerprobe, Qual«) stellen
- Als Fachmann Verantwortlichkeit wahrnehmen und allenfalls Stellung beziehen

Die Hypnotherapie nach Erickson (Erickson u. Rossi 1991) enthält diverse Besonderheiten. Dazu gehören eine ressourcenorientierte Haltung, ein hohes Maß an Flexibilität bzw. Anpassungsfähigkeit und die Verwendung von Suggestionen. Der Fokus liegt auf dem Lernen anstatt auf der Pathologie. Dieses Lernen wird unterstützt, indem konkretes Handeln angeregt wird. Indem Veränderungen induziert werden, kann der Patient erkennen, dass viele Möglichkeiten der Lösung vorhanden sind. Es gilt dem Patienten Informationen zu liefern und diese auch zu diskutieren. Bei der Hypnotherapie nach Erickson wird auf verschiedenen Ebenen kommuniziert und mit dem veränderten Bewusstseinszustand gearbeitet. Dabei werden unter anderem Erklärungen, »Reframing« und Humor eingesetzt. Der Therapeut wendet dazu Fallgeschichten an, erzählt Anekdoten oder kann auch Witze einsetzen.

1.4 Wichtige Aspekte der Hypnotherapie

In diesem Abschnitt werden für die Arbeit mit Hypnose besonders wichtige Aspekte dargestellt, die bei anderen Therapieformen weniger zum Tragen kommen. Das Hauptmerkmal der Hypnose ist, den veränderten Bewusstseinszustand der Trance gezielt herbeizuführen und zu nutzen. Ein großer Teil der Wirksamkeit der Hypnotherapie ist auf den Trancezustand zurückzuführen. Wie alles, was wirksam ist, birgt auch der Trancezustand Gefahren. Um möglichst die Vorteile des Trancezustands ohne dessen Nachteile nutzen zu können, wird auf Aspekte eingegangen, die zur Sicherheit des Klienten und somit auch des Therapeuten beitragen.

1.4.1 Trance und Hier-und-jetzt-Zustand

Ein zentraler Aspekt der Hypnotherapie ist die klare Unterscheidung der beiden Bewusstseinszustände Trance und Hier-und-jetzt-Zustand. Der Therapeut sorgt also stets für eine deutliche Differenzierung von Realität und Vorstellung. Es gilt den Trancezustand bewusst zu kontrollieren bzw. gewollt in die Trance zu gehen und wieder hinauszufinden. Weiter sollen positive und negative Trancezustände erkannt und kontrolliert werden.

Ein individuelles Vorgehen ist in der Arbeit mit hypnotischen Methoden unerlässlich. Deshalb muss die Geschwindigkeit der Trancearbeit auf den Klienten und seine Eigenschaften angepasst werden. Auch während der Anwendung ist die Trancetiefe auf die Situation und den Klienten einzustellen. Im Prozess sollen Probleme erkannt und gezielt angegangen werden.

Die Hypnotherapie mit Kindern, Jugendlichen und Erwachsenen birgt diverse Besonderheiten. Das Setting in der Arbeit mit Familien variiert und stellt meist eine Kombination aus Einzeltherapie, Familientherapie und Elternberatung dar. Klienten lernen zwischen Vorstellung und Realität zu unterscheiden. Der Therapeut vermittelt die Fähigkeit, den Trancezustand zu kontrollieren, das heißt bewusst in die Trance zu gehen und wieder hinauszufinden. Neben den Problemen sollen die Ressourcen des Familiensystems erkannt und genutzt werden. Um eine effektive Behandlung anzubieten, werden Hypothesen über die Bedeutung von Problemen und Symptomen gebildet. Symptome können ferner als Metaphern genutzt werden. Ziel in der Beratung und Psychotherapie ist das komprimierte und effiziente Arbeiten sowie eine schnelle Veränderung bzw. Verbesserung der Symptomatik. Diese Zielsetzung basiert auf beschränkten finanziellen und zeitlichen Ressourcen sowie einem Mangel an qualifizierten Psychotherapieplätzen.

2 Suggestionen

In der Hypnosetherapie werden Suggestionen gezielt eingesetzt. Natürlich wird in allen Therapieformen und auch in der Erziehung mit Suggestionen gearbeitet. Fachleute, die hypnotische Methoden anwenden, sollen besonders sorgfältig damit umgehen und ihre Klienten lehren, Suggestionen zu erkennen, gesunde und ungesunde Suggestionen zu unterscheiden und sich vor letzteren zu schützen.

2.1 Definition

Suggestion (lat. *suggestio,* dt. »Eingebung, Einflüsterung«) bedeutet nach dem Fremdwörterduden »Übertragbarkeit der Affekte«, nach dem Duden »Beeinflussung eines Menschen, suggestive Wirkung/Kraft«. Nach dem Lexikon der Psychologie (1976) ist eine Suggestion eine »zwischenmenschliche Einflussnahme, wobei gefühlsbetonte Vorstellungen ohne rationale Begründung dem Partner untergeschoben (*subgerere*) werden«.

Suggestion ist also eine Form der Beeinflussung, die eng mit dem Begriff der Hypnose und dem Trancezustand verknüpft ist. Es lassen sich direkte und indirekte Suggestionen differenzieren:

- Nach Erickson »appelliert eine direkte Suggestion an den bewussten Verstand und löst ein bestimmtes Verhalten aus, wenn wir mit der Suggestion einverstanden sind und die Fähigkeit haben, sie willentlich zu befolgen« (Erickson u. Rossi 1981, S. 34). Beispiel: »Bitte schließ das Fenster.«
- »Ericksons Ansatz der Hypnotherapie zeichnet sich u. a. durch das Prinzip der Indirektheit aus. Erickson glaubte, dass Kommunikation nicht notwendigerweise logisch, konkret oder direkt sein muss, um eine Wirkung zu erzielen. Seine Anschauung deckt sich mit Ergebnissen der Sozialpsychologie« (Revenstorf u. Freund 2015).

2.1.1 Beispiele indirekter Suggestionen

Spiegeln

Das Spiegeln wurde und wird in Zusammenhang mit verschiedenen psychotherapeutischen Methoden angewendet. Nach Schigutt (2009) ist die Spiegeltechnik (neben Doppeln und Rollentausch) eine der drei *psychodramatischen* Grundtechniken. Entwicklungsgeschichtlich entspricht sie dem »Stadium der Ich-Erkenntnis«. »Das Kind hebt sich von den Menschen und den Gegenständen seiner Umwelt ab und entwickelt eine Vorstellung von sich selbst« (Leutz 1986, S. 46). Bei der Spiegeltechnik wird mit einem Gruppenmitglied gearbeitet, das den Protagonisten darstellt. Dieser kann, wie in einem Spiegel, seine Interaktion mit einem anderen beobachten; das bedeutet für den Protagonisten ein Hinaustreten aus seinem System. Dies ermöglicht ihm zu erkennen, was an seinem Verhalten ungesund und veränderungsbedürftig ist. In der monodramatischen Sitzung kann der Psychotherapeut die Rolle des Spiegels übernehmen. Der Psychotherapeut spricht in der Rolle des Klienten den inneren Monolog und/oder spiegelt dessen Verhalten. Da das Spiegeln durch seine konfrontative Wirkung eine große Belastbarkeit des Klienten voraussetzt, sollte diese Technik nur sparsam und gut reflektiert eingesetzt werden.

In der *klientenzentrierten* Psychotherapie bezeichnet Spiegeln den Versuch einer Person, auf Verhaltensweisen ihres Gesprächspartners so zu reagieren, dass sie seine Perspektive einnimmt und das Verstandene an ihn »zurückspiegelt«. Das heißt, die Person gibt in eigenen Worten das zurück, was sie von ihrem Gegenüber an Inhalten und Gefühlen verstanden hat. Der Therapeut wiederholt die Aussage des Klienten, er fasst das von ihm Gesagte in seinen Worten zusammen. Das Spiegeln erfolgt hier vor allem verbal.

Carl Rogers‹ Methode baut auf symmetrischen Spiegelungen. Frank Farrelly, ein direkter Schüler von Carl Rogers, hat aus dessen Ansatz die Provokative Therapie entwickelt, deren Instrumentarium aus vielen antisymmetrischen Spiegelungen besteht (Höfner u. Cordes 2018). Provokative Interventionen unterstützen die Selbstwirksamkeit und -verantwortung der Klienten. »Provokation« darf hier im Sinne von Herausforderung verstanden werden. Durch die Konfrontation mit den selbstschädigenden Denk- und Verhaltensweisen wird Widerstand erzeugt. Folglich verlässt der Klient seine Opferhaltung und wird aktiv. Der Einsatz von Humor und das gemeinsame Lachen sind dabei zentral.

Es gibt verschiedene Formen des Spiegelns. Dieses kann auf verbaler oder nonverbaler Ebene ablaufen. Es ist außerdem möglich, beim Spiegeln denselben Kanal zu wählen (direktes Spiegeln) oder einen anderen (Spiegeln über Kreuz). Jedoch birgt diese indirekte

Suggestion auch Nachteile. Wird sie zu auffällig angewendet, kann sie durchaus lächerlich wirken. Des Weiteren wird durch Spiegeln die Abgrenzung von anderen Personen möglicherweise schwierig. Deshalb sollte die Methode nur in der Form angewendet werden, wie sie zur Arbeitsweise des Therapeuten passt.

Ja-Haltung (»yes-set«)

Spiegeln kann eine Ja-Haltung, eine weitere indirekte Suggestion, begünstigen. Die Vorteile dieser indirekten Suggestion liegen darin, Offenheit für neue Erlebnisse zu ermöglichen, starre Haltungen aufzulösen und ein »Pacing« (siehe unten) zu erreichen. Strategien, eine Ja-Haltung aufzubauen, sind:

- Allgemeinplätze oder Floskeln, z. B.:
  - »Alles hat ein Ende.«
  - »Es gibt kein schlechtes Wetter, nur schlechte Bekleidung.«
  - »Es bedeutet für Sie einen großen Aufwand, hierherzukommen, oder?«
- Offensichtliche Fragen mit Ja-Antworten, z. B. »Lautet Ihr Name XY?«
- Fragen, die wahrscheinlich mit »ja« beantwortet werden, z. B.:
  - »Sie haben sich sicher viele Gedanken über dieses Problem gemacht, oder?«
  - Wenn fast alle Kleider der Klientin rosa sind: »Sie mögen die Farbe Rosa?«

Pacing und Leading

Die Ja-Haltung kann erweitert oder genutzt werden mit der indirekten Suggestion des »Pacing – Pacing – Leading«. Nach Kanitschar (2009) stellt diese Methode Prinzipien der Tranceinduktion dar, die in der (klinischen) Hypnose zur Herstellung des Rapports angewendet werden.

Pacing (engl. *to pace*, dt. »[einher]schreiten«) bedeutet Begleiten oder Folgen und kann auf verbaler und nonverbaler Ebene stattfinden:

- Beim *verbalen* Begleiten beschreibt der Therapeut die objektiv feststellbaren und offensichtlichen Verhaltensweisen des Klienten sowie dessen mutmaßliche Erlebnisinhalte wie Ge-

fühle, Stimmungen und körperliche Wahrnehmungen, aber auch mutmaßliche kognitive Vorgänge wie Überlegungen und Erwartungen; er tut dies in einer Weise, dass der Klient innerlich zustimmen kann.
- *Nonverbal* kann der Therapeut sich an Körperhaltung, Sprechweise, Atmung und bestimmte Verhaltensmuster des Klienten anpassen oder diese spiegeln und verstärken. Dadurch signalisiert er dem Klienten auf nichtsprachlicher Ebene, dass er ihn versteht, und der Klient kann eine Ja-Haltung entwickeln.

Schon während der Entstehung dieses kommunikativen Rapports kann der Therapeut schrittweise beginnen, den Klienten mittels Leading in eine Trance zu führen.

Pacing bedeutet in diesem Zusammenhang also, den Klienten dort abzuholen, wo er sich befindet (kultureller Zusammenhang, Stimmung, Alter, Entwicklungsphase, Problemkreis etc.). Dazu kann das Spiegeln oder die Ja-Haltung verwendet werden. Mit Leading (Leiten, Lenken) ist nun das Weiterführen des Klienten in eine bestimmte Richtung gemeint.

1) Beim Pacing werden Fragen gestellt oder Feststellungen gemacht, von denen erwartet wird, dass sie beim Klienten eine Ja-Haltung hervorrufen.
2) Beim Leading werden Fragen gestellt oder Feststellungen gemacht, die in eine bestimmte (vom Therapeuten als wünschenswert erachtete) Richtung weitergehen, zum Beispiel: »Möchten Sie jetzt hören, wie eine außenstehende Person die Situation einschätzt?«

Verwirrung

Die Verwirrung kann ebenfalls als indirekte Suggestion genutzt werden. Sie dient dazu, die Trance zu vertiefen und das Denken in den Hintergrund zu stellen. Sie kann durch Überflutung, Überraschung, Überspringen oder Unbekanntes entstehen. Ziel ist, bisher ungenutzte Energien freizulegen.

Verwirrung wird auch im Alltag angewendet, zum Beispiel in der Werbung, wie Abb. 1 zeigt.

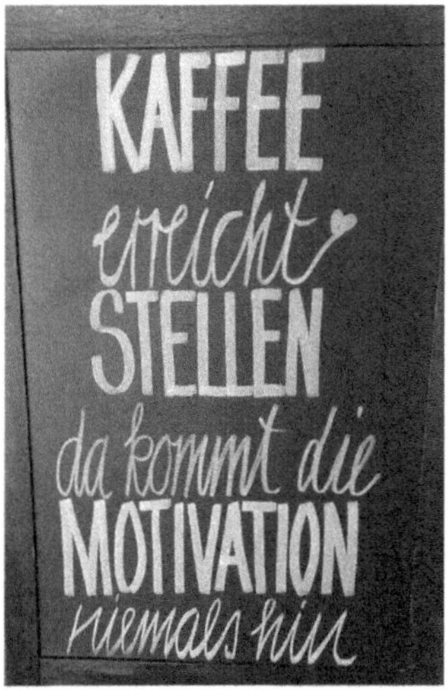

Abb. 1: Verwirrung als Suggestion im Alltag – Schild vor einer Bäckerei. Vor lauter Verwirrung bleibt dem Betrachtenden nur das Wort »Kaffee« im Sinn. In der Folge sollen möglichst viele Passanten in der Bäckerei Kaffee kaufen oder trinken

3 Dissoziation und Assoziation

Dissoziation und Assoziation – Trennen, Teilen, Aufteilen und Verbinden, Zusammenfügen, Verknüpfen – sind in der Hypnotherapie häufige, in unterschiedlicher Art angewendete Methoden. Die Arbeit mit den verschiedenen Bewusstseinszuständen, dem Hier-und-jetzt-Zustand und dem Trancezustand, beinhaltet schon eine Aufteilung in verschiedene Zustände. Das Modell des Bewussten und des Unbewussten (»unconscious mind«) impliziert ebenfalls die Aufteilung in zwei Teile. Lehrer (1985) beschrieb die Metapher zur Veränderung mittels Hypnose. Mit der Aufteilung in zwei Teile spielt auch Haley (1993) in Bezug auf die Hypnotherapie: Langzeit- versus Kurzzeittherapie, Gegenwart versus Vergangenheit, gutes versus böses Unbewusstes. Oft wird Klienten in der Trance suggeriert, ein Teil der Person gehe einen Weg und ein anderer Teil einen anderen. Nach Barber (1985) ist Hypnose ein »Erleichterer« (engl. *faciliator*) des therapeutischen Prozesses im Allgemeinen und des Zugangs zu verschiedenen Teilen, insbesondere zum Unbewussten. In der Hypnosetherapie kann mit mehr als zwei Teilen gleichzeitig gearbeitet werden.

Gemäß der Internationalen statistischen Klassifikation der Krankheiten und verwandter Gesundheitsprobleme ICD-10 der WHO sind »Dissoziative Störungen (Konversionsstörungen; F44)« gekennzeichnet durch den teilweisen oder völligen Verlust »der normalen Integration von Erinnerungen an die Vergangenheit, des Identitätsbewusstseins, der unmittelbaren Empfindungen sowie der Kontrolle von Körperbewegungen.«[4]

Im psychotherapeutischen und hypnotischen Kontext kann Dissoziation folgendermaßen verstanden werden: Die Außenwelt kann auf zwei verschiedene Arten wahrgenommen werden – einerseits aus der eigenen Perspektive, in Assoziation, oder aus der Außenperspektive, in Dissoziation. Die Art und Weise, wie wir unsere Außenwelt wahrnehmen, beeinflusst unser Denken und unsere Möglichkeiten, auf sie zu reagieren. Uns selbst nehmen wir vor allem in Assoziation

4 https://www.dimdi.de/static/de/klassifikationen/icd/icd-10-gm/kode-suche/htmlgm2006/index.htm?gf40.htm+ (Zugriff: 26.11.2018).

wahr. Manchmal ist es hilfreich, wenn man sich selbst von außen betrachtet, also in Dissoziation.

Assoziation und Dissoziation sind in verschiedenen Zusammenhängen relevant, bei der Arbeit mit Traumatisierten, in Zusammenhang mit Schmerzen und beim Empfinden von Empathie in sozialen Situationen sowie vor allem bei kalter Aggression.

Bereits ab dem frühen Kindesalter (Bauer 2005), sicher aber ab dem Kindesalter sind Menschen fähig, beide Perspektiven einzunehmen und zwischen Assoziation und Dissoziation zu wechseln. Der Wechsel zwischen diesen beiden Blickwinkeln geschieht im Normalfall kontrolliert.

Assoziation wird in diesem Zusammenhang als Einssein mit sich und das Sich-als-Ganzes-Erleben definiert. Dissoziation kann verschiedene Ebenen betreffen (Tabelle 1):

- Körperteile (Schmerzkontrolle)
- Eigenschaften (Schattenseiten)
- Gedächtnisinhalte (Straftaten)
- Gefühle und Wahrnehmungen

Probleme können entstehen, wenn nicht beide Perspektiven eingenommen werden können, wenn man nicht zwischen den Blickwinkeln zu wechseln vermag oder wenn dies nicht kontrolliert geschieht.

Dissoziation ist das Gegenteil von Assoziation und beinhaltet den Mangel an Assoziation. Dissoziation kann in unterschiedlicher Weise erfolgen und auch für die Hypnotherapie oder allgemein für die Beratung und Therapie genutzt werden. Tabelle 1 fasst dies übersichtlich zusammen.

Verdrängung versus Dissoziation

Nach Phillips u. Frederick (2003) können beide Mechanismen folgendermaßen differenziert werden. Verdrängung wie auch Dissoziation sind unbewusste psychische Abwehrmechanismen:

- *Verdrängung* kann nach Breuer u. Freud (1895) als Verlagerung besonders schmerzhaften Materials ins Unbewusste verstanden werden. Dort wird es vergessen, beeinflusst jedoch weiterhin geistige Prozesse wie Denken, Fühlen und Verhalten.

Was?	Wie?	Wofür?
Ganzer Körper, ganze Person	Video, Filmleinwand	Überblick Kontrolle von Emotionen, Schmerzen, kinästhetischen Wahrnehmungen
Körperteil	Kälteunempfindlich machen Neben sich legen, als gehörte es nicht zu meinem Körper	Schmerzkontrolle
Gefühle	Kognition ansprechen Körperliche Dissoziation spontanes »numbing« (Betäuben) bei akutem Trauma Nach Trauma Dissoziation durch Trigger erneut ausgelöst	Kontrolle »Schutz« Vermeidung
Wahrnehmungs-gebiete	Körperliche Dissoziation Andere Gebiete besonders ansprechen	Bearbeiten Kontrolle Spontan, z. B. Schutz davor, Elternstreit oder Kritik zu hören
Persönlichkeits-aspekte	Betonung auf andere Ignorieren Sich mit Gestaltmethoden gezielt in entsprechenden Bewusstseinszustand versetzen	Bearbeiten Kontrolle Lebenssituation aushalten Schutz Selbstsicherheit
Gedächtnis-inhalte	Vergessen, ignorieren Sich mit Gestaltmethoden gezielt in entsprechenden Bewusstseinszustand versetzen	Bearbeiten Kontrolle Lebenssituation aushalten Schutz

Tabelle 1: Verschiedene Formen der Dissoziation – wie sie durchgeführt werden können und wozu sie dienen

- *Dissoziation* hingegen wird nach Janet (1904) als zeitliches Entschwinden aus dem Bewusstsein definiert. Dabei kommt es zu einer Trennung zwischen dissoziiertem Erlebnis und dem Teil des Geistes, der weiß und erinnert.

Beispiele dissoziativer Phänomene:

- Melodie im Kopf, auf die man keinen Einfluss hat
- Tagträumen
- Versunkenheit in Lektüre
- Beteiligt bei automatischen Handlungen wie z. B. Autofahren

Dissoziative Störungen und ihre Symptome

In der ICD-10 werden folgende Symptome aufgezählt:

- *Amnesie:* Gedächtnisverlust
- *Fugue:* Entschlossene und zielgerichtete Reise in einem Zustand dissoziativer Amnesie, über den alltäglichen Aktionsradius hinaus. Trotz späterer Amnesie kann das Verhalten dabei völlig normal erscheinen.
- *Stupor:* Beträchtliche Verringerung oder vollständiges Fehlen von Willkürbewegungen und Sprache sowie normalen Reaktionen auf Licht, Geräusche und Berührung.
- *Trance und Besessenheitszustände:* Zeitweiliger Verlust der persönlichen Identität und der vollständigen Wahrnehmung der Umgebung
- *Störungen der Bewegung und der Sinnesempfindung:* Veränderung oder Verlust von Empfindungen oder Bewegungsfunktionen.
- *Bewegungsstörungen:* Teilweiser oder vollständiger Verlust der Bewegungsfähigkeit eines oder mehrerer Gliedmaßen
- *Krampfanfälle:* Ähnlich wie epileptische Anfälle
- *Sensibilitäts- und Empfindungsstörungen:* Unterschiedliche Verluste der verschiedenen sensorischen Modalitäten
- *Gemischte, sonstige oder nicht näher bezeichnete dissoziative Störungen*

Das DSM-5, die 5. Auflage des Diagnostic and Statistical Manual of Mental Disorders (Diagnostischer und statistischer Leitfaden psychischer Störungen) teilt einige der hier beschriebenen Störungsbilder anders ein (Falkai u. Wittchen 2015). Alle dissoziativen Störungen mit körperlichen Aspekten (motorische Symptome und Ausfälle, Anfälle und Krämpfe, sensorische Symptome und Ausfälle) werden im DSM-5 den somatischen Belastungsstörungen zugeordnet und dort als Subtyp der Konversionsstörung behandelt. Durch diese Einteilung in die somatischen Belastungsstörungen stellt das DSM-5 die Symptomatik in den Vordergrund. Trotzdem beinhalten aber die Kriterien den Zusammenhang mit Konflikten oder anderen Belastungen.

Die ICD-10 berücksichtigt den belastenden Auslöser stärker. (Er ist ja Teil der generellen Kriterien der Kategorie.) Sie fasst die dissoziativen Störungen mit starken somatischen Symptomen (z. B. die dissoziative Sensibilitätsstörung) mit den weniger körperlich betonten (z. B. Amnesie) in einer Kategorie zusammen.

Im DSM-5 gelten nur die weniger körperlich betonten Störungen der ICD-Kategorie F44 als dissoziativ: die Amnesie, die Fugue und die Identitätsstörung (in der ICD-10 als multiple Persönlichkeitsstörung bezeichnet). Dazu kommt die Depersonalisationsstörung, die wiederum in der ICD-10 in einer anderen Kategorie verortet wird – bei »F48: sonstige neurotische Störungen«.

Themen in der Therapie

- Kontrolle über die Dissoziation
- Fähigkeit zur Assoziation
- Einfluss nehmen auf die Qualität der Dissoziation → positiv, gesund oder neutral

Assoziation und Dissoziation im Überblick

Tabelle 2 fasst Vor- und Nachteile des Erlebens in Assoziation oder Dissoziation zusammen.

	Vorteile	**Nachteile**
Assoziation	Authentischere Erinnerung Erinnertes ist als eigene Erinnerung klarer wahrnehmbar	Empfindungen (auch Schmerzen), Gefühle werden wahrgenommen
Dissoziation	Negative und schmerzhafte Gefühle und Empfindungen besser abspaltbar größere Chance, den Überblick zu bewahren; so sind eventuelle Lösungs- und Fluchtmöglichkeiten besser erkennbar und umsetzbar	Gefahr, Erlebnis als nicht Eigenes zu empfinden Gefahr unkontrollierter Dissoziation (Gefahr mangelhafter Traumaverarbeitung, PTBS)

Tabelle 2: Erleben in Assoziation versus in Dissoziation

Tabelle 3 stellt Vor- und Nachteile der therapeutischen Verarbeitung in Assoziation oder Dissoziation gegenüber.

	Vorteile	**Nachteile**
Assoziation	Authentischer Bessere Speicherung nützlicher Verhaltensweisen Nachhaltigere Wirkung	Gefahr der Reaktivierung schlimmer Gefühle oder negativer Empfindungen
Dissoziation	Besseres Beiseitelassen negativer Gefühle und Empfindungen Begünstigtes Metadenken Leichterer Überblick Erleichtertes Einschätzen	Eventuell weniger nachhaltigere Wirkung Gefahr unkontrollierter Dissoziation

Tabelle 3: Therapeutische Verarbeitung in Assoziation versus in Dissoziation

4 Arbeit mit Symptomen und Problemen

Oft werden bei einer Anmeldung zu einer Beratung oder Psychotherapie Probleme und Symptome präsentiert. Das Anliegen der Klienten besteht dann darin, diese zu beseitigen. Es kann schwierig sein herauszufinden, was Klienten wünschen und wie vorgegangen werden soll. Gleichzeitig ist es wichtig, dass Klienten sich ernst genommen fühlen und dass mit ihren Symptomen gearbeitet wird.

Wird direkt auf die Probleme eingegangen, birgt dies unter anderem die Gefahr einer Symptomverschiebung. Erwarten Klienten, dass ihr Problem komplett verschwindet, wird möglicherweise der Problemträger zum Sündenbock gemacht.

Es kann auch sein, dass sehr schnell eine Besserung erzielt wird, diese jedoch für den Klienten selbst oder sein System, zum Beispiel die Familie, zu schnell geht, sodass das System sich noch nicht weiterentwickeln konnte. Ein Beispiel ist ein Jugendlicher, der wegen Übelkeit zu Hause bleibt und damit auch erreicht, dass seine Mutter eine Aufgabe hat und sich um ihn kümmern kann. Geht er zu schnell wieder zu Schule, bevor seine Mutter einen Weg findet, damit umzugehen, kann es geschehen, dass die Mutter wieder in ihr depressives Muster zurückfällt. Deshalb wird hier auch auf die Bedeutung oder Funktion des Symptoms für das intrapsychische System, das Individuum und das interpsychische System, wie zum Beispiel die Familie, eingegangen.

Für die Arbeit mit Symptomen und Problemen können folgende Konzepte oder Denkweisen hilfreich sein, die sich z. T. überschneiden:

- Betrachtung des Symptoms oder Problems als Metapher
- Teilearbeit

4.1 Symptome oder Probleme als Metaphern betrachten

Eine Metapher (gr.: *meta pherein, dt.* »anderswo hintragen«) ist eine bildhafte Darstellung in Form von gesprochener oder geschriebener Sprache, visueller Darstellung (statisch: Zeichnung, Foto; dynamisch: Film) oder auf anderen Wahrnehmungskanälen. Manchmal wird der Begriff der Metapher auch als Synonym für Symbol gebraucht.

Die Idee, ein Symptom oder Problem als Metapher zu betrachten, stammt aus der Ethnologie (z. B. Boesch 1991) und der Semiotik (Eco 1971, 1991). In der ressourcenorientierten Psychotherapie wird folgendermaßen gearbeitet:

Mit einer passenden Ressource wird ein Gegengewicht zum Symptom oder Problem aufgebaut (Abb. 2).

Abb. 2: Eine zum Problem passende Ressource aufbauen, sodass eine gesunde Balance zwischen Problem und Ressource entsteht und das Problem nicht mehr störend wirkt

Das Problem oder Symptom wird verändert, sodass es besser handhabbar ist (Abb. 3).

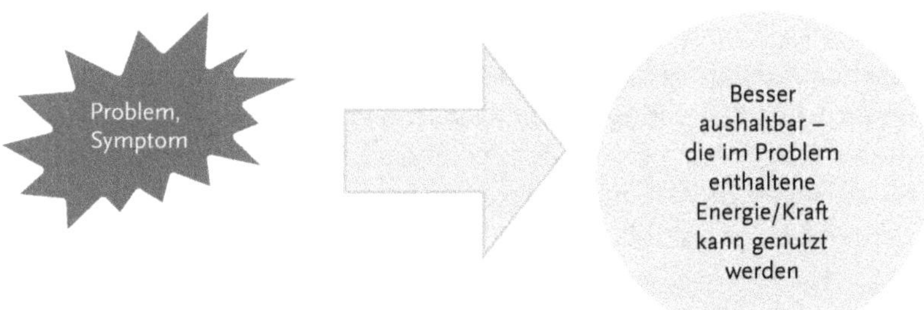

Abb. 3: Das Problem selbst so verwandeln, dass es nicht mehr störend wirkt

Wird das Symptom als Metapher genutzt, kann gleichzeitig auf der Ebene des konkreten Handelns und der Ebene der Metapher gearbeitet werden. Durch die Wirkung auf der bewussten und unbewussten

Ebene erhöhen Metaphern die Wahrscheinlichkeit der Generalisierung und des Transfers. Strategien, die ein Kind für eine bestimmte Situation herausgefunden hat, können ebenfalls verallgemeinert, abstrahiert und somit an andere Situationen angepasst werden.

Metaphern lassen sich auf unterschiedliche Weise einsetzen:

- Für das Symptom selbst
- Für Teilaspekte des Symptoms
- Im intra- und interpsychischen Kontext
- Für bestimmte Funktionen oder Bedeutungen
- In bestimmten Situationen oder Zusammenhängen

Die Arbeit mit Metaphern liefert nicht direkt »Lösungen«, sondern wirkt indirekt auf »unbewusster« Ebene. Sie ist besonders geeignet bei schwer behandelbaren Problemen, Symptomen, bei »Widerstand« und der Angst, ein Thema anzupacken.

Beispiel Schmerzbehandlung: Im Gegensatz zum Schmerz wird innerhalb des Körpers eine Stelle gesucht, wo sich der Klient am wohlsten fühlt. Diese Empfindung wird (als Ressource) verstärkt. So entsteht ein Gegengewicht (Abb. 2).

4.2 Teilearbeit

Teilearbeit basiert auf den Konzepten der Gestaltpsychologie und der Gestaltpsychotherapie.

Beispiel Schmerzbehandlung: Im Körper wird eine zum Schmerz passende Gestalt gesucht, zum Beispiel eine zackige, mit kleinen Messern bestückte Kugel. Im weiteren Prozess wird diese Gestalt mit der Frage, was besser wäre, verändert, zum Beispiel werden die Messer abgeschliffen, mit Federn ummantelt, sodass es sich für den Klienten besser anfühlt (Abb. 3).

4.3 Gefahren

Wird ein Symptom behandelt, besteht die Gefahr, dass das bestehende Symptom zwar verschwindet, dass aber ein neues Symptom auftritt, beispielsweise wenn ein Kind zwar seine Angst bewältigt, dafür aber an Stimmungsschwankungen und depressiven Verstimmungen leidet. Außerdem kann es sein, dass in der Therapie etwas, was zuerst getan werden muss, übersehen und nicht getan wird (z. B. Schutz, medizinische Untersuchung).

Werden zu viele Symptome gleichzeitig präsentiert oder ist ein Symptom sehr komplex, sollte man mithilfe des Klienten und/oder seiner Familie Prioritäten setzen und gemeinsam bestimmen, womit genau begonnen werden soll.

4.4 Häufige Themen bzw. Symptome

Familie:

- Grenzen setzen, einhalten, überschreiten
- Unklare Rollen oder Hierarchien, Parentifizierung
- Überforderung
- Themen aus der Geschichte eines Elternteils
- Materielle Probleme
- Eheprobleme
- Gewalt
- Körperliche oder psychische Erkrankung eines Elternteils

Individuum – Kind, Jugendlicher:

- Etwas meistern, Selbstverantwortung
- Kontrolle und ihre Angemessenheit
- Prüfungsangst
- Angst allgemein, Angst auf dem Schulweg
- Kopfschmerzen
- Grenzen und ihre Kontrolle
- Wutanfälle
- Gehorchen
- Sich einem Symptom stellen, ihm ins Auge blicken
- Flashbacks (Traumabearbeitung)
- Albträume
- Sich nicht konzentrieren, vergessen, verlieren
- Unruhig sein, immer in Bewegung sein
- Beachtet werden, Selbstvertrauen

4.5 Bedeutung von Symptomen

Die Arbeit mit Symptomen beinhaltet sowohl auf intrapsychischer Ebene (Teilearbeit) als auch auf interpsychischer Ebene eine systemische Sichtweise. Die Symptome können für das Individuum und das System (z. B. Familie, Paar, Arbeitsplatz) verschiedene Bedeutungen haben:

- Opferhaltung, Hilflosigkeit → Kontrolle, Einfluss, Verantwortung
- Angemessene Selbstverantwortung
- Information über die Möglichkeiten und Grenzen der Schmerzkontrolle
- Stolpersteine, Widerstände überwinden
- Motivation und Kraft, etwas zu unternehmen, zu verändern

Es gilt zu ergründen, welche Vorteile (z. B. Aufmerksamkeit, Schonung) und welche Nachteile (z. B. Langeweile, große Angst, zu wenige soziale Kontakte) das Symptom für die Betroffenen birgt.

4.5.1 Bedeutung auf verschiedenen Ebenen erkennen

Um mehr über die Bedeutung des Symptoms oder Problems zu erfahren, können verschiedene Methoden angewendet werden. Im Folgenden werden einige kurz dargestellt.

Individuum

- Das Symptom zeichnen, formen, darstellen
- Das Symptom auf einen Stuhl setzen; ihm eine Gestalt, einen Namen geben; es befragen, mit der Gestalt sprechen
- Vor- und Nachteile des Symptoms aufschreiben
- Auf Bedeutung eingehen, systemische Maßnahmen treffen (z. B. Familien-, Paartherapie, Erziehungsberatung)

Familie

Beim Familiensetting erstellt jedes Familienmitglied ein Bild oder eine Skulptur. Die Skulptur soll alle Familienmitglieder und das Problem umfassen. Zur Verfügung stehen Materialien wie Muscheln, Steine, Klötze, Spielzeugautos, Tiere etc. Oft wird das Problem in Form eines anderen Materials, zum Beispiel einer Flasche oder eines Klotzes, eingefügt.

Wird eher eine Skulptur erstellt, kann entweder jedes Familienmitglied eine eigene Skulptur machen oder alle sind an einer gemeinsamen Zeichnung oder Skulptur (z. B. aus Ton) beteiligt. Statt die Bilder selbst zu erstellen, kann jedes Familienmitglied aus einer Kartensammlung das Bild auswählen, das am besten zum Problem in der Familie passt. Bei gemeinsamer Darstellung wird über das Erlebnis diskutiert. Erstellt jedes Familienmitglied ein eigenes Bild oder eine Skulptur, kann jeder sein Objekt den anderen vorstellen, und die Schöpfungen werden in der Gruppe verglichen.

Statt eines einzelnen Bildes kann eines zum Jetztzustand und ein Wunsch- oder Zukunftsbild zum Zustand, wie es werden soll, angefertigt werden. Beide werden so weit voneinander entfernt auf dem Boden gelegt, wie Ist- und Wunschsituation empfunden werden. Dann kann ggf. noch ein drittes Bild gemalt werden, das zum ersten Schritt in Richtung realistischer Wunschzukunft passt. Dieses Prozedere ist sowohl für Familien als auch Einzelklienten geeignet.

Auch Geschichten können eingesetzt werden, sei es, dass jedes Familienmitglied sich eine kurze Geschichte ausdenkt oder auswählt oder dass die ganze Familie gemeinsam eine Geschichte entwickelt.

4.6 Behandlung des Symptoms

1) ***Erfragen, erfahren (Berichte etc.):***
   - Medizinische, psychologische Behandlungen, Untersuchungen
   - Zeitaspekt: Seit wann besteht das Symptom? Was geschah gleichzeitig? Auslöseereignis? Wie häufig? Zu welchen Zeiten, in welchen Situationen?
   - An welchen Orten tritt das Symptom auf? An welchen Körperstellen? Beteiligte Personen?
   - Wie ist das Symptom beschaffen? Wie entwickelt es sich?
   - Wie, wann, wo, warum verschwindet das Symptom wieder?
   - Was hilft gegen das Symptom?
   - Was wurde schon ausprobiert?
2) ***Hypothesen über die Bedeutung aufstellen:***
   a) *Bedeutung für das Individuum:*
      - Wie erklärt sich der Klient, wie erklären sich die Familienmitglieder das Symptom?
      - Woran hindert das Symptom die Familienmitglieder?

  - Wozu verhilft das Symptom? Beispiel: Nicht zur Schule/Arbeit gehen müssen.
  - Was will mir das Symptom sagen? Beispiele: Trauer, Eifersucht, Überforderung etc.

b) *Bedeutung für die Familie:*
  - Funktion für die anderen Familienmitglieder, für das ganze Familiensystem, z. B. die Eltern zusammenhalten, beschäftigen, die Mutter vor einer Berufstätigkeit abhalten, die Aufmerksamkeit von den Schwierigkeiten des Bruders ablenken
  - Das Symptom kann positive und negative, gesunde und ungesunde Einflüsse auf die Familienmitglieder und das Familiensystem haben. Zum Beispiel kann die Angst eines jugendlichen Geschwisters die Aufmerksamkeit seiner Eltern so binden, dass sich ein weiteres, jüngeres Geschwister »im Windschatten« gut entwickelt, aber die Mutter zu stark an den Jugendlichen gebunden ist und der Jugendliche sich nicht autonom entwickelt.

3) ***Ziel-, Wunschzustand erarbeiten:***
  - Wunschkultur, Bild machen
  - Was braucht es, um dort hinzukommen? Wer kann was beitragen?
  - Erster Schritt dorthin?

4) ***Motivation klären:***
  - Etwas unternehmen
  - Anstrengung, Aufwand betreiben
  - Motivation aufrechterhalten
  - Erwartungen: Realistisch? Überhöht?

5) ***Kontrolle des Symptoms:***
  - Erarbeiten
  - Üben
  - Verstärken, modifizieren

6) ***Entspannung*** (nur wenn nötig):
  - Symptom wahrnehmen, Spannung dabei
  - Lockerheit zulassen

4.7 Gleichgewicht zwischen Symptomen und guten Empfindungen, Gefühlen, Interessen

Um eine gesunde Balance zwischen einem Symptom oder Problem und einer Ressource zu erreichen, können verschiedene Methoden angewendet werden:

- Das Symptom kann in den Hintergrund gestellt und der Vordergrund gleichzeitig gestärkt werden.
- Ein gutes Gleichgewicht zwischen interessanten, erfreulichen Themen und dem Symptom kann erreicht werden.
- Eine weitere Möglichkeit besteht darin, das Symptom zu ignorieren, sich auf etwas anderes zu konzentrieren.

Es gibt zwei mögliche Vorgehensweisen in der Therapie, um mit Symptomen und Problemen umzugehen:

- Entweder wird das *Symptom direkt angegangen* bzw. mit der Arbeit am Symptom begonnen. In diesem Fall kann man auch dem Anliegen der Klienten gerecht werden, und eine schnelle Verbesserung ist erzielbar. Gleichzeitig wird an den »*Themen hinter dem Symptom*« gearbeitet und somit auf diese Lebensthemen eingewirkt (Abb. 4 *links*). Meist ist es dann nicht mehr nötig, weiter auf diese Themen einzugehen. Sollte dies doch noch nötig sein (z. B. bei den Themen Identität, Selbstvertrauen, Selbstwirksamkeit), kann dies im Anschluss getan werden.
- Andererseits gibt es Fälle, bei denen aufgrund von Widerstand, Angst oder mangelnder Energie *nicht direkt auf das Symptom eingegangen* werden kann. Dann sollte stattdessen zuerst auf die *Themen,* die *hinter dem Symptom* stehen, eingegangen werden. Themen im Hintergrund können vielfältig sein, zum Beispiel Selbstbild, Selbstwert, Identität, Selbstverantwortung. Manchmal verschwindet das aktuelle Symptom im Zuge der Bearbeitung dieser Themen. Bleibt das vordergründige Problem jedoch bestehen, sollte es alsbald angegangen werden (Abb. 4 *rechts*).

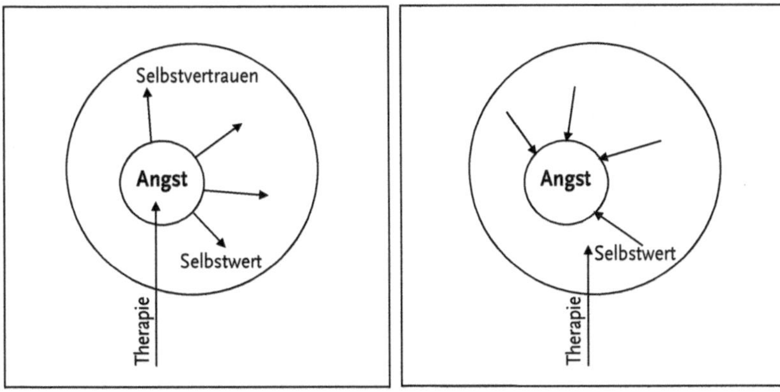

Abb. 4: Zwei Möglichkeiten, mit einem Symptom oder Problem zu arbeiten: Entweder wird dem Klienten zuerst zu mehr Kontrolle über das Symptom, hier die Angst, verholfen, bevor die dahinterstehenden Themen angegangen werden, oder man beginnt mit den zugrunde liegenden Themen und arbeitet, falls nötig, danach mit dem Symptom

4.7.1 Methoden metaphorischer Symptomarbeit am Beispiel der Angst

Hier geht es nun darum, die metaphorische Symptomarbeit am Beispiel der Angst näher zu erklären. Ziel ist, die Angst genau kennenzulernen, ihr ins Auge zu blicken und mehr Informationen über sie zu gewinnen.

- *Die Angst beschreiben lassen*
- *Die Angst kontrollieren:*
  - In Trance auf Aufforderung hin angstauslösende Situation hervorbringen.
  - In Trance Angst verschwinden lassen.
  - Eventuell Rhythmus einbringen und damit spielen.
- *Die Angst verändern:*
  - Die Angst kann vergrößert oder verkleinert werden.
  - Die Angst kann in der Vorstellung bildlich oder auditiv verändert werden, zum Beispiel die Farbe der Angst: bepinseln, eklige Farbe, sympathische Farbe.
  - Der Angst einen Ton zuordnen: diesen singen oder verschiedene Rhythmen ausprobieren.

  - Die Angst räumlich innerhalb oder außerhalb des Körpers verschieben.
  - Umsetzen: Angst auf einer anderen Ebene oder mit einem anderen Medium darstellen, zum Beispiel durch Zeichnen/Formen.
  - Vom Angstbild kann so viel abgeschnitten werden, wie es für den Klienten passt; der Rest kann eingeschlossen werden. Vorteil plastischer Materialien: Der Klient erlebt spürbar, wie er die Angst formt und verändert.
  - Komplexe Angst kann in verschiedene Teile zergliedert werden; Farben, Figuren zuordnen lassen und Teile miteinander sprechen lassen.
- *Dissoziation – Angst von außen betrachten:*
  - Medium Fernsehen, Video, Filmleinwand – Die Angst kann in der Vorstellung auf eine Leinwand projiziert werden und wie bei Videobändern angehalten, vorgespult etc. werden; man kann den »Angstfilm« wie im Kino schneiden, verändern und Sequenzen wechseln.
  - Holzfiguren – Der Klient kann seine aktuelle Situation im sozialen Umfeld anhand von Holzfiguren darstellen. Eine solche Aufstellung ist geeignet, um einen Überblick über die sozialen Beziehungen zu bekommen.

4.8 Magisches Denken und magische Methoden

Da im magischen Denken ebenfalls mit Metaphern gearbeitet wird, wird im Folgenden kurz auf das magische Denken eingegangen.

4.8.1 Begriffserklärung

Der Begriff Magie (gr. *μαγεία, mageía;* von persisch *magos*, dt. »der für magische Handlungen zuständige Priester im Zoroastrismus«) bezeichnet den Versuch, das innere und/oder äußere Sein in Übereinstimmung mit dem Willen durch übernatürliche, mystische und paranormale Mittel zu beeinflussen und zu verändern.

Magisches und realistisches Denken entwickeln sich nach Piaget (1988) parallel. Die beiden Denkarten unterscheiden sich in mehrerer Hinsicht (Tabelle 4).

	Magisches Denken	Realistisches Denken
Denkform	Primär-prozesshaft	Sekundär-prozesshaft
Semantik	Bildhaft Visuell-räumlich Bedeutung durch simultane Beziehungen	Auditiv-sequenziell
Inhalt	Gesetz der Ähnlichkeitsbeziehungen	Regeln, Gesetze, Sprache, Logik
Emotionaler Bezug	Stark	Schwach

Tabelle 4: Vergleich von magischem und realistischem Denken

Magisches Denken erlaubt, die Unterscheidung zwischen Ähnlichkeit und Gleichheit der Dinge aufzuheben. Weiterhin kann es Kausalität (Wenn-dann-Denken) statt Netzdenken (eine Wirkung hat mehrere Ursachen) erklären.

Magische Methoden wirken auf die subjektive Kontrolle. Sie sollen als Brücke oder Krücke zu objektiver Kontrolle genutzt werden.

Magisches Denken begleitet die meisten Menschen ein Leben lang. In Situationen, in denen realistische Einflussnahme und Möglichkeiten begrenzt oder unmöglich sind, wenden sie oft magisches Denken an.

Trägt beispielsweise ein Fußballspieler beim Spiel ein Amulett als Glücksbringer, hat dieses selbst keinen realen Einfluss auf den Spielausgang. Sein magisches Denken, sein Glaube, dass seine Mannschaft dank des Amuletts gewinnt, kann ihn und sein Selbstvertrauen, seine subjektive Kontrolle stärken. Er ist sich wohl bewusst, dass es sich um magisches Denken handelt. Selbstverständlich darf eine solche magische Methode nicht die einzige Einflussnahme sein – Training, Motivation, Aufmerksamkeit und Einsatz als reale Voraussetzungen sind essenziell. Die krebskranke Frau, die neben der klassischen, schulmedizinischen Behandlung noch zu einer Kräuterfrau geht, die ihr neben Kräutern ein Ritual verschreibt, kann ebenfalls mit magischem Denken den Glauben, die Hoffnung und das Selbstvertrauen der Patientin stärken, auch wenn das Ritual und die Kräuter keinen realen direkten Einfluss auf die Krankheit haben. Magische Methoden sollten nicht als alleinige Mittel eingesetzt werden, und den Personen, die sie anwenden, sollte es bewusst sein, dass sie auf magischem Denken beruhen.

Magische Methoden werden beispielsweise in den Interventionen »Schutzanzug« (Kap. 7.1) und »Krafttier« (Kap. 7.2) verwendet. Das Krafttier, das Klienten in herausfordernden Situationen beisteht und ihnen Kraft und Selbstvertrauen verleiht oder sie anderweitig unterstützt (bei Angst z. B. Gelassenheit, Sicherheit vermittelt), kann helfen, solche Situationen gut zu meistern. Aber natürlich müssen die Betroffenen auch reale Methoden zum Meistern der Herausforderungen anwenden, sich bei Vortragsangst also beispielsweise besonders gut auf ihre Präsentation vorbereiten.

Teil II: Interventionen

5 Zum Gebrauch und Aufbau der Interventionen

Jede Intervention wird in der Regel zunächst kurz eingeführt. Meist wird den Klienten anschließend im Hier-und-jetzt-Zustand vorab erklärt, was auf sie zukommt. Dies erlaubt es ihnen, sich auf das Kommende vorzubereiten. Dieser Teil enthält ein Säen (engl. *seeding*; eine indirekte Suggestion), das den Klienten Sicherheit gibt und sie vor Überforderung schützt. Wenn eine Intervention überhaupt nicht zu einem Klienten oder einer Situation passt, kann der Therapeut das bereits an dieser Stelle erkennen. Befürchtet der Klient zu versagen, lohnt es sich herauszufinden, worauf diese Angst basiert.

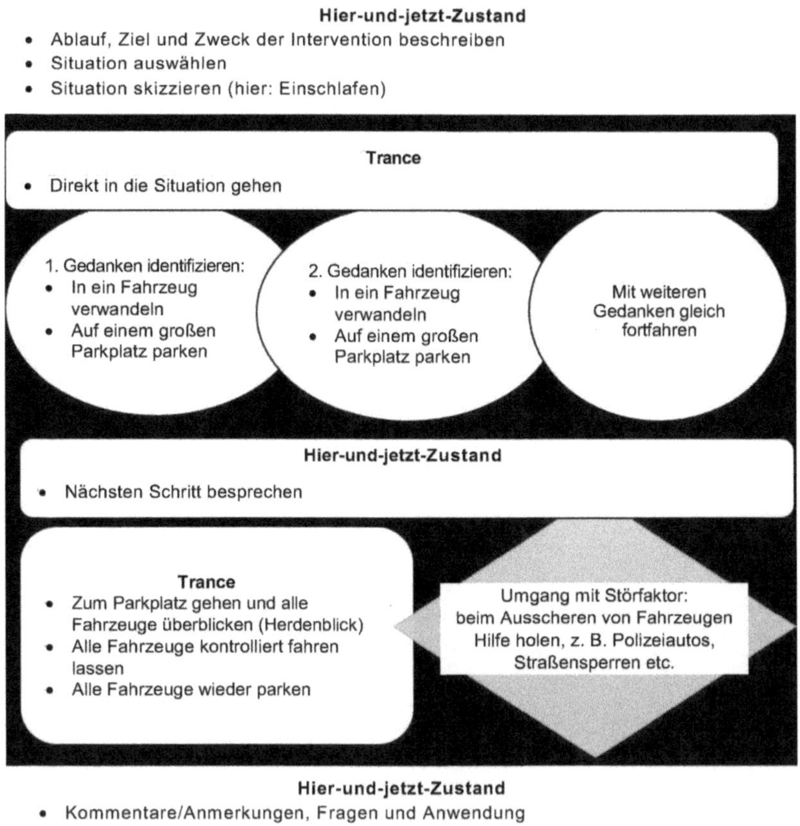

Abb. 5: Aufbau einer typischen Intervention

In diesem Buch wird vorausgesetzt, dass den Klienten zu Beginn das Ziel der Intervention erklärt wird. Bei den Interventionen wird meist mit indirekten Suggestionen gearbeitet, oft handelt es sich um offene Suggestionen, Implikationen, Verwirrung, Umdeuten. Im Anschluss an die jeweilige Intervention werden immer Anwendungen und gelegentlich Hinweise angefügt. Alle Anwendungen sind im Anhang des Buches alphabetisch geordnet im »Verzeichnis der Anwendungen und Symptome« auffindbar.

Viele Interventionen sind ähnlich aufgebaut. Eine Übersicht über den typischen Aufbau einer Intervention ist Abb. 5 zu entnehmen.

Einige Interventionen sind exemplarisch fast wortgetreu in einer Langversion wiedergegeben. Der Ablauf der meisten Interventionen wird jedoch nur stichwortartig skizziert. Bei Bedarf lässt sich in den ausführlichen Darstellungen nachlesen, wie man vorgehen kann.

In Kapitel 5.1 werden Induktionen und Vertiefungen dargestellt, in den Kapiteln 6 bis 13 sind die Interventionen kapitelweise thematisch nach Lebensthemen und Entwicklungsaufgaben geordnet.

Das Buch kann wie ein Kochbuch gebraucht werden und analog zum Kochen während der Intervention vor dem Therapeuten liegen. Im Buch sind jeweils »Prototypen« von Interventionen enthalten. Werden die Interventionen nach Anleitung durchgeführt, besteht eine große Chance auf Erfolg. Selbstverständlich muss jede Intervention für den jeweiligen Klienten ausgewählt und an sein Thema und seine Situation individuell angepasst werden.

Manche Interventionen tauchen in ähnlicher Form bei verschiedenen Themen (in verschiedenen Kapiteln) auf.

5.1 Induktionen und Vertiefungen

Die formale bzw. klassische Trance setzt sich aus verschiedenen Teilen zusammen: Induktion, Vertiefung, Inhalt und Zurückkommen. Die meisten in der Folge aufgeführten Interventionen bestehen nur aus einem Teil, dem »Inhalt«. An dieser Stelle wird nun beispielhaft eine Induktion und eine Vertiefung dargestellt.

Im Praxisalltag wird hingegen meist nur mit einer Einheit, nämlich dem »Inhalt« gearbeitet. Diese Tranceeinheit entspricht einer Intervention. Somit kann derjenige Teil einer Trance, der in einem anderen Zusammenhang als Induktion oder Vertiefung dient, zum

Inhalt werden. Im folgenden Beispiel wird eine mögliche Induktion und Vertiefung ausführlich dargestellt.

Lenken und Steuern der Aufmerksamkeit

Induktion

Eine Induktion kann folgenderweise eingeleitet werden.

»Suchen Sie sich einen Punkt etwa auf Augenhöhe, auf den Sie Ihre Aufmerksamkeit lenken können. Es kann sein, dass Sie dabei Ihren Stuhl noch ein wenig richten müssen, um genau die richtige Position zu haben, bis Sie Ihren Punkt gefunden haben, auf den Sie jetzt Ihre Aufmerksamkeit richten. Sie können diesen Punkt anschauen, mit den Augen richtig anstarren, sodass im Moment nur dieser Punkt wichtig ist. Der Punkt ist im Vordergrund Ihrer Aufmerksamkeit, und alles andere rückt in den Hintergrund. Während Sie Ihren Punkt anschauen, anstarren, ansehen, kann es sein, dass Sie spüren, wie sich das anfühlt, dieses Lenken von Aufmerksamkeit derart, dass dieser Punkt im Fokus Ihrer Aufmerksamkeit ist. Manchmal ist es so, wenn man einen Punkt lange anschaut, die Augen auf diesen Punkt gerichtet hat, dass sich der Punkt auf die eine oder andere Weise verändert oder gleich bleibt. Manchmal ist es so, dass beim Punkt eine Art Hof entsteht oder gar ein Flackern, es kann aber auch gut sein, dass er gleich bleibt. Und wenn Sie diesen Punkt anstarren, Ihre Augen fest auf diesen Punkt gerichtet haben, kann es sein, dass Sie dann spüren, wann der richtige Zeitpunkt gekommen ist, an dem Sie bei einem Ausatmen Ihre Augendeckel fallen lassen, um hinter den geschlossenen Augendeckeln weiter diesen Punkt anzuschauen. Es kann sein, dass Sie dabei Vergleiche anstellen. Was ist mit diesem Punkt jetzt, hinter den geschlossenen Augendeckeln im Vergleich zu vorher, als Sie die Augen offen hatten. Gibt es Unterschiede? Manchmal ist es sogar gut, dies nochmals zu überprüfen, bevor Sie dann die Augen zulassen.«

Vertiefung

»Sie können dann Ihre Aufmerksamkeit, die vorher nach außen gerichtet war, nach innen richten. Nach innen auf Ihren Körper, auf die Körperstelle, wo Sie sich im Moment am wohlsten fühlen. Ich weiß nicht, ob Sie diesen Punkt sehr schnell und direkt finden oder ob Sie dabei eine kleine Reise durch den Körper machen, bis Sie genau die

Körperstelle gefunden haben, wo Sie sich im Moment am wohlsten fühlen. Könnte es sein, dass dies irgendwo in der Bauchregion ist oder eher in der Brustregion? Manchmal ist es auch irgendwo im Kopf oder gar im linken Knie oder im rechten Ellenbogen oder in der Nasenspitze. Wenn Sie diesen Punkt gefunden haben, können Sie einmal darauf achten, wie sich das dort anfühlt. Ist es eher weich oder eher energiegeladen? Es kann auch sein, dass es eher warm oder erfrischend kühl ist. Manchmal ist es so, dass es eher hell ist oder gar eine sanfte, abgedämpfte Farbe. Haben Sie schon darauf geachtet, welche Farbe zu diesem Körpergefühl passt? Es könnte aber auch eine stoffliche Qualität dazu passen wie zum Beispiel, dass es sich anfühlt wie Samt oder Seide oder wie abgeschliffener Gotthard-Granit. Oder ist es eher wie Ahorn- oder Kiefernholz? Es kann aber auch gut sein, dass eher ein Ton dazu passt oder gar ein Musikinstrument.

Sie können dann darauf achten, ob die Stärke Ihrer Körperempfindung so für Sie stimmt oder ob Sie sie gern noch ein wenig verstärken möchten. Wenn dies der Fall ist, dann können Sie dies tun, um nachher darauf zu achten, ob Sie die Körperempfindung von dieser Körperstelle ausbreiten lassen wollen auf Ihren Körper. Wenn dies so ist, dann können sie dies tun und dabei bemerken, ob Sie die Empfindung auf den ganzen Körper ausdehnen oder ob Sie gewisse Körperstellen gerne auslassen wollen. Später können Sie dann darauf achten, dass Sie auf irgendeine Weise Ihren Körper als Ganzes wahrnehmen.

Dann können Sie das einem Teil von Ihnen überlassen, und ein anderer Teil von Ihnen mag meiner Stimme folgen und einen eigenen Weg gehen.«

Zurückkommen

»Vielleicht erinnern Sie sich noch, wie Sie in dieses Haus eingetreten sind. Können Sie sich erinnern, ob es eher mit dem linken oder dem rechten Bein zuerst war, auf welche Art Sie durch die erste Türe gekommen sind – wie viele Türen Sie passiert haben? Und können Sie sich noch erinnern, wie Sie diesen Raum betreten haben und Ihren Platz gefunden haben? Es kann sein, dass Sie dann Ihre Füße spüren, die auf den Boden gelegt sind, gut auf den Boden. Ihre Sitz- und Rückenflächen nehmen Sie auf dem Stuhl wahr, und vielleicht sind Sie neugierig, was Sie als Erstes sehen werden, wenn Sie dann Ihre Augen öffnen, um sich wieder ganz hierher zurück zu orientieren in diesen Raum hier und zu dieser Zeit jetzt. Nun nehmen Sie einen

guten, tiefen Atemzug und strecken sich, um ganz ins Hier und Jetzt zurückzufinden.«

Hinweise

In der Induktion wird vor allem die visuelle, während in der Vertiefung eher die kinästhetische und beim Zurückkommen zuerst die kinästhetische und anschließend die visuelle Wahrnehmung angesprochen. Das Ganze ist wie eine Rahmengeschichte aufgebaut. Die Steuerung der Aufmerksamkeit ist ein wichtiger Teil ebenso wie die Schärfung der Wahrnehmungsfähigkeit. Dies in einem Gebiet, das für die meisten Klienten emotional »unbedenklich, ungefährlich« ist. Darum ist die Intervention auch gut anwendbar für Psychotraumatisierte oder andere Personen, für die es noch schwierig ist, sich auf emotionale Inhalte einzulassen.

Anwendung

- Konzentration und Aufmerksamkeit
- Impulsivität
- Wahrnehmung schärfen
- Vergessen, Verlieren
- Schlaf
- Ruhelosigkeit
- Selbstwirksamkeit, Selbstwert und Identität stärken
- Mobbing, sich schützen
- Krankheit und Schmerz
- Leistung steigern
- Ziele setzen, sich verbessern
- Einfluss auf den Lebenslauf nehmen
- Entscheidung
- Blitztrance
- Am Anfang oder als Abschluss einer Therapiesitzung
- Selbsthypnose

Hinweise

Diese Intervention lässt sich mit der Intervention »Gute Momente« (Kap. 6.1) kombinieren.

6 Ressourcen

Eine Ressource ist ein Mittel, eine Quelle, die dem Menschen hilft, die Herausforderungen des Lebens zu bewältigen und mehr Wohlbefinden und Zufriedenheit zu erlangen. Psychische Ressourcen können in den Fähigkeiten, Persönlichkeitseigenschaften, Einstellungen, Erinnerungen und somit in vergangenen Erlebnissen liegen, daneben spielen psychische Ausstattung und soziale Einbindung eine wesentliche Rolle. Falls möglich, sollte in der Therapie oder Beratung jeweils die zum Problem oder Symptom passende Ressource gefunden werden, das heißt diejenige, die im Umgang mit dem Problem am hilfreichsten ist.

6.1 Ressourcen wahrnehmen und stärken

Am Anfang einer Therapie steht meist das Wahrnehmen, die Stärkung und der Aufbau von Ressourcen im Vordergrund. Ressourcen bilden den Boden, auf dem sowohl die psychotherapeutische Arbeit, die Entwicklung und Weiterentwicklung von Fähigkeiten, Motivation und Zuversicht als auch die Kraft, ein Thema anzugehen, aufgebaut werden können. Meist sind auf irgendeinem Gebiet bereits Ressourcen vorhanden, die genutzt werden können. Dann geht es darum, diese wahrzunehmen, wertzuschätzen und eventuell zu stärken. Je nach Thema und Lebensgebiet wird nach Ressourcen gesucht, die gut zum Thema oder Problem passen. In seltenen Fällen macht es den Anschein, es seien keinerlei Ressourcen vorhanden. In diesen Fällen ist es besonders wichtig, neue Erlebnisse zu ermöglichen, die als Ressource wahrgenommen werden können.

Manchmal muss der Klient sehr genau hinschauen, manchmal gar mit dem Vergrößerungsglas, damit er Ressourcen wahrnimmt, wie zum Beispiel die winzige Pflanze in Abb. 6, die gegen alle Widrigkeiten ihren Lebensraum zwischen den Platten gefunden und behauptet hat.

Abb. 6: In der Therapie gilt es, auch verborgene Ressourcen wahrzunehmen wie die kleine Pflanze zwischen den Steinplatten und diese dann wertzuschätzen und zu stärken

Was kannst du gut?

Diese Intervention zielt auf persönliche Stärken des Klienten und dessen Leistungsfähigkeit ab. Sie kann helfen, den Selbstwert zu verbessern und sich eigener Stärken bewusst zu sein oder zu werden. Manchmal ist es ganz erstaunlich, wie Menschen unseres Kulturkreises zunächst einmal kaum wagen, sich selbst, geschweige denn anderen Leuten gegenüber zuzugeben, was sie gut können. Meist fällt es mit jeder einmal genannten Fähigkeit leichter, weitere aufzuzählen, weil die Klienten in einen Ressourcenmodus gelangen. In der Folge kann die Wirkung der Intervention in Trance verstärkt werden.

Das gleiche Prinzip kann wie hier für Leistung auch für andere Lebensthemen angewendet werden.

Hier-und-jetzt-Zustand

1) Den Klienten fragen, was er gut kann. Mindestens fünf Stärken oder Fähigkeiten aufzählen lassen.
2) Eine Fähigkeit wird ausgewählt.
3) Der Klient stellt sich dazu eine konkrete Situation vor, in der er diese eigene Fähigkeit erfolgreich einsetzt.
4) Die Situation wird mit Anfang und Abschluss genau eingegrenzt.

Trance

5) Der Klient durchläuft und erlebt die Situation in seiner Vorstellung bis zu ihrem Höhepunkt und hält sie dort an.
6) Er erkundet und beschreibt, wo und wie er das zugehörige Gefühl im Körper wahrnimmt.
7) Er soll für das Gefühl ein passendes Symbol finden.
8) Der Klient bewahrt das Symbol im Gedächtnis, sodass er es wiederfinden und herbeiholen kann.
9) Er verabschiedet sich von dieser Situation und kommt zurück.

Hier-und-jetzt-Zustand

10) Den Klienten darauf hinweisen, dass er das Symbol inklusive Körpergefühl immer dann, wenn es gebraucht wird, hervorholen kann.

Anwendung

- Ressourcen aufbauen und wahrnehmen
- Leistung
- Herausforderung
- Selbstwirksamkeit
- Selbstvertrauen
- Selbstfürsorge
- Sich selbst beeltern
- Zu hohe Ansprüche an sich, Perfektionismus

Hinweise

- Es wird auf die Körperwahrnehmung fokussiert, weil diese oft leichter wahrgenommen werden kann als Gefühle.
- Das Körpergefühl reicht dann, um das Gefühl zu finden.
- Die Verankerung mit einem Symbol ist die sicherste, schnellste und unkomplizierteste Verankerungsform. Mitgeführte Gegenstände können verloren gehen oder von anderen Leuten falsch eingesetzt werden. Beispielsweise kann das Verankern mit Druck aufs Handgelenk oder einer Geste während einer Tätigkeit störend sein. Ein Symbol macht Klienten jeden Alters unabhängig, weil die Methode von außen nicht wahrgenommen werden kann.

Baumtrance

Oft mangelt es Klienten an Bodenhaftung. Sie fühlen sich nicht verwurzelt, eventuell verwirrt durch Ereignisse oder Gefühle. Ein Baum kann eine passende Metapher bilden, um den Boden zu finden und zu spüren.

Hier-und-jetzt-Zustand

1) Mit dem Klienten besprechen, welche Art Baum gut passen würde (z. B. Buche, Tanne).
2) Erfragen, ob es für den Klienten passt, sich in die Rolle des Baumes zu versetzen. Andernfalls soll ein imaginierter Baum berührt und seine Kraft gespürt werden.

Trance

3) Zum Baum gehen.
4) Erfragen, um welche Art Baum es sich handelt.
5) Sich in die Rolle des Baumes versetzen.
6) Die Wurzeln spüren, wie gut sie im Boden verankert sind und wie gut sie halten.
7) Den starken Stamm spüren, spüren, wie gut er hält.
8) Die Krone spüren, die gut hält und gleichzeitig flexibel ist. Sie hält auch Wind und Sturm stand.
9) Den Baum als Ganzes mit der guten Verwurzelung spüren.
10) Das Gefühl behalten.
11) Sich von der Rolle des Baums für den Moment verabschieden und zurückkommen.

Hier-und-jetzt-Zustand

12) Abschlussfrage: Gibt es noch etwas zu sagen?

Anwendung

- Bodenhaftung
- Unkontrollierte Dissoziation
- Konzentration
- Identität
- Autonomie
- Angst
- Selbstkontrolle

Hinweise

- Variationen: Die Elemente Sonne – Schatten einfügen. Sich in die Rolle des Gärtners versetzen: Was braucht er? Bild eines Sturms, der alles durcheinanderwirbelt, danach Ruhe und Klarheit.[5]
- Die Trance kann auch im Stehen durchgeführt werden.
- Das Bild des Baumes kann jahreszeitlich variieren, zum Beispiel sprießen im Frühling die Blätter des Baumes, im Herbst fallen sie. Der imaginierte Baum soll nur in der Vorstellung, nicht in der Realität existieren, da sonst, wenn dem realen Baum etwas passiert (er z. B. gefällt wird), auch der imaginierte beeinträchtigt werden kann.

Verschiedene Aspekte spüren

Um sich in der Welt, der Umwelt und in der Gegenwart wahrzunehmen, ist es hilfreich, die verschiedenen Dimensionen wie Zeit und Raum wahrzunehmen. Diese Intervention kann gut in Kombination mit der Baumtrance angewendet werden.

Hier-und-jetzt-Zustand

1) Mit dem Klienten besprechen, was jetzt auf ihn zukommt und welches das Ziel der Intervention ist.

Trance

2) Der Klient soll die Augen schließen.
3) *Den Raum spüren:*
   a) Von außen: Wie fühlt sich der Raum an?
   b) Von innen: Wie groß fühle ich mich, oder wie möchte ich mich fühlen?
   c) Welche Form habe ich?
   d) Welchen Raum nehme ich ein, welchen Platz möchte ich haben?
4) *Die Zeit spüren:*
   a) Welche (Lebens-)Geschwindigkeit fühle ich im Moment?
   b) Tempo: Fühlt sich der Rhythmus passend an?
   c) Wie alt fühle ich mich? Welche Altersstufen fühle ich im Moment auch noch?

---

5 Persönliche Mitteilung von H. Rüegg.

5) Der Klient spürt den Boden, fühlt sich gut verwurzelt und kommt zurück.

Hier-und-jetzt-Zustand

6) Therapeut und Klient besprechen, wie die Intervention gewirkt hat und wie sie in den Alltag integriert werden kann.

Anwendung

- Bodenhaftung
- Sich selbst differenziert wahrnehmen
- Unkontrollierte Dissoziation
- Konzentration
- Identität
- Autonomie
- Selbstvertrauen
- Angst

Hinweise

- Diese Intervention ähnelt der Fünf-Elemente-Intervention (Zindel 2015).
- Sie eignet sich gut zur Kombination mit anderen Interventionen, um beispielsweise in einer schwierigen Situation innere Sicherheit zu spüren.

Energietank

Solange wir leben, ist immer noch irgendwo Kraft oder Energie vorhanden. Wenn Klienten den Eindruck haben, sie seien kraftlos und müde und hätten keine Energie mehr, geht es darum, die vorhandene Energie wahrzunehmen und zu stärken, zu vermehren. Dazu gehört auch, dass genauer wahrgenommen werden soll, wie mit der Energie umgegangen wird, wo zu viel und unnötig Energie verschwendet wird und wie Energie getankt werden kann.

Hier-und-jetzt-Zustand

1) Der Therapeut erklärt Ablauf und Ziel der Intervention.
2) Der Klient beschreibt, wie er sich seine Energie vorstellt (z. B. flüssig, blau) und in welcher Form von Tank (z. B. durchsichtig) sie aufbewahrt wird.

Trance

3) Der Klient soll sich einen Energietank vorstellen (z. B. Heizkessel aus Glas).
4) Die Energie (z. B. farbige Flüssigkeit, Holzschnipsel) und der Tank werden beschrieben.
5) Wie viel Energie ist im Tank? Wie wird der Energietank aufgefüllt?
6) Der Klient stellt sich ein Fahrzeug vor, das mit dieser Energie und diesem Tank fahren kann.
7) Anschließend wird der Tank in das Fahrzeug eingefügt.
8) Der Klient soll mit dem Fahrzeug eine Tour machen.
9) Es wird erkundet, wie viel Energie benötigt wird.
10) Zwischendurch wird das Fahrzeug aufgetankt.
11) Nach einer gewissen Zeit soll das Fahrzeug geparkt werden.
12) Der Klient soll sich vom Fahrzeug verabschieden.
13) Fragen an den Klienten: Wie tankt man Energie, und wofür wird sie im Alltag gebraucht?
14) Zurückkommen.

Hier-und-jetzt-Zustand

15) Therapeut und Klient besprechen, wie die Intervention gewirkt hat, wie sie in den Alltag integriert werden kann und was das für ihn heißt.

Anwendung

- Burn-out
- Energie
- Ressourcen
- Selbstwirksamkeit
- Müdigkeit, Erschöpfung

Jungbrunnen

Bei einem Jungbrunnen kommt den meisten Menschen Verjüngung, Heilung oder Kraftquelle in den Sinn. Wenn Klienten ermüdet und entkräftet sind und über zu wenig Energie verfügen, kann die Vorstellung, im Jungbrunnen Kraft zu tanken, hilfreich sein. Weil die Vorstellung des Brunnens nicht zu jedem passt, kann auch eine Art See oder Weiher, etwa ein Bergsee oder ein warmer Vulkansee, passen.

Dessen Wasser ist eine ganz besondere Flüssigkeit, die nicht nass macht und Kraft und Energie spendet.

Hier-und-jetzt-Zustand

1) Mit dem Klienten besprechen, welche Vorstellung er von einem Jungbrunnen/See hat.
2) Ihm die energiespendende Wirkung des Wassers erklären.

Trance

3) Der Klient soll in seiner Vorstellung zum See/Brunnen gehen.
4) Er taucht in den See/Brunnen ein.
5) Er spürt die Energie.
6) Der Klient soll die Energie auf irgendeine Art mitnehmen und seine Kraft auftanken.
7) Er verlässt den See/Brunnen.
8) Er verabschiedet sich und kommt zurück.

Hier-und-jetzt-Zustand

9) Mit dem Klienten wird besprochen, in welchen Alltagssituationen er diese Trance anwenden kann.

Anwendung

- Energie
- Unfall
- Stressreduktion
- Burn-out,
- Müdigkeit, Erschöpfung

Gute Momente (Langversion)

»Sie können sich auf den Weg machen zum Anfang des heutigen Tages. Ich weiß nicht, an welcher Stelle Ihr Tag heute begonnen hat. Hat es vielleicht damit angefangen, dass Sie die Augen aufgeschlagen haben, oder ist es eher so, dass Sie etwas gehört haben, sei es einen Wecker, die Stimme Ihres Kindes oder die des Partners oder der Partnerin? Ist es eher etwas, das Sie gespürt haben, sei es eine Berührung oder die feuchte Zunge Ihres Hundes? Bei manchen Leuten beginnt der Tag zum Beispiel damit, aus dem Fenster zu schauen und zu sehen, wie das Wetter heute ist, oder indem sie sich an der Aussicht

erfreuen. Es kann aber auch sein, dass Ihr Tag mit dem ersten Strahl der Dusche oder mit dem ersten Schluck Kaffee beginnt. Und wenn Sie Ihren Anfang des heutigen Tages gefunden haben, dann können Sie diesen Tag in Ihrer Vorstellung für sich durchgehen und dabei gute Momente sammeln. Ich weiß nicht, was für Sie ein guter Moment ist. Kann es sein, dass es ein schöner Blick aus dem Fenster ist – oder ist es eher ein Blick auf jemanden, der lächelt oder ein Strahlen im Gesicht hat – oder ist es eher etwas, das Sie gehört haben, eine Stimme, die vielleicht etwas Nettes sagt, eine schöne Musik oder ein schöner Ton? Ist es eher ein Naturphänomen, eine schöne Wetterstimmung oder ein Blatt, das sich sehr schön entwickelt an einem Baum – oder ist es einfach eine ganze Situation, zum Beispiel am Frühstückstisch, wenn Sie es genießen, mit Ihren Lieben zu frühstücken – oder heißt es für Sie, die Ruhe genießen, ganz für sich zu sein und vielleicht die Zeitung zu lesen? Sie können für sich nun einmal Ihren Tag durchgehen, den Tag bis zum jetzigen Moment, und dabei auf gute Momente achten. In der Vorstellung können wir an einer gewissen Stelle gut verweilen, obwohl es in der Realität vielleicht kürzer gedauert hat, oder aber schnell durchgehen oder gar die Zeit ein wenig zurück- oder vorwärtsdrehen. Manche Stellen können im »Schnelllauf« behandelt werden, um so gut genug auf die guten Momente zu achten. Sie können sich Zeit geben, Zeit, die ganz Ihre Zeit ist, für Ihre Sammlung von guten Momenten.«

(Eine Minute Zeit geben.)

»Sie können dann Ihre Sammlung von guten Momenten zu einem guten Abschluss bringen. Wenn Sie das gemacht haben, können Sie auf irgendeine Weise darauf achten, dass Sie einen Überblick bekommen, einen Überblick über Ihre Sammlung von guten Momenten. Manche Leute machen das so, dass sie die guten Momente wie Perlen auf einer Schnur aufreihen und vor sich hinlegen wie schöne Edelsteine, Steine oder Muscheln. Oder es kann auch sein, dass man sie wie Bilder vor sich hinlegt oder es ganz anders macht. Und wenn Sie Ihre Sammlung überblicken und als Ganzes wahrnehmen können, können Sie darauf achten, auf welche Art Sie Ihre Sammlung so in Ihrem Gedächtnis bewahren, dass Sie jederzeit wieder zu ihr zurückfinden können, wenn Sie wollen. Manche Leute machen es mit der Vorstellung so, dass sie die guten Momente in einen schönen Beutel oder in eine Schatzkiste legen oder gar in ein Buch – oder manchmal ist es eher eine Gehirnfalte, in der die guten Momente versorgt werden, oder es kann auch

ganz anders geschehen. Wenn Sie die guten Momente gut aufbewahrt haben, können Sie sich dann wieder auf den Weg machen, um ganz ins Hier und Jetzt zurückzufinden.«

Anwendung
- Gute Momente als solche wahrnehmen
- Dankbarkeit entwickeln
- Ressourcen
- Depression
- Problemsituation, Krise
- Schlafprobleme
- Ressourcenaktivierung

Hinweise
- Wird der Fokus bei der Erinnerung auf die guten Momente gelegt, können positive Ereignisse auch im Alltag besser wahrgenommen werden.

Gute Momente (Kurzversion)

Oft haben Klienten, die sich schlecht fühlen, das Gefühl, sie erleben nichts Gutes. Dies kann sein, weil sie das Erlebte negativ interpretieren, eine negative Erwartung haben, diese ausstrahlen und auch die Mitmenschen darauf reagieren. Oder sie nehmen Gutes gar nicht oder nicht als solches wahr, sei es, dass sie es als selbstverständlich nehmen, zu hohe Ansprüche haben oder verwöhnt sind. Wertschätzung allem Gutem gegenüber, das einem widerfährt, sei es von Mitmenschen oder vom Schicksal, gibt Kraft und steigert das Wohlbefinden.

Hier-und-jetzt-Zustand
1) Der Therapeut erklärt Ablauf und Ziel der Intervention.
2) Der Klient erklärt, was für ihn ein guter Moment ist. Dieser muss nicht groß sein. Gemeinsam mit dem Therapeuten sucht er Beispiele.

Trance
3) Der Klient soll in seiner Vorstellung zum Beginn des heutigen Tages zurückgehen und den Tag für sich durchgehen.
4) Gute Momente werden gesammelt.

5) Der Klient zählt die Momente, spürt sie oder arbeitet in anderer Weise mit ihnen.
6) Er kann an einer Stelle verweilen oder an anderer Stelle schnell weitergehen.
7) Der Klient soll bis zum Jetzt gehen.
8) Er verschafft sich einen Überblick über seine Sammlung an guten Momenten (z. B. mit der Vorstellung von Steinen, Muscheln, Bildchen).
9) Die Sammlung sollte so im Gedächtnis bewahrt werden, dass sie wiederauffindbar ist (z. B. in einem Lederbeutel, Setzkasten oder Buch).
10) Der Klient kommt zurück.

Hier-und-jetzt-Zustand

11) Therapeut und Klient besprechen, wie viel gefunden wurde und wie die Intervention in den Alltag eingewoben werden kann.

Anwendung

- Depression, depressive Verstimmung
- Schwere Zeiten
- Wahrnehmen guter Momente fördern
- Dankbarkeit
- Schlafprobleme
- Ressourcenaktivierung

Hinweise

- Manchmal muss mit kleinen Schritten begonnen werden. Beispielsweise findet der Klient zuerst positive Momente mit Unterstützung des Therapeuten, dann kann er als Aufgabe drei gute Momente selbstständig notieren.

Wertschätzung

Sich selbst wertzuschätzen ist eine Voraussetzung dafür, sich gern zu haben, und unterstützt das Wohlbefinden und den Selbstwert.

Hier-und-jetzt-Zustand

1) Der Therapeut vermutet, auf welche Art und Weise der Klient sich selbst wertschätzt bzw. was er an sich wertschätzt und auf welche Weise er Wertschätzung erhalten möchte.

2) Der Klient gibt Rückmeldung, ob der Therapeut dies gut erraten hat.

Trance

3) Trancegeschichte über das Wertschätzen. Dies kann eine Begebenheit des Klienten sein, eine des Therapeuten selbst, eine erfundene oder bekannte Geschichte.
4) Der Klient kommt zurück.

Hier-und-jetzt-Zustand

5) Abschlussfrage: Was gibt es noch zu sagen?

Anwendung

- Selbstvertrauen
- Selbstwert
- Ressourcenaktivierung
- Identität
- Wertschätzung wahrnehmen, aufnehmen und sich selbst geben

Insel finden

Sich im Alltag in einer leichten Trance auf die Insel zu begeben, um dort Kraft zu tanken, kann darin unterstützen, den Alltag zu durchzustehen und zu meistern.

Hier-und-jetzt-Zustand

1) Dem Klienten vermitteln, dass im Alltag »Inseln« benötigt werden, um Energie und Kraft zu tanken.
2) Ihn fragen, wie er sich diesen Ort vorstellt (z. B. wirkliche Insel, Bergwiese, Waldlichtung, Oase in der Wüste, Meeresstrand, in einem Gebäude, Baumhütte mit Strickleiter etc.).

Trance

3) Der Klient soll darauf achten, welche Sinne in der Vorstellung angesprochen werden bzw. was er riecht, sieht, hört, fühlt und schmeckt.
4) Er soll sich an diesem Ort einrichten und Energie auftanken.
5) Nach einer gewissen Zeit verabschiedet er sich im Wissen, jederzeit wieder dorthin gehen zu können, und kommt zurück.

Hier-und-jetzt-Zustand

6) Mit dem Klienten wird besprochen, in welchen Alltagssituationen er diese Trance anwenden kann.

Anwendung

- Ressourcenaktivierung
- Depression
- Problemsituation, Krise
- Energie, Burn-out
- Schmerzen
- Zwang
- Trauma
- ADS

6.2 Ressourcen nutzen, um sich mit einem Problem zu befassen

Sind Ressourcen aufgebaut und gestärkt, ist es den Klienten meist möglich, sich den Problemen zu stellen. Bei manchen Klienten bilden Ressourcen einen guten Boden im allgemeinen Sinn, bei anderen werden spezifische Ressourcen genutzt, die auf das Problem zugeschnitten sind.

Geschenktrance

Geschenke sind manchmal eine Überraschung und werden meist als positiv wahrgenommen, wenn sie passen. Kommt das Geschenk von einem Teil von sich selbst, wird damit eine eigene Ressource wahrgenommen.

Hier-und-jetzt-Zustand

1) Der Therapeut erklärt Ablauf und Ziel der Intervention.
2) Der Therapeut erkundigt sich beim Klienten, welche Vorstellung vom Lebenslauf (z. B. Fluss, Weg) auftauchen wird, damit das Leben in der Folge überblickt werden kann.

Trance

3) Der Klient soll sein aktuelles Leben überblicken.

Hier-und-jetzt-Zustand

4) Die positiven Aspekte werden besprochen.
5) Die negativen Aspekte werden besprochen, und ein Thema, Problem oder Symptom (z. B. Angst, Eifersucht, Schmerz) wird ausgewählt.

Trance

6) Der Klient soll dieses Problem einem Teil von sich überlassen, während der andere Teil auf den Lebensweg/Lebensfluss geschickt wird.
7) Dort trifft man auf ein Geschenk (z. B. großes, blaues Geschenk, Fee/Hexe).
8) Anschließend soll etwas mit dem Geschenk gemacht werden (z. B. mitnehmen, auspacken).
9) Der Klient soll in der Vorstellung in die Zukunft gehen, zu dem Zeitpunkt, an dem sich die Wirkung des Geschenks entfaltet.
10) Zeit geben, die Wirkung des Geschenks zu spüren.
11) Anschließend verabschiedet sich der Klient und kommt zurück.

Hier-und-jetzt-Zustand

12) Abschlussfrage: Gibt es noch etwas zu sagen?

Anwendung

- Dankbarkeit
- Problemsituation, Krise
- Positive Wahrnehmung

Power-Leckerli in Kombination mit Thema

Im ersten Teil der Intervention werden die Ressourcen wahrgenommen, zusammengebracht und kombiniert, damit Stärke entsteht. So wird es möglich, sich einem Thema zu stellen. Im zweiten Teil erfolgt die Konfrontation mit dem Thema. Damit diese leichter fällt, werden Synästhesien angewandt. Die verschiedenen Vergleiche und Synästhesien werden ebenfalls zusammengebracht und dann nochmals die Ressourcen gespürt. Die Trance ist wie ein Sandwich oder eine Rahmengeschichte aufgebaut, sodass das Thema sicher verpackt ist.

Hier-und-jetzt-Zustand

1) Der Klient wählt ein Thema, das ihm Schwierigkeiten oder Sorgen bereitet (z. B. Entscheidung, Schmerzen, Konflikt). In der Therapie ist das Thema meist schon präsent.

Trance

2) *Ressource:* In der Vorstellung geht man heute Morgen am »Leckerli-Haus« vorbei (oder jeder beliebigen anderen Konfiserie). Im Schaufenster sind Power-Leckerli ausgestellt. Der Klient soll sich überlegen, wie sein Power-Leckerli im Leben beschaffen ist. Dies können andere Menschen, Aufgaben, Interessen etc. sein.
3) Diese Power-Leckerli werden gesammelt.
4) Der Klient erkundet, wie sich dies anfühlt.
5) Zweiteilung vornehmen lassen: Ein Teil des Klienten orientiert sich zur Ressource hin, der andere Teil zum Thema. Das Problem kann entweder eines sein, das konkret zu lösen ist, oder eines, mit dem man sich beschäftigen sollte, wie ein Übergang oder das Setzen eigener Grenzen.
6) Was wäre, wenn das Thema ...?
   a) ein Tier wäre?
   b) eine Zahl wäre?
   c) eine Farbe wäre?
   d) ein Wochentag wäre?
   e) eine Gegend oder ein Land wäre?
   f) ein Lied oder Musikstück wäre?
   g) ein Film wäre?
   h) eine Oper oder ein Theaterstück wäre?
   i) ... wäre? (Eigene Fragen formulieren!)
7) Der Klient soll all diese Vergleiche auf irgendeine Art und Weise zusammenbringen.
8) Anschließend soll er wieder das Power-Leckerli spüren.
9) Der Klient kommt zurück.

Hier-und-jetzt-Zustand

10) Abschlussfrage: Was gibt es noch zu sagen?

Anwendung

- Konfrontation
- Widerstand, Blockade

- Problemsituation, Krise
- Ressourcenaktivierung
- Entscheidung
- Lebensübergang

Ärger in Energie verwandeln

Ärger frisst oft Energie. Wenn die Kraft, die im Ärger steckt, in konstruktive Energie verwandelt werden kann, ist sie plötzlich verfügbar. Das unten beschriebene Bild von der Biogasanlage passt für viele Leute jeden Alters und bringt oft in einer Situation, die nicht zum Lachen zu sein scheint, ein Lächeln auf die Lippen.

Hier-und-jetzt-Zustand

1) Der Klient soll verschiedene Ärgernisse aufzählen.

Trance

2) Es wird erkundet, welche Vorstellung (z. B. Mist, Küchenabfälle) der Klient damit verbindet.
3) Der Klient soll in seiner Vorstellung alle Ärgernisse zusammenführen (z. B. mit Mistgabel).
4) Der Klient beschreibt, wie er die gesammelten Ärgernisse verwandeln möchte (z. B. Biogasanlage mit eigenem Tank).
5) Es wird erfragt, welche Vorstellung von Energie dabei auftaucht (z. B. blaue, flüssige, saubere Energie).
6) Der Klient soll diese Energie tanken.
7) Der Rest wird gut bewahrt.
8) Anschließend soll sich der Klient verabschieden und wieder ins Hier und Jetzt zurückkommen.

Hier-und-jetzt-Zustand

9) Mit dem Klienten wird besprochen, in welchen Alltagssituationen er diese Trance gebrauchen kann.

Anwendung

- Blockade
- Ärger
- Aggression
- Sorgen

- Eifersucht
- Neid
- Angst
- Zwänge

6.2.1 Energie und Zeit

Verfügen Klienten über zu wenig Energie und Kraft, kann dies daran liegen, dass sie zu wenig Energie aufnehmen oder unnötig viel Energie verbrauchen. Die folgenden beiden Interventionen helfen Klienten, ihr Budget und ihre Bilanz bezüglich Energie und Zeit ähnlich wie finanzielle Budgets und Bilanzen zu betrachten. Sie finden dabei beispielsweise heraus, wie sie mehr Energie aufnehmen und weniger Energie verbrauchen können.

Energiebudget – Energiebilanz

Die Intervention findet komplett im Hier-und-jetzt-Zustand statt. Es können aber kurze Spontantrancen entstehen.

1) Der Klient soll eine Energiebilanz erstellen. Dies kann mithilfe eines Tortenschemas (Abb. 7) geschehen. Wofür brauche ich wie viel Energie?
2) Therapeut oder Klient stellt Fragen zur Energiebilanz. Beispiele: Welche Energie ist gut investiert? In welchen Bereichen geht Energie verloren, in welchen kann Energie gespart werden?
3) Der Klient soll eine Zeitbilanz erstellen. Dies kann auf ähnliche Weise wie bei der Energiebilanz geschehen.
4) Er soll sich Fragen zur Zeitbilanz stellen, ähnlich wie bei der Energiebilanz.
5) Beide Bilanzen werden in Bezug auf Energie- und Zeitverbrauch verglichen.
6) Veränderungsmöglichkeiten und deren Umsetzung werden besprochen.
7) Ein Energie- und Zeitbudget wird erstellt.
8) Interventionen und Trancen zu den entsprechenden Themen werden durchgeführt.

Verteilung von Energie und Zeit

Diese Intervention findet ebenfalls vollständig im Hier-und-jetzt-Zustand statt. Auch hier können kurze Spontantrancen entstehen. Der Zustand des Energie- und Zeitbudgets des Klienten lässt sich als Tortendiagramm bildlich darstellen (Abb. 7).

Material: Schema, Schreibzeug, diverse Farbstifte.

Einzelaufgabe für den Klienten

- Der Klient definiert seine Lebensthemen (z. B. Familie, Arbeit, Freunde, Sport) und trägt diese in das Arbeitsblatt (Abb. 7) ein. Für jedes Thema wird eine Farbe oder ein Muster festgelegt.

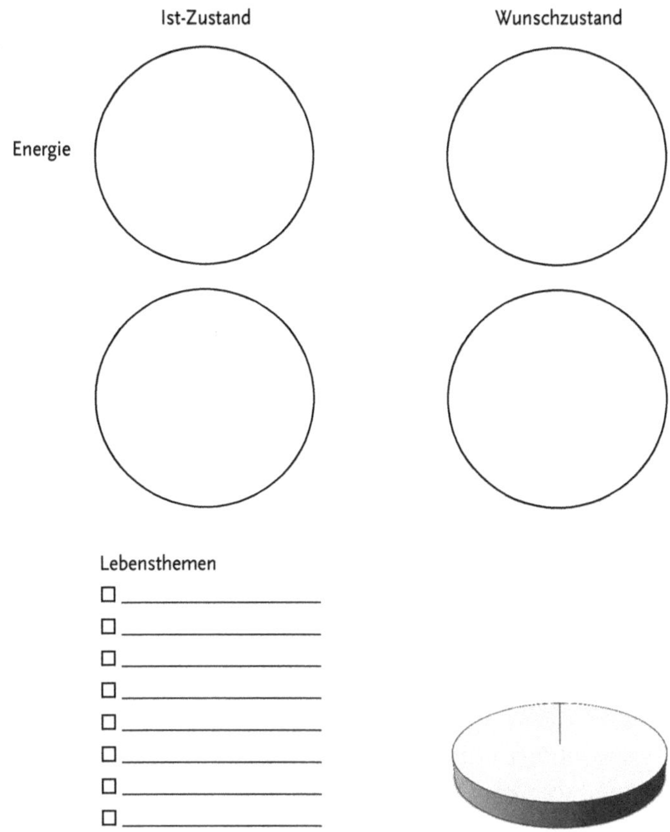

Abb. 7: Arbeitsblatt zur Intervention »Verteilung von Energie und Zeit«

- Istzustand: Der Klient zeichnet ins Tortendiagramm, wie viel Energie und Zeit jedes Thema *momentan* beansprucht.
- Wunschzustand: Der Klient zeichnet ein, wie viel Energie und Zeit er gerne für die einzelnen Themen aufwenden würde.

Mit dem Therapeuten besprechen

- Was gibt es zum Istzustand zu sagen?
- Wie hoch ist die allgemeine Zufriedenheit mit der aktuellen Situation?
- Wie würde der Wunschzustand aussehen?

Gemeinsam erarbeiten Therapeut und Klient die ersten Schritte in Richtung Wunschzustand.

6.2.2 Handhabung von Gleichgewichten

Indem die Hände zu Hilfe genommen werden, um ein gutes Gleichgewicht zwischen zwei Teilen, oft Gegensatzpaaren, etwa Symptom und Ressource, oder anderen »Paaren«, zum Beispiel Leistungsfähigkeit und Wohlbefinden, zu finden, kann der Prozess für die Klienten besser spürbar gemacht werden. Dies betrifft die nächsten Interventionen, bei denen die Hände beteiligt sind.

Gleichgewicht zweier Hände: Thema und etwas anderes

Oft sind Klienten zu stark auf ein Problem oder Thema fokussiert, sodass es schwierig ist, Bewegung und Entwicklung zu ermöglichen. Wird das Thema in eine Hand gefüllt, so wird es »handhabbar«, da es in der Hand Platz hat. Durch das Verwandeln in eine Gestalt nimmt es Gestalt an. Oft war das Problem vorher diffus. Indem in der zweiten Hand ein zweiter Teil entsteht und indem dem Klienten gesagt wird, er solle die Hand öffnen und darauf achten, welche Gestalt entsteht, vollzieht sich eine Ausweitung auf zwei Teile – die absolute Fokussierung des Klienten wird erweitert. Indem die Hände ein Gleichgewicht finden sollen, erfährt der Klient metaphorisch, dass es immer um eine gute Balance im Leben geht.

Hier-und-jetzt-Zustand

1) Erklären, dass es sich um ein gutes Gleichgewicht handelt.
2) Der Klient soll das Thema, Problem oder Symptom beschreiben, das zu viel Platz einnimmt. Dann wird dazu eine konkrete Situation erfragt, in der es zutage tritt.

Trance

3) Diese Situation wird in der Vorstellung durchlaufen, bis der Klient das Problem spürt.
4) Der Klient soll eine Hand, die auf dem Oberschenkel liegt, öffnen.
5) Das Symptom wird in die geöffnete Hand eingefüllt.
6) Der Klient soll diesem Thema eine Gestalt geben (z. B. ein Tier, Fabelwesen, Gegenstand).
7) Diese Hand wird vom Oberschenkel gelöst, sodass sie schwebt.
8) Die andere Hand wird geöffnet.
9) Der Klient soll darauf achten, welche Gestalt entsteht (z. B. ein Tier, Fabelwesen, Gegenstand).
10) Die zweite Hand löst sich vom Oberschenkel, sodass beide Hände schweben.
11) Der Klient kommt zurück.

Hier-und-jetzt-Zustand

12) Der Klient nimmt beide Hände wahr.

Trance

13) Der Klient soll ein gutes Gleichgewicht finden (z. B. etwas hinzufügen, etwas wegnehmen).
14) Dieses Gleichgewicht wird verinnerlicht, zum Beispiel indem man die Hände an den Körper heranführt oder das Gleichgewicht ganz in der Vorstellung verankert.
15) Der Klient kommt zurück.

Hier-und-jetzt-Zustand

16) Abschlussfrage: Was gibt es noch zu sagen?

Anwendung

- Problemsituation, Krise
- Konfrontation mit Themen, Symptomen
- Perspektivenwechsel
- Widerstand
- Ressourcenaktivierung

Gleichgewicht zweier Hände: Thema und Ressource

Indem die Hände zu Hilfe genommen werden, um ein gutes Gleichgewicht zwischen Problem und Ressource zu finden, kann der Prozess besser spürbar gemacht werden. Dies betrifft auch die nächsten beiden Interventionen.

Hier-und-jetzt-Zustand

1) Der Therapeut erklärt dem Klienten, dass es bei jedem Thema/Symptom zentral ist, ein gesundes Gleichgewicht zu erreichen und das Symptom nicht vollständig zu eliminieren. Symptome in gesundem Maß haben eine adaptive Funktion.
2) Der Klient soll sein Thema, Problem oder Symptom beschreiben, das zu viel Platz einnimmt.
3) Es wird erkundet, was sich der Klient stattdessen wünscht (Ressource).
4) Der Klient soll zwei Situationen suchen: Eine handelt von der Ressource, eine andere von dem besprochenen Problem oder Symptom.

Trance

5) Anschließend Symptomsituation durchlaufen lassen bis zu dem Punkt, an dem der Klient es spüren kann.
6) Der Klient soll eine Hand öffnen.
7) Er soll das Symptom oder Thema in diese Hand einfüllen.
8) Danach wird dem Thema/Symptom eine Gestalt zugewiesen (z. B. ein Tier, Fabelwesen, Gegenstand).
9) Der Klient soll die Hand vom Oberschenkel lösen, sodass sie schwebt.

Hier-und-jetzt-Zustand

10) Kurz zurückkommen und die Hand wahrnehmen.

Trance

11) Ressourcensituation durchlaufen lassen bis zu dem Punkt, an dem der Klient die Ressource gut spürt.
12) Der Klient soll die andere Hand öffnen.
13) Er soll in diese die Ressource einfüllen und der Ressource eine Gestalt geben (z. B. ein Tier, Fabelwesen, Gegenstand).

14) Der Klient soll die zweite Hand vom Oberschenkel lösen, sodass beide Hände schweben.

Hier-und-jetzt-Zustand
15) Kurz zurückkommen und die Hände wahrnehmen.

Trance
16) Der Klient soll ein gutes Gleichgewicht finden (z. B. etwas hinzufügen, etwas wegnehmen), sodass sich die Hände in einem guten Gleichgewicht befinden.
17) Er soll das gute Gleichgewicht auf irgendeine Weise verinnerlichen, sei es, indem er die Hände zum Körper nimmt oder das Gleichgewicht ganz in der Vorstellung verinnerlicht. Anschließend zurückkommen.

Hier-und-jetzt-Zustand
18) Abschlussfrage: Was gibt es noch zu sagen?

Anwendung
- Problemsituation, Krise
- Konfrontation mit Themen
- Widerstand
- Ressourcenaktivierung

Gleichgewicht von Symptom und Ressource

Diese Intervention gleicht thematisch der zuvor beschriebenen. Hier stellt sich der Klient seinem Problem aber, indem er eine konkrete Situation in Dissoziation, durch Darstellung auf dem Boden und mit der »Ich«-Figur, bearbeitet. Die Dissoziation verhilft ihm zu mehr Übersicht und Kontrolle. Indem der Klient im nächsten Schritt das Symptom in der Vorstellung aus dem Körper herausnimmt und in die eine Hand einfüllt, erfolgt eine weitere Form von Dissoziation und Kontrolle. Die abstrahierende Verwandlung des Symptoms erlaubt auch eine Verallgemeinerung bezüglich anderer Situationen und Themen. Indem in der Hand direkt ein »Gegengewicht« entsteht, kann der Klient direkt zu einer guten Balance finden.

Hier-und-jetzt-Zustand

1) Der Klient soll eine konkrete Situation finden, in der das Symptom (z. B. Angst) hinderlich ist.
2) Er bestimmt Anfang und Abschluss der Situation.
3) Der Klient soll die Situation (z. B. Schulweg) mittels Materialien wie Klötzen, Schnur oder Ähnlichem auf dem Boden darstellen.
4) Er geht mit der kleinen »Ich-Figur« zum Beginn der Situation.
5) Danach geht er weiter, bis ein Widerstand oder Stolperstein auftaucht.
6) Die Situation wird angehalten.

Trance

7) Der Klient soll in der Vorstellung spüren, wie sich sein Symptom (z. B. Angst) anfühlt.
8) Er nimmt das Symptom aus dem Körper heraus und füllt es in seine Hand.
9) Er weist dem Symptom eine Farbe und eine Größe zu.
10) Danach öffnet er die andere Hand.
11) Der Klient füllt ein Gegengewicht in diese Hand und gibt auch ihm eine Farbe und Größe.
12) Er spürt, ob das Gefühl der Symptomsituation stark genug ist. Falls nicht, wird es verstärkt.
13) Der Klient soll erkennen, ob nun ein gutes Gleichgewicht herrscht.
14) Die Situation weiterlaufen lassen.
15) Bei weiteren Stolpersteinen wird die Trance wiederholt, bis die Situation beendet ist.
16) Anschließend ins Hier und Jetzt zurückkommen.

Anwendung

- Problemsituation, Krise
- Konfrontation mit Themen
- Wahrnehmung schärfen
- Ressourcenaktivierung

Gleichgewicht zweier Hände: Schnell und langsam

Oft ist es im Alltag eine Herausforderung, einen gesunden Umgang und ein gutes Gleichgewicht von »schnell und langsam« zu finden. Dies kann sich zum Beispiel in Ungeduld oder Gehetztsein ausdrücken. Diese Intervention macht das Gleichgewicht durch die Hände spürbar und kann helfen, die Balance im Alltag zu finden.

Hier-und-jetzt-Zustand

1) Erklären, dass es sich um ein gutes Gleichgewicht handelt.
2) Der Klient soll ein Thema oder eine Situation finden, das oder die ihm das Gefühl vermittelt, dass er keine Zeit hat oder es so lange dauert.
3) Der Klient soll dies mit einem Namen oder Satz benennen (z. B. »Gefühl, es dauert so lange«).

Trance

4) Der Klient soll in die bezeichnete Situation eintauchen und so weit gehen, bis er es spürt.
5) Der Klient soll eine Hand öffnen und sein Thema einfüllen (z. B. das »Es-dauert-so-lange-Gefühl).
6) Er soll dem Thema eine Gestalt geben (z. B. ein Tier, Fabelwesen, Gegenstand).
7) Anschließend soll er seine Hand vom Oberschenkel lösen, sodass sie schwebt.
8) Der Klient soll die andere Hand öffnen.
9) Er erkundet, welche Gestalt entsteht?
10) Danach löst er die zweite Hand vom Oberschenkel, sodass beide Hände schweben.
11) Er erkundet, was getan werden kann, sodass ein gutes Gleichgewicht entsteht (z. B. beim einen etwas wegnehmen, beim anderen etwas hinzufügen; Material verändern).
12) Wenn ein gutes Gleichgewicht erreicht ist, soll der Klient das Gefühl des inneren Gleichgewichts in den Körper hineinnehmen (z. B. indem er die Hände zum Körper nimmt).
13) Sobald das Gefühl im Körper ist, lässt er die Hände auf die Oberschenkel fallen.
14) Zurückkommen ins Hier und Jetzt.

Hier-und-jetzt-Zustand

15) Mit dem Klienten besprechen, was es dazu noch zu sagen gibt.

Anwendung

- Umgang mit Geschwindigkeit
- Blockade
- Energie
- Burn-out
- ADS

Zwei-Hände-Integration

In dieser von einem Hypnoseklassiker abgeleiteten Intervention wird eine Ressource als Gegenstück zum Problem oder Symptom herausgearbeitet. Wiederum wird der Prozess mithilfe der Hände spürbar gemacht.

Hier-und-jetzt-Zustand

1) Mit dem Klienten herausarbeiten, wovon »zu viel« da ist bzw. um welches Symptom (z. B. Angst, Wut) es sich handelt.
2) Konkrete Situation erfragen, in der dieses »Zuviel« spürbar war.
3) Der Klient soll sich überlegen, was er stattdessen gerne haben möchte → Ressource erfragen (z. B. Ruhe, Gelassenheit, Mut).
4) Konkrete Situation zur Ressource erfragen.

Trance

5) Symptomsituation so lange laufen lassen, bis der Klient das Symptom spüren kann.
6) Der Klient soll eine Hand öffnen.
7) Er soll das »Zuviel« bzw. Symptom langsam in diese Hand einfüllen.
8) Anschließend diese Hand zu einer Faust schließen und die Hand geschlossen halten.
9) Kurz zurückkommen.

Hier-und-jetzt-Zustand

10) Den nächsten Therapieschritt ankündigen.

Trance

11) Ressourcensituation bis zu der Stelle laufen lassen, wo der Klient die Ressource gut spürt.
12) Danach die andere Hand öffnen und die Ressource einfüllen.
13) Die Hand zu einer Faust schließen und ebenfalls vorläufig geschlossen halten.
14) Kurz zurückkommen.

Hier-und-jetzt-Zustand

15) Den nächsten Schritt besprechen: Es wird darum gehen, die Ressourcenhand zur anderen Hand zu führen, um die zwei Hände zusammenzubringen.

Trance

16) Der Klient soll die zweite Hand (Ressourcenhand) zur Hand mit dem Gefühl des Problems führen, diese öffnen und ihren Inhalt in die andere Hand fließen lassen.
17) Beide Hände zusammenbringen.
18) Sobald es für den Klienten gut ist, kann er beide Hände wieder locker auf die Oberschenkel legen.
19) Zurückkommen ins Hier und Jetzt.

Hier-und-jetzt-Zustand

20) Mit dem Klienten besprechen, was es dazu noch zu sagen gibt.

Anwendung

- Konfrontation mit Themen, Problemen
- Widerstand
- Ressourcenaktivierung
- Angst
- Ärger
- Konzentration
- Umgang mit Symptomen, Problemen

Hinweise

- Gut darauf achten, dass
  – die Ressource genug stark ist,

  - sich das Problem nicht mit der Ressource mischt und diese »verschmutzt«,
  - die Ressourcenhand zur Problemhand führt,
  - genügend Gefühl von der Ressourcenhand in die Problemhand eingefüllt wird, jedoch gleichzeitig ein Rest im Körper bleibt,
  - das ganze Problemgefühl in die Hand fließt.
- Die Intervention umfasst drei Trancezustände mit kurzen Unterbrechungen (Fraktionieren), sodass die Chance besteht, dass der folgende Trancezustand etwas tiefer als der vorherige und die dritte Trance mit der Zusammenführung der Hände die tiefste ist.

Vordergrund und Hintergrund

Diese Intervention erfolgt vollständig in Trance.

1) Der Klient erkundet, wo er sich im Körper am wohlsten fühlt.
2) Er erkundet, wo er sich im Körper nicht so wohl fühlt.
3) Er soll dieses Unwohlsein aus sich herausnehmen/-holen und
4) sich an der Wand einen Bilderrahmen bereitstellen.
5) Anschließend soll er das Körpergefühl Unwohlsein in den Bilderrahmen einsetzen.
6) Der Klient soll versuchen,
   - das unangenehme Körpergefühl in den Hintergrund (z. B. kleiner, transparent, weiß machen) zu stellen
   - und die Körperstelle, wo ihm am wohlsten ist, in den Vordergrund zu stellen.

Anwendung

- Schmerzen
- Tinnitus
- Kinästhetische Wahrnehmung
- Wahrnehmung schärfen
- Ressourcenaktivierung
- Wohlbefinden
- Zwang
- Angst
- Trauer

Vordergrund und Hintergrund mit Bild

Ein Thema oder Problem, das immer wieder in den Vordergrund rückt, ist auch im Alltag hinderlich. Es geht im Folgenden darum, mehr Kontrolle über das Thema zu bekommen und es selbstwirksam in den Hintergrund zu stellen. Dazu wird die Metapher des Bildes genutzt.

Hier-und-jetzt-Zustand

1) Mit dem Klienten das Thema festlegen. Was genau (z. B. Zwangsgedanken, Schuldgefühle, Lärm) ist störend, ungesund für ihn?
2) Der Klient soll dazu eine konkrete Situation finden.

Trance

3) Der Klient soll sich in der Vorstellung in diese Situation begeben und die Situation beschreiben.
4) Er soll Störendes/Ungesundes (z. B. Genervtsein über Geräusche, schädliche Gedanken) aus sich herausnehmen.
5) Er soll sich an der Wand einen Bilderrahmen vorstellen.
6) Anschließend soll er das, was er aus dem Körper herausgenommen hat, in den Bilderrahmen einsetzen (es steht meist im Vordergrund).
7) Der Klient soll versuchen, dies in den Hintergrund zu stellen (z. B. matter, transparenter, kleiner machen)
8) und er soll das, was im Vordergrund stehen soll (z. B. Baum, Blume), bildhaft im Vordergrund platzieren.
9) Anschließend das Bild als Ganzes betrachten und im Gedächtnis bewahren lassen.
10) Zurückkommen.

Hier-und-jetzt-Zustand

11) Mit dem Klienten besprechen, was es dazu noch zu sagen gibt.

Anwendung

- Themen wie Trauer, Eifersucht, Angst,Zwang
- Ressourcenaktivierung
- Schmerzen

- Tinnitus
- Widerstand, Blockade
- Lärm
- Konzentration
- ADS
- Reizdarm/Reizblase

Affektbrücke: Unterstützung durch das Erwachsenen-Ich

Aktuelle Probleme und Symptome werden von Klienten oft mit der Vergangenheit in Verbindung gebracht, zum Beispiel Vernachlässigung, zu wenig Beachtung durch die Eltern, Ausgelacht-Werden von anderen Kinder. Die vergangenen Erlebnisse selbst können nicht geändert und beeinflusst werden. Das »Kettendenken« (»Wenn-dann-Denken«) kann zu Hilflosigkeit führen. Beispiel: Weil meine Schwester von meinen Eltern bevorzugt wurde, fühle ich mich heute unsicher und leide an einer Angststörung. Die im Folgenden beschriebene Intervention hilft Klienten, Ressourcen aus der Gegenwart zu nutzen, um sich, eventuell als Kind von damals, aus der Hilflosigkeit herauszuhelfen und so die Interpretation der Ereignisse, die emotionale Konnotation der Vergangenheit zu ändern und zu verbessern. So kann sich der Klient auch in der Gegenwart aus der Hilflosigkeit befreien und Selbstwirksamkeit entwickeln. Es handelt sich ebenfalls um eine Form von Teilearbeit – das gegenwärtige Ich unterstützt das Vergangenheits-Ich.

Hier-und-jetzt-Zustand

1) Konkrete Situation finden, in der das störende oder verwirrende Gefühl (z. B. Kopfschmerz, Eifersucht, Verlassenheit) aufgetreten ist.

Trance

2) In diese konkrete Situation gehen, bis das Symptom oder die Körperempfindung auftritt.
3) Die beim Auftreten des Symptoms wahrgenommene Körperempfindung (z. B. Druck im Bauch, Loch in der Brust) spüren (wo, wie?).
4) Das Körpergefühl als Brücke für die Altersregression verwenden.

5) Zu einer Situation in der Vergangenheit gehen, in die das Körpergefühl geführt hat. Diese Situation erkunden.
6) Den Klienten fragen, ob er bei dieser Situation bleiben oder weiter zurückgehen will. Klienten eventuell bis zur relevanten Situation weiter zurückgehen lassen. Die Situation erkunden lassen. Manchmal kann die Situation gleich im ersten, manchmal erst mit mehreren Schritten gefunden werden.
7) Als gegenwärtige Person zum damaligen Kind schauen. Was braucht es? Ihm das als gegenwärtige Person geben (z. B. es umarmen, ihm Mut zusprechen). Sich wieder in die Rolle des damaligen Kindes versetzen. Spüren, wie es sich anfühlt, die Unterstützung erhalten zu haben.
8) Zurückkommen.

Hier-und-jetzt-Zustand

9) Gibt es noch etwas dazu zu sagen?

Anwendung

- Symptome wie Angst, Unzufriedenheit
- Sich selbst beeltern
- Selbstwirksamkeit
- Mobbing
- Vernachlässigung, Missbrauch
- Schmerzsymptome wie Kopfschmerz
- Übelkeit

Hinweise

- Diese Intervention ist *keine* eigentliche Traumabearbeitung und sollte auch nicht in diesem Sinn verwendet werden.

Dissoziation verschiedener Ich-Zustände

Die folgende Teilearbeit hilft dem Klienten durch die Aufteilung in mehrere Teile und das Dissoziieren, bessere Kontrolle zu bekommen, mehr Selbstwirksamkeit zu entwickeln und so auch schwierige Themen zu bearbeiten, indem die Teile aus dem Körper herausgenommen und in Gestalten verwandelt werden. Die metaphorische und die Teilearbeit sind besonders geeignet für schwierige Themen und Probleme und für den Fall, dass Widerstand vorhanden ist.

Trance

1) Sich ein Thema vorstellen, eventuell in eine Situation gehen, in der das Thema relevant ist.
2) Schwierige Anteile des Themas aus sich herausnehmen.
3) Jedem Teil außerhalb von sich eine Gestalt geben (z. B. Tier, Comicfigur, Figur aus Film/Buch).
4) Diese in Gestalten verwandelten Anteile um sich herum versammeln.
5) Ressourcenteile aus sich herausnehmen.
6) Auch ihnen eine Gestalt geben.
7) Alle Anteile und Gestalten so gruppieren, dass es stimmig ist.
8) Kurz zurückkommen.

Hier-und-jetzt-Zustand

9) Die verschiedenen Figuren und Gestalten beschreiben und benennen.

Trance

10) Therapeut erzählt eine Geschichte dazu, in der alle Gestalten vorkommen.

Anwendung

- Konfrontation mit Themen
- Problemsituation, Krise
- Widerstand
- Perspektivenwechsel
- Übersicht

6.3 Wohlbefinden, Ruhe, Gefühl von Freiheit

Oft fällt es Klienten schwer, zu mehr Wohlbefinden zu finden. Im Folgenden werden einige Möglichkeiten beschrieben, wie es auch Klienten, die Schwierigkeiten haben, sich Wohlbefinden, Ruhe und Freiheit nur vorzustellen, gelingen kann, diese Gefühle aufzubauen.

Loslassen und sich frei fühlen

Diese Intervention ist sowohl als Intervention in der Therapiestunde als auch als Selbsthypnose geeignet. Wichtig ist, zuerst herauszufinden, was gefahrlos losgelassen werden kann.

Hier-und-jetzt-Zustand

1) Der Therapeut erklärt, was auf den Klienten zukommt und wie die Intervention angewendet werden kann.

Trance

2) Der Klient soll bei jedem Ausatmen etwas loslassen, was er nicht mehr braucht.
3) Dies kann beispielsweise ein Geräusch sein, das gerade zu hören ist. Der Therapeut zählt die gerade hörbaren Geräusche auf, etwa das Summen der Lampe, die vorbeifahrende Straßenbahn. Der Klient kann für sich entscheiden, dass er die Geräusche momentan nicht braucht und gut bei einem Ausatmen loslassen will.
4) Danach können beispielsweise innere Bilder, Körperempfindungen (wie Stechen oder Kribbeln), (Ver-)Spannungen, Gedanken, Sorgen oder Gefühle (z. B. Ärger, Angst) losgelassen werden.
5) »Wenn man bei jedem Ausatmen etwas loslässt, was nicht mehr gebraucht wird, entsteht bei vielen Leuten ein Gefühl, Platz oder Raum zu haben – Freiraum nur für Sie allein.
6) Viele Klienten spüren diesen Platz oder Freiraum an einer Körperstelle besonders gut.
7) Sie können, wenn es für Sie passt, die Aufgabe, bei jedem Ausatmen etwas gehen zu lassen, was Sie nicht mehr benötigen, einem Teil von Ihnen überlassen. Und ein anderer Teil von Ihnen mag meiner Stimme folgen und einen eigenen Weg gehen.
8) Sie können in der Vorstellung in eine Situation gehen, in der Sie sich frei fühlen.
9) Vielleicht ist das eine Situation, die Sie erlebt haben oder immer wieder erleben oder ganz in Ihrer Vorstellung erleben.
10) Sie können, wenn Sie dort angelangt sind, spüren, wie sich das Freifühlen anfühlt.

11) Dann können Sie das zu einem guten Abschluss bringen und
12) wieder zurückkommen: in diesen Raum hier, in diese Zeit jetzt, die Augen öffnen und sich ganz zurückorientieren.«

Anwendung
- Einschlafen
- Sorgen
- Grübeln
- Spannung
- Zwang
- Schmerzen
- Lärm

Kontraindikation
- Entscheidungsschwierigkeiten

Sicherer Ort, an dem man sich wohlfühlt

Die Intervention »safe place« ist auch unter Laien sehr bekannt. Oft ist es so, dass vor allem traumatisierte, instabile Klienten keinen sicheren Ort haben. Die folgenden beiden Interventionen können eine Möglichkeit sein, das Gefühl von Wohlbefinden wahrzunehmen, sei es ausgehend von einem Ort oder, in der nächsten Intervention, von einer Situation, um so das Wohlbefinden als Ressource zu verstärken. Manchmal ist es möglich, zu einem späteren Zeitpunkt auch die innere Sicherheit, also den sicheren Ort zu finden.

Hier-und-jetzt-Zustand
1) Besprechen, an welchem konkreten Ort der Klient sich wohlfühlt.

Trance
2) Der Klient soll sich an diesen Ort versetzen und
3) sich äußern, wenn er dort angekommen ist, und
4) den Ort beschreiben.
5) Der Klient soll sich dort gut einrichten (z. B. sich setzen, umhergehen, sich hinlegen) und
6) spüren, wie es sich anfühlt, an diesem Ort zu sein.
7) Zurückkommen.

Hier-und-jetzt-Zustand

8) Mit dem Klienten besprechen, in welcher Situation diese Trance angewendet werden kann.

Anwendung

- Ressourcen
- Wohlbefinden
- Schmerzen
- Angst,Zwang
- ADS
- Energie tanken

Situation, in der man sich wohlfühlt

In dieser Ressourcentrance wird mithilfe einer vergangenen Situation das Wohlbefinden erlebt, um die Chance zu erhöhen, in zukünftigen Situationen den Zugang zu dieser Ressource zu finden.

Hier-und-jetzt-Zustand

1) Besprechen, in welcher konkreten Situation sich der Klient wohlfühlt.

Trance

2) Der Klient soll sich in die Situation versetzen.
3) Er soll sich äußern, wenn er dort angekommen ist und
4) die Situation beschreiben (eventuell Wahrnehmungsgebiete ansprechen).
5) Der Klient soll sich dort gut einrichten.
6) Er soll spüren, wie es sich anfühlt, in dieser Situation zu sein.
7) Zurückkommen.

Hier-und-jetzt-Zustand

8) Mit dem Klienten besprechen, in welcher Situation diese Trance angewendet werden kann.

Anwendung

- Ressourcen
- Wohlbefinden
- Schmerzen

- Angst, Zwang
- ADS
- Energie tanken

Fließen: Fließendes Gewässer

Fließen kann als Gegenstück zur Blockade oder Bremse angesehen werden. Blockiert oder gebremst werden wir in vielen Lebenssituationen meist durch uns selbst, sei es im Gedanken-, Schreib- oder Sprechfluss. Oft wird auch der Entwicklungsfluss blockiert. Die Metapher des fließenden Gewässers ist einfach und meist sehr wirksam. Diese Intervention unterstützt die Wahrnehmung des Fließens und verstärkt sie, sodass sie als Ressource genutzt werden kann.

Hier-und-jetzt-Zustand

1) Klient und Therapeut besprechen, in welchen Situationen mehr »im Fluss zu sein« gut ist.
2) Der Therapeut erklärt den Ablauf der Intervention.

Trance

3) Der Klient soll sich ein fließendes Gewässer vorstellen (z. B. ein Bach, Fluss, Strom). Manchmal fließt das Gewässer durch ein Berggebiet, durch Wiesen, Wald oder bebautes Gebiet. Es kann sein, dass das Gewässer steil oder flach fließt, geradeaus oder in Kurven.
4) Der Klient kann sich so einrichten, dass er das Fließen wahrnehmen kann. Vielleicht steht er auf einer Brücke, fährt mit einem Boot oder geht lieber neben dem Gewässer her.
5) Er nimmt diese Situation mit allen Sinnen wahr.
6) Der Klient nimmt den Fluss in sich auf und behält dieses Gefühl.
7) Er verabschiedet sich für den Moment, im Wissen jederzeit in der Vorstellung dorthin zurückgehen zu können, und kommt ins Hier und Jetzt zurück.

Hier-und-jetzt-Zustand

8) Mit dem Klienten wird besprochen, in welcher Situation er diese Trance anwenden kann.

Anwendung

- Kopfschmerzen, Migräne
- Stottern, Sprechfluss
- Tics
- Gedankenfluss
- Schreibstau
- Kreativitätsstau
- Entwicklungsverzögerung
- Lebensübergang
- Wohlbefinden

6.4 Schlafen und Aufwachen

Schlaf lässt sich nicht erzwingen. Die Voraussetzung und der Boden zu gutem Schlaf können jedoch beeinflusst werden (Abb. 8). Alle Interventionen in diesem Abschnitt unterstützen Selbstwirksamkeit und Selbstverantwortung. Hinter der Schwierigkeit, einzuschlafen oder aber ganz wach zu sein, können verschiedene Gründe liegen, eher körperliche, gesundheitliche, psychische oder soziale.

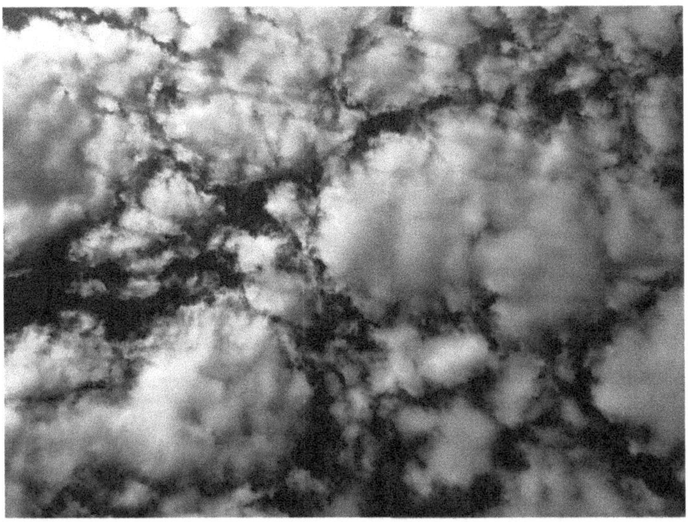

Abb. 8: Nicht jedem reicht es aus, Schäfchen oder Wolken zu zählen, um gut zu schlafen

Bei Schlafschwierigkeiten lohnt es sich, zuerst die plausibelsten Gründe abzufragen, wie beispielsweise fehlende Müdigkeit, Sorgen, die eher die Person selbst betreffen oder ihre Umgebung wie Familie und Freunde, Ängste vor Albträumen oder andere Ängste, das Sich-nicht-Freuen auf den nächsten Tag, Sorgen, die den Arbeitsplatz betreffen, mangelnde körperliche Betätigung, Medienkonsum, gelerntes Verhalten und Gewohnheit, Jetlag, mangelhafte Schlafhygiene usw. Je nach Ursache müssen zuerst diese Themen angegangen werden, bevor hypnotische Interventionen angewendet werden. Auch die Wahl der Intervention hängt von den Hintergründen ab.

Für die Schwierigkeit, ganz wach zu sein und gut aufzustehen, kommen verschiedene Ursachen infrage, beispielsweise mangelnde Vorfreude auf den Tag oder Schlafmangel.

Gedanken in Fahrzeuge verwandeln und kontrollieren

Jeder kennt die Situation kreisender Gedanken, die das Einschlafen verhindern. Zuerst muss natürlich geklärt werden, ob die Gedanken und Überlegungen sinnvoll sind, zum Beispiel Problemlösungsgedanken. Wenn sie zu diesem Zeitpunkt nicht sinnvoll sind, kann die folgende Intervention angewendet werden. Sie wird zuerst in der Sitzung, später im Bett in Selbsthypnose durchgeführt.

Indem jeder Gedanke einzeln angeschaut und in ein Fahrzeug verwandelt wird, wird der Fokus vom Gedanken selbst abgelenkt, und meist sind es dann nur wenige Fahrzeuge, die später kontrolliert fahren gelassen werden. Der Prozess ist ausreichend langweilig und eintönig, um das Einschlafen zu erleichtern. Für kreisende Gedanken am Tag ist die Intervention oft zu kompliziert und kann vom Alltag ablenken.

Hier-und-jetzt-Zustand

1) Einschlafsituation kurz skizzieren.

Trance

2) Sich anschließend in die Situation versetzen.
3) Ersten Gedanken aussprechen → stoppen → Gedanken in Fahrzeug verwandeln → Fahrzeug auf ausreichend großen Parkplatz parken.

4) Zweiten Gedanken aussprechen → stoppen → Gedanken in Fahrzeug verwandeln → Fahrzeug auf ausreichend großen Parkplatz parken.
5) Jeden Gedanken einzeln behandeln, bis alle Gedanken verwandelt und geparkt sind.
6) Kurz zurückkommen.

Hier-und-jetzt-Zustand
7) Mit dem Klienten nächsten Schritt besprechen.

Trance
8) Der Klient soll zum Parkplatz mit allen Fahrzeugen gehen und
9) die Fahrzeuge überblicken (zählen ist nicht notwendig, »Herdenblick« genügt).
10) Der Klient soll die Fahrzeuge nun kontrolliert fahren lassen. Dabei muss er alle Fahrzeuge im Blick behalten, eventuell mithilfe eines Zooms.
11) Bei Ausscheren eines Fahrzeugs: Kontrolle wiedergewinnen (z. B. mit Polizei, Straßensperre etc.)
12) Nach einer gewissen Zeit werden die Fahrzeuge wieder geparkt.
13) Zurückkommen.

Hier-und-jetzt-Zustand
14) Mit dem Klienten besprechen, was es dazu noch zu sagen gibt.

Anwendung
- Einschlafen
- Gedanken kontrollieren
- Gedankenkreisen

Kontraindikation
- Zwangsgedanken

Hinweise
- Zuerst muss der Inhalt der Gedanken analysiert werden.
- Bei Sorgen oder Problemen soll zwischen lösbaren und unlösbaren Problemen unterschieden werden. Bei lösbaren Proble-

men muss zuerst ein Lösungsweg erarbeitet werden. Die Intervention eignet sich auch für unlösbare Probleme.

- Es gilt einen Zeitpunkt festzulegen, wann über Lösungen nachgedacht werden kann und wann die Lösungen ausgeführt werden sollen.
- Die Intervention ist zeitaufwendig, also am Tag eher ungeeignet.

Ordnen, bewahren und versorgen, was wachhält

Indem der Klient zuerst einen Ort wählt, der für ein Einschlafprogramm geeignet ist, überlegt er sich schon, was ihm beim Einschlafen hilft. Er stellt sich den Inhalten, die ihn am Schlafen hindern, und ordnet sie. Dadurch dass die Inhalte in der Schlafenszeit bewahrt und versorgt werden, wird der Klient wieder selbstwirksam und auf diese Weise Chef jener Anteile, die ihn am Schlaf hindern.

Hier-und-jetzt-Zustand

1) Therapeut und Klient besprechen, welcher Ort wohl für den Klienten ein geeigneter Ort zum Verweilen und Einschlafen ist. Der Ort soll eher ruhig und sicher sein.

Trance

2) Der Klient soll sich in der Vorstellung an diesen Ort (z. B. auf eine Wiese, am Meer, im Federbett, auf einer Insel, in der Hängematte) begeben.
3) Vor diesen Ort wird in der Vorstellung ein Regal/Häuschen gestellt.
4) Anschließend verstaut der Klient seine Gedanken, Sorgen und Aufgaben in passende Gefäße. Er achtet darauf, dass diese Gefäße dicht und stabil sind.
5) Die Gefäße werden in das Regal/Häuschen eingeräumt und beschriftet.
6) Klient soll sich von den Gefäßen verabschieden, zu seinen Ruheort gehen und dann zurückkommen.

Hier-und-jetzt-Zustand

7) Mit dem Klienten wird besprochen, wann diese Intervention angewendet werden kann.

Anwendung

- Schlaf, Einschlafen
- Grübeln, Sorgen
- Ordnen von Problemen, Themen
- Mehr Kontrolle über Gedanken

Hinweise

- Zuerst muss der Inhalt der Gedanken analysiert werden.
- Bei Sorgen, Problemen soll zwischen lösbaren und unlösbaren Problemen unterschieden werden.
- Bei lösbaren Problemen: Zeitpunkt festlegen, wann darüber nachgedacht werden kann.

Schlafhund und Wachhund

Diese Intervention beinhaltet eine Teilearbeit mit zwei Teile: einen schlaffördernden und einen schlafhemmenden Teil in Gestalt von Hunden. Der Wachhund behütet, bewacht, ist wach. Der Schlafhund unterstützt das Schlafen.

Hier-und-jetzt-Zustand

1) Wie stellt sich der Klient einen Wachhund vor? Diesen beschreiben lassen (z. B. stehende Ohren, kurzes braunes, glänzendes, seidiges Fell). Es soll ein Hund sein, den es nur in der Vorstellung und nicht in der Realität gibt.
2) Wie stellt sich der Klient einen Schlafhund vor? Diesen beschreiben lassen (z. B. hängende Ohren, wollenes, krauses, weiches, dunkles Fell). Er soll ebenfalls ein Hund sein, den es nur in der Vorstellung und nicht in der Realität gibt.

Trance

3) Der Klient soll sich dem Wachhund zuwenden und ihm das übergeben, was zum Wachsein gehört. Aufzählen, was alles dazugehört (z. B. Unruhe, Sorgen, gute Ideen).
4) Anschließend soll der Klient sich dem Schlafhund zuwenden und von ihm das übernehmen, was zum Einschlafen hilft (z. B. Lockerheit, Augen schließen).
5) → Gut, gesund und tief schlafen.
6) In der Vorstellung in Trance am Morgen aufwachen. Nach dem Aufwachen soll der Klient sich dem Schlafhund zuwen-

den, ihm für den guten Schlaf danken und sich verabschieden.
7) Der Klient soll sich dann dem Wachhund zuwenden, ihn begrüßen und das, was beim Wachsein hilft, übernehmen.
8) Zurückkommen.

Hier-und-jetzt-Zustand
9) Besprechen, was es dazu noch zu sagen gibt.

Anwendung
- Schlaf, Einschlafen
- Themen ordnen

Gutes Morgengesicht

Indem der Klient in den Spiegel schaut, stellt er sich seiner eigenen Person und seinem Aussehen. Indem er sich in die Augen schaut, befasst er sich schon ein erstes Mal am Tag mit sich und hilft sich dadurch, ganz bei sich zu sein. Indem der Klient seinen Gesichtsausdruck beeinflusst, steigt die Chance, dass er auch seine Stimmung im positiven Sinne beeinflusst. Bekanntlich fühlen selbst Depressive sich nach einiger Zeit besser, wenn sie mit ihrer Mimik und Gestik so tun, als ob sie sich besser fühlen.

Hier-und-jetzt-Zustand
1) Mit dem Klienten besprechen, bei welcher Gelegenheit er am Morgen in den Spiegel schauen kann.
2) Gemeinsam erkunden, was im Spiegel zu sehen ist: Welches Morgengesicht ist zu sehen? Ist es ein Fröhliches, gut Gelauntes?
3) Falls nicht: Wie könnte man dies verändern? Den Klienten eventuell direkt instruieren.

Trance
4) In der Vorstellung in der Morgensituation zum Spiegel gehen.
5) Genau hinschauen.
6) Anschließend das Gesicht mimisch zu einem guten, zufriedenen Morgengesicht machen.

7) Der Klient soll das gute Morgengesicht genau anschauen, in sich hineinnehmen und im Gedächtnis bewahren.
8) Zurückkommen.

Anwendung

- Einfluss auf die Stimmung nehmen
- Selbstwirksamkeit
- Morgenmuffel, Mühe beim Aufstehen

Hinweise

- Der Klient soll die Intervention von jetzt an täglich durchführen und versuchen, das gute Morgengesicht im Tagesverlauf möglichst lange zu behalten, es ansonsten wiederherstellen.

Gut schlafen und gut aufstehen (Gesamtablauf)

In manchen Fällen ist es gut, die verschiedenen Interventionen zu einem Ganzen zu kombinieren und somit einen rituellen Ablauf zu gestalten.

Im ersten Teil dieser Intervention wird das Wahrnehmen und Wertschätzen der guten Aspekte des vergangenen Tages verstärkt. Der Fokus liegt auf den Ressourcen (statt darauf, was alles schiefgeht oder woran es mangelt).

Dann wird auf den neuen Tag fokussiert und Einfluss genommen. Viele Klienten sagen zuerst, dass sie ja sowieso nichts Gutes erleben. Sobald sie herausfinden, dass sie mindestens im kleinen Rahmen den Tag beeinflussen können, zum Beispiel indem sie einen Kaffee oder eine schöne Aussicht genießen, können sie sich mindestens drei gute Sachen für den nächsten Tag vornehmen.

Anschließend folgt die Teilearbeit mit den Hunden, dem tiefen Schlaf sowie am Morgen das Einsteigen in den Tag mit Schlafhund und Wachhund, den guten Vorsätzen und dem Beeinflussen der eigenen Stimmung mit dem guten Morgengesicht. Stehen die Klienten vor dem Spiegel, so ist sichergestellt, dass sie aus dem Bett aufgestanden sind. Der Therapeut leitet die Schritte in der Praxis in einer langen Trance zur Vorbereitung des Nachtschlafs an.

1) Der Klient stellt sich vor, er liegt im Bett und ist zum Einschlafen bereit.

2) Er soll sich an mindesten drei gute Momente des endenden Tages erinnern und an sie denken.
3) Anschließend soll der Klient sich mindestens drei gute Sachen für den kommenden morgigen Tag überlegen und vergegenwärtigen, auf die er sich freuen kann.
4) Der Klient soll sich dem Wachhund zuwenden und ihm das übergeben, was zum Wachsein gehört – dazu soll er aufzählen, was alles (z. B. Unruhe, Sorgen, gute Ideen) dazu gehört.
5) Anschließend soll der Klient sich dem Schlafhund zuwenden und von ihm das übernehmen, was beim Schlafen hilft (z. B. Lockerheit, Augen schließen).
6) → In der Vorstellung, gut, gesund und tief schlafen.
7) Nachdem der Klient in der Vorstellung wieder aufgewacht ist, soll er sich erneut dem Schlafhund zuwenden, ihm für den guten Schlaf danken und sich verabschieden.
8) Anschließend soll er sich dem Wachhund zuwenden, ihn begrüßen und von ihm das übernehmen, was beim Wachsein hilft.
9) Der Klient soll sich mindestens drei gute Sachen vom kommenden Tag überlegen, auf die sie sich freuen kann.
10) → Aufstehen, zum Spiegel gehen und gutes Morgengesicht machen.

Anwendung
- Schlaf, Einschlafen, Durchschlafen
- Aufstehen, positiv in den Tag starten
- Selbstwirksamkeit

Hinweise
- Da es sich bei dieser Intervention um eine Vorbereitung des Schlafes und des guten Erwachens handelt, ist es schwierig, klar zwischen Trance und Hier-und-jetzt-Zustand, zwischen Wachzustand und Schlafzustand zu unterscheiden. Der Therapeut kann den Klienten zuerst darüber orientieren, dass er jetzt das Einschlafen und Erwachen üben wird, und dann bitten, die Augen zu schließen, sodass der Klient die gesamte Intervention im Praxiszimmer in einer leichten Trance durchführt, inklusive der Vorstellung, zu erwachen und aufzustehen.

6.5 Arbeit mit Träumen

Die Arbeit mit Träumen ist sehr wertvoll, denn es ist eine Metaphernarbeit, die von den Klienten ausgeht und zu der diese einen engen Bezug haben. Natürlich kann auf die gleiche Art mit Geschichten – seien es solche von anderen Autoren, selbst erdachte, gemeinsam konstruierte oder solche, die der Therapeut auf den Klienten zugeschnitten hat –, Lieblingsfilmen, Games und Lieblingsbüchern gearbeitet werden.

In der Folge werden einige Methoden beschrieben. Alle Interventionen, die Teilearbeit enthalten, können auch bei Träumen angewendet werden.

Die Arbeit mit Träumen enthält keine Deutung durch den Therapeuten. Es ist auch sinnvoll, dass die Klienten sich nicht auf eine eigene Deutung fixieren. Metaphernarbeit ist deshalb so wertvoll, weil sie vieldeutig ist und im Laufe der Zeit noch mehr Deutungen zulässt. So kann sie beim Transfer in den Alltag hilfreich sein und lässt ein Generalisieren auf verschiedene Lebenssituationen zu.

Die Rolle des überraschenden Elements einnehmen

Da Träume sehr viele Elemente enthalten und dadurch den Klienten überwältigen können, ist es sinnvoll, vorerst nur einen Teil auszuwählen, um sich ihm zu stellen. Dafür wird der überraschendste Teil vorgeschlagen. Der Therapeut kann natürlich auch eine andere Qualität auswählen, etwa den schlimmsten Traumteil oder denjenigen, der am meisten Angst macht. Indem der Traumteil dann den Kontakt zum träumenden Klienten herstellt und diesem einen Rat gibt, kann er unterstützend wirken und als Ressource dienen.

Hier-und-jetzt-Zustand

1) Vom Traum erzählen lassen.
2) Erzählen lassen, was das Überraschendste (Interessanteste) daran war.
3) Stimmung im Verlauf des Traumes besprechen. Es können verschiedene Stimmungen auftreten.
4) Ein Element dieses Traumteils auswählen, etwa einen Gegenstand, eine Person oder Figur.

Trance

5) Sich in die Rolle dieses Elements versetzen.
6) Fragen, was der Klient in dieser Rolle sieht und hört. Beispielfrage: »Wie ist es, eine Tür zu sein?«
7) Eine Beziehung zur träumenden Person herstellen, zum Beispiel mit der Frage: »Können Sie ... *(Name des Klienten)* sehen?«
8) Der Klient soll in der Rolle des Elements der träumenden Person etwas sagen, raten, sie unterstützen, begleiten.
9) Sich von dieser Rolle verabschieden und zurückkommen.

Hier-und-jetzt-Zustand

10) Mit dem Klienten besprechen, ob es noch etwas dazu zu sagen gibt.

Anwendung

- Schlaf
- Albträume
- Trauminterpretation, Bedeutung wahrnehmen
- Perspektivenwechsel

Hinweise

- Meist ist es so, dass dem Klienten im Laufe der Zeit immer wieder neue Bedeutungen aufgehen.

Mit einem schwierigen Teil im Traum in Kontakt treten und dessen Chef werden: Umgang mit Monstern

Die vorliegende Intervention wurde ursprünglich gemeinsam mit Kindern entwickelt für den Umgang mit Monstern, Gespenstern, Wölfen und anderen wilden Tieren in Träumen und Albträumen als Teilen von Ängsten. Auch hier handelt es sich um meist Angst machende Anteile sowie eigene Themen, und ein erster Schritt im Umgang mit diesen Anteilen besteht darin, sich zu konfrontieren, und dann im zweiten Teil darin, der »Chef« dieses Anteils zu werden, also Kontrolle zu erhalten. So wird die Selbstwirksamkeit unterstützt.

Abb. 9 zeigt, wie ein 7-jähriger Junge sein Monster gezeichnet hat. Dieses wollte ihn fressen und konnte keinen anderen Grund dafür angeben, als dass es Hunger habe. Der Junge wies es dann an, sich anderes Futter zu organisieren, etwa Bäume oder Steine. Er ist nach der Intervention Chef des Monsters geworden, schickte es ins Monsterland und wurde nie mehr von diesem Monstertraum geplagt.

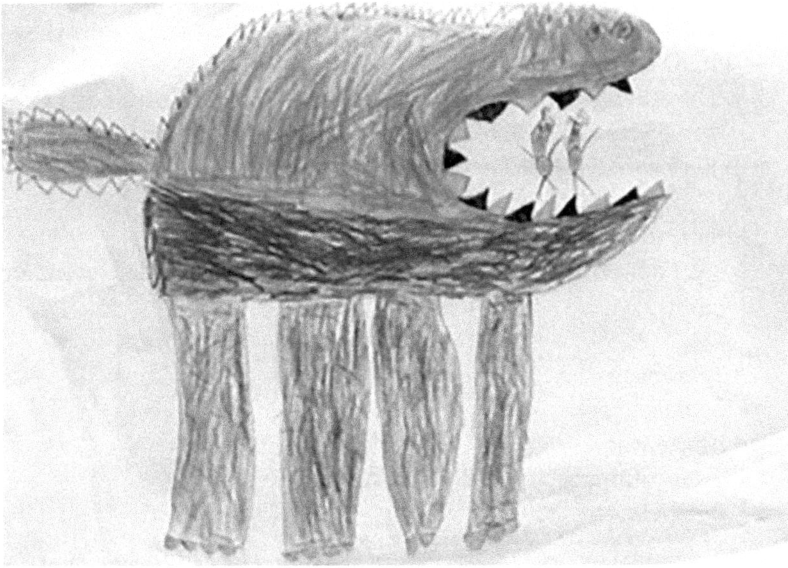

Abb. 9: Mit einem schwierigen Teil im Traum in Kontakt treten und dessen Chef werden: Umgang mit Monstern

Wie sich gezeigt hat, ist die Intervention auch für die Arbeit mit Albträumen Erwachsener sehr gut geeignet. Hier wird ein Teil des Traumes ausgewählt, zum Beispiel die Welle (die den Träumenden überspült hat). Diese wird dann in leichter Trance herbeigeholt und in gleicher Weise weitergearbeitet.

Bei Geschichten wird beispielsweise der wichtigste Teil ausgewählt und bearbeitet.

Hier-und-jetzt-Zustand

1) Den Traum erzählen lassen.
2) Dem Klienten klarmachen, dass es ein Traum ist, nicht Realität. Herauskristallisieren, was in der Realität vorkommen kann und wie dann gehandelt werden muss, zum Beispiel bei der Begegnung mit einem Räuber, Entführer oder Bären.

3) Abschätzen, wie realistisch eine solche Begegnung ist; eventuell auch, ob sie im Schlafzimmer realistisch ist. (Ein Bär im Schlafzimmer ist zum Beispiel nicht realistisch.)
4) Die Angst machende Figur festlegen.

Trance

5) Sich in den Traum begeben, bis die Angst machende Figur auftritt.
6) Den Traum kurz anhalten.
7) Den Angst machenden Teil oder die Figur ansprechen, ihm oder ihr einen Namen geben, zum Beispiel den Einbrecher »Klaui« und die Monsterwelle »Welli« nennen.
8) Fragen stellen, zum Beispiel »Warum bist du da? Was willst du?«
9) Hören, was die Figur antwortet, und weitere Fragen stellen, zum Beispiel »Warum willst du mich auffressen, mitnehmen? Ich habe dir doch nichts zuleide getan.«
10) Wenn die Positionen und die Gründe ausreichend klar sind, Chef der Figur, dieses Teiles werden und zum Beispiel sagen: »Du gehst jetzt wieder in den Wald und suchst dir anderes Futter!«, »Geh wieder mitten aufs Meer und werde kleiner!«
11) Sich durchsetzen, bis der Teil gehorcht.
12) Zurückkommen.

Hier-und-jetzt-Zustand

13) Besprechen, wie das auch während des Traumes oder nach dem Erwachen gemacht werden kann.

Anwendung

- Schlaf
- Albträume
- Trauminterpretation, Bedeutung wahrnehmen
- Angst
- Sich einem schwierigen, Angst machenden Teil stellen
- Geschichten, Filme, Games

Hinweise

- Diese Intervention kann auch allgemein bei Ängsten und schwierigen Anteilen angewendet werden. Die Angst bzw. der schwierige Teil muss dazu in eine Gestalt oder Figur verwandelt werden.

Die Rolle des Traum-Ichs oder die des überraschenden, interessanten Teils im Traum übernehmen

Diese Form von Teilearbeit, bei der in den »interessantesten Teil des Traums« und in das »Traum-Ich« aufgeteilt wird, erlaubt dem Klienten, seinem Traum mehr Bedeutung zu geben, ihn genauer zu verstehen und damit besser zu nutzen. Indem sich der Klient zuerst beispielsweise in den interessantesten Traumteil versetzt, dann Kontakt zum Traum-Ich aufnimmt und sich anschließend in dessen Rolle versetzt und von dort den Kontakt zum interessantesten Traumteil aufnimmt, lassen sich noch mehr Informationen über die Bedeutung des Traums gewinnen.

Hier-und-jetzt-Zustand

1) Den Traum erzählen lassen.
2) Dem Klienten klarmachen, dass es ein Traum ist, nicht Realität.
3) Den Klienten fragen, was überraschend und interessant ist oder was ihn beschäftigt?
4) Figur aus dem vorher Gesagten herausschälen.

Trance

5) Sich in die Rolle der Figur versetzen:
   – Was sieht man, hört man, spürt man?
   – Wie ist es, der interessanteste Teil zu sein?
6) Das »Ich im Traum« ansprechen oder anders mit ihm in Beziehung treten, es ansehen, denken ...

Hier-und-jetzt-Zustand

7) Fraktionieren.

Trance

8) Sich in die Rolle des »Traum-Ichs« versetzen.
9) Sehen, hören.
10) Mit der Figur in Beziehung treten.
11) Zurückkommen.

Hier-und-jetzt-Zustand

12) Mit dem Klienten besprechen, was der Traum sagen möchte. Gemeinsam Vermutungen anstellen.

Anwendung

- Schlaf
- Albträume
- Trauminterpretation, Bedeutung wahrnehmen

Albtraum »umträumen«

Die einfachste und schnellste Form, um mehr Selbstwirksamkeit in Zusammenhang mit Albträumen zu erhalten, ist das »Umträumen«.

Hier-und-jetzt-Zustand

1) Der Klient ist kürzlich aus einem Albtraum erwacht. Er soll sich an dessen Inhalt und Verlauf erinnern bzw. daran, an welcher Stelle er aufgewacht ist.
2) Er soll eine Stelle im Traum suchen, an welcher der Traum einen anderen Verlauf hätte nehmen können. Dabei möglichst darauf achten, dass die eigene Wirksamkeit unterstützt wird (z. B. Verteidigung, Flucht, etc.).

Trance

3) Der Klient träumt den Traum nochmals mit dem verbesserten Verlauf.
4) Wenn nötig, wird der gute Traumabschluss mehrmals »vorgeträumt«.

Hier-und-jetzt-Zustand

5) Mit dem Klienten besprechen, dass er, wenn nötig, vor dem Einschlafen jeweils die verbesserte Variante »vorträumen« kann und so die Chance auf den guten Verlauf des Traumes erhöht.

Anwendung

- Albträume
- Schlaf
- Selbstwirksamkeit

Hinweise

- Bei Albträumen infolge einer Traumatisierung ist Traumabearbeitung angezeigt.
- Manche Albträume enthalten ein Warnsignal. Diese sollten genauer analysiert werden, um die Warnung herausarbeiten und die Erkenntnis in der Realität umsetzen zu können.

7 Abgrenzung/Schutz

Schutz ist ein während des ganzen Lebens grundlegendes Thema. Oft ist es auch für Kinder sehr wichtig, da sie von außen zu wenig geschützt werden. Kinder müssen früh lernen, sich angemessen zu schützen. Voraussetzung dafür ist die Entwicklung eines Selbst, also die Fähigkeit, sich als eigenständige Person in Abgrenzung zu anderen Personen wahrzunehmen. Diese Abgrenzung soll angemessen sein, das heißt nicht hermetisch, sondern durchlässig für wichtige Informationen, und sie soll ein angemessenes Maß an Empathie zulassen. Bevor man sich abgrenzen kann, muss ein Inhalt vorhanden sein, müssen also zum Beispiel wertvolle Anteile des Selbst wahrgenommen werden, sonst kann im Innern eine Leere entstehen.

7.1 Sich abgrenzen

Angemessenes Abgrenzen kann dazu dienen, sich besser zu schützen, Energie zu sparen, sich Schuldgefühle zu ersparen, da die eigene Verantwortung und die Grenzen des eigenen Einflusses besser wahrgenommen werden können.

Schutzanzug (Langversion)

Hier-und-jetzt-Zustand

1) »Diese Woche lernen wir, uns vor äußeren Einflüssen zu schützen, die uns stören. Solche Situationen, in denen es besser ist, nichts zu unternehmen, zum Beispiel wenn es laut ist. Es gibt aber auch andere Situationen, in welchen man sich besser wehrt.«
2) Den Klienten nach Situationen fragen, in denen es besser ist, sich aktiv gegen etwas zu wehren, zum Beispiel wenn man geschlagen wird.
3) »Für Situationen, in denen man sich nicht wehren kann, entwickeln wir heute in unserer Vorstellung einen Schutzanzug. Er schützt gegen feindliche Einflüsse. Dies können lärmende Geräusche sein oder andere störende Reize, Lichtflimmern in der Weihnachtszeit, oder eine feindliche Atmosphäre oder

Stimmung am Arbeitsplatz, in der Schule oder zu Hause, mit gemeinen Bemerkungen und bösen Blicken. Es sind Einflüsse, gegen die man entweder real nichts machen kann (wie Autolärm, Lichtflimmern) oder gegen die es scheinbar keinen Sinn hat, anzugehen, wie die ewig abwertenden Bemerkungen einer Tante beim Familienfest oder die verbalen Seitenhiebe des Chefs an der Teamsitzung. Gute Einflüsse und wichtige Informationen lässt der Schutzanzug durch, zum Beispiel wenn die Lehrerin eine Aufgabe erklärt. Das Material ist vielleicht mit einem atmungsaktiven, halbdurchlässigen Stoff zu vergleichen, der Regen abhält und Luft durchlässt.«

4) Den Klienten fragen, welche Art Schutzanzug zu ihm passt und wie er sich seinen Schutzanzug vorstellt. Manche benötigen wattierte Mäntel oder Jacken, manchmal mit Kapuze, andere einen Anzug aus Neopren wie ein Taucheranzug oder aber einen Astronautenanzug oder vielleicht ein Anzug wie eine zweite Haut.
5) Der Klient soll seinen Schutzanzug beschreiben.

Trance

6) »Entkreuzen Sie Ihre Beine und Arme. Stellen Sie ihre Beine gut auf dem Boden ab. Nun können Sie Ihre Augen schließen oder auf einen neutralen Punkt schauen.
7) Ziehen Sie in der Vorstellung Ihren Anzug an. Sagen Sie mir, wenn Sie ihn angezogen haben. Wie fühlt er sich an? Ist er bequem genug? Können Sie sich gut darin bewegen, ist er leicht genug? Wenn nicht, wie lässt er sich verbessern? Schützt er ausreichend? *(Arme, Beine, Kopf und Füße sollten möglichst geschützt sein.)*
8) Jetzt können Sie den Schutzanzug wieder ausziehen, verstauen und Ihre Augen öffnen.«

Hier-und-jetzt-Zustand

9) Den Klienten fragen, in welcher Situation er Schutz braucht.
10) An welcher Stelle fängt die Situation an, an welcher Stelle hört sie auf? Anfang und Abschluss der Situation so wählen, dass an dieser Stelle kein Schutz nötig ist.
11) »Ich werde Sie nachher zum Beginn Ihrer Situation führen. *(Diesen klar bezeichnen, z. B.: ›Die Pausenglocke klingelt.‹)* Dann

werde ich Sie bitten, die Situation weiterlaufen zu lassen, und Sie können mir dann sagen, wann die feindlichen Einflüsse *(entsprechenden Begriff verwenden)* beginnen. Dann kann die Situation gestoppt werden.

12) Dann werde ich Sie bitten, sich eine Vorstellung von den feindlichen Einflüssen *(entsprechenden Begriff verwenden)* zu machen, sie also zum Beispiel in Pfeile, Pferdemist oder Kieselsteine zu verwandeln. In was möchten Sie die feindlichen Einflüsse *(entsprechenden Begriff einfügen)* verwandeln?
13) Nun werde ich Sie bitten, die Situation weiterlaufen zu lassen, sodass die verwandelten Einflüsse *(entsprechenden Begriff verwenden)* einfach am Schutzanzug abprallen und zu Boden fallen, bis die feindlichen Einflüsse *(entsprechenden Begriff verwenden)* aufhören und Sie keinen Schutz mehr brauchen.
14) Am Schluss werde ich Sie bitten, das, was zu Boden gefallen ist, z. B. die Pfeile oder den Pferdemist *(entsprechenden Begriff verwenden)*, wegzuräumen, es ggf. entschärfend zu verwandeln und ihm einen guten Platz zu geben. Beispielsweise kann man Pferdemist auf ein Rosenbeet legen, Slimy in einen Kindergarten bringen, Pfeile kann man schmelzen lassen und daraus nützliches Werkzeug machen. Was möchten Sie mit dem, was zu Boden gefallen ist *(entsprechenden Begriff verwenden)*, machen?«

Trance

15) »Entkreuzen Sie Ihre Arme und Beine. Jetzt können Sie ihre Augen wieder schließen oder auf einen neutralen Punkt schauen.
16) Gehen Sie in der Vorstellung zum Beginn der Situation *(konkret bezeichnet)*. Dann stoppen Sie die Situation.
17) Jetzt ziehen Sie Ihren Schutzanzug an.
18) Lassen Sie die Situation nun weiterlaufen. Sagen Sie mir, wann die feindlichen Einflüsse *(entsprechenden Begriff verwenden)* beginnen.
19) Welche konkrete Vorstellung von den feindlichen Einflüssen *(entsprechenden Begriff verwenden)* taucht auf?
20) Verwandeln Sie die feindlichen Einflüsse *(entsprechenden Begriff verwenden)* auf geeignete Art und Weise.
21) Werden die feindlichen Einflüsse *(entsprechenden Begriff verwenden)* gut abgehalten? Sonst kann der Schutz verbessert

werden, indem zum Beispiel einen Schutzspray verwendet wird oder der Schutzanzug lackiert wird. Die verwandelten feindlichen Einflüsse *(entsprechenden Begriff verwenden)* fallen zu Boden.

22) Jetzt können Sie durch die ganze Situation bis zum sicheren Abschluss gehen, ab dem sie keinen Schutz mehr brauchen.
23) Was wollen Sie jetzt mit den verwandelten feindlichen Einflüssen *(entsprechenden Begriff verwenden)* machen?
24) Das setzen Sie jetzt um und sagen mir, wenn Sie damit fertig sind.
25) Nun können Sie den Schutzanzug ausziehen und im Gedächtnis verstauen, sodass Sie ihn jederzeit wiederfinden.
26) Sie können die Augen wieder öffnen.«

Hier-und-jetzt-Zustand

27) Mit dem Klienten besprechen, in welchen Situationen das Gelernte angewendet werden kann? *(Situationen aufzählen lassen; mindestens zwei; fallen dem Kind keine ein, ergänzt der Therapeut: Lärm, Hänseleien, faule Sprüche)*
28) »Also immer, wenn Sie merken, dass Sie Schutz brauchen, können Sie in Gedanken die Situation anhalten und den Schutzanzug anziehen. Denken Sie daran, dass es ein ganz besonderes Material ist: Alle guten und wichtigen Informationen lässt er durch, und alle feindlichen Einflüsse hält er ab.«

Anwendung

- Mobbing
- Selbstschutz, Selbstwirksamkeit
- Lärm, Ablenkung, Konzentrationsprobleme

Hinweise

- Die Konfliktfähigkeit sollte parallel therapeutisch aufgebaut werden.
- Gegenüber dem Klienten sollte betont werden, dass der Schutzanzug wichtige Informationen und positive Einflüsse durchlässt.
- Diese Intervention ersetzt nicht andere Maßnahmen, die in der Realität umgesetzt werden müssen, beispielsweise das Erkennen und Setzen von Grenzen.

- Der Schutzanzug ist eine magische Methode. Wie alle magischen Methoden soll er als Hilfe dienen und irgendwann nicht mehr nötig sein.
- Der Schutzanzug darf, wie alle magischen Methoden, nicht überstrapaziert werden, weil er sich sonst abnutzt.

Kontraindikation

- Schädliche Einflüsse, die von innen kommen (z. B. Zwangsgedanken)

Schutzanzug (Kurzversion)

Diese Intervention erlaubt angemessenen Schutz und Abgrenzung. Oft entsteht durch die Vorstellung des Schutzanzugs eine humorvolle Distanz zu anderen Personen und der Situation.

Hier-und-jetzt-Zustand

1) Der Therapeut bespricht mit dem Klienten, in welcher Situation es wichtig ist, sich mit einem Schutzanzug zu schützen, und wann eine Handlung angezeigt ist.
2) Er weist darauf hin, dass der Schutzanzug aus einem besonderen Material besteht, der nur Feindliches abstößt, aber wohlwollende Einflüsse und wichtige Informationen durchlässt.
3) Der Klient wählt einen Schutzanzug (z. B. Mantel, Taucher- oder Astronautenanzug).
4) Die Schutzfunktion soll beschrieben werden.

Trance

5) Der Klient zieht den Schutzanzug an und merkt sich das zugehörige Gefühl. Falls nötig, wird der Anzug noch verbessert.
6) Der Schutzanzug wird nun wieder ausgezogen, das damit verbundene Gefühl jedoch im Gedächtnis bewahrt.
7) Kurz zurückkommen.

Hier-und-jetzt-Zustand

8) Therapeut und Klient besprechen, in welcher konkreten Situation Schutz nötig ist.

9) Der Klient überlegt sich, wie die feindlichen Einflüsse verwandelt werden können, zum Beispiel in Pfeile, Kieselsteine, Pferdeäpfel etc.
10) Beginn und Abschluss der Situation werden so gewählt, dass an diesen Stellen kein Schutz nötig ist.

Trance

11) Der Klient geht gedanklich zum Beginn der Situation und zieht den Schutzanzug an.
12) Die Situation wird laufen gelassen, bis die feindlichen Einflüsse beginnen.
13) Die feindlichen Einflüsse werden wie besprochen verwandelt.
14) Der Klient achtet darauf, wie der Schutzanzug die feindlichen Einflüsse abwehrt (z. B. wie diese auf den Boden fallen). Manchmal muss der Schutz verbessert werden.
15) Die Situation läuft bis zu der Stelle, wo die feindlichen Einflüsse aufhören und der Klient sich wieder sicher fühlt.
16) Die feindlichen Einflüsse werden in möglichst konstruktiver Weise verwendet (z. B. zusammengewischt, ins Jugendzentrum gegeben, zu einer Skulptur geformt).
17) Der Klient zieht den Schutzanzug aus.
18) Er legt den Schutzanzug so im Gedächtnis ab, dass er ihn leicht wiederfinden kann.
19) Zurückkommen.

Hier-und-jetzt-Zustand

20) Therapeut und Klient besprechen, in welchen zukünftigen Situationen das Gelernte angewendet werden kann.

Nur den eigenen Rucksack tragen

Die Metapher des Rucksacks oder der Handtasche erlaubt Klienten oft zu spüren, wie schwer ihre aktuell zu tragende Last ist. Gerade bei den realen Gegebenheiten macht dies Sinn, das heißt, bei der eigenen Handtasche oder dem eigenen Rucksack zu beginnen; die oder den einmal zu heben und zu spüren, wie schwer sie bzw. er ist.

Hier geht es auch um eine angemessene Verantwortlichkeit. Die eigenen Verantwortungen zu übernehmen, diejenigen, die nicht zu mir gehören, loszulassen. Beispielsweise soll die Mutter die Verantwortung für die Hausaufgaben des Sohnes dem Sohn überlassen, hingegen die Verantwortung für ihre Gesundheit und ihren Sport selbst übernehmen.

Der Arbeitnehmer soll sich zwar bei unzumutbaren Aufträgen abgrenzen, aber nicht bei jeder Kleinigkeit eine Überforderung beklagen.

Hier-und-jetzt-Zustand

1) Gegenwärtige Verantwortlichkeiten notieren lassen.

Trance

2) Darauf achten, was für ein Weg auftaucht.
3) Was für ein Gepäckstück (z. B. Rucksack) wird mitgetragen?
4) Anhalten. Gepäckstück öffnen, alles ausräumen:
   - Was ist alles drin?
   - Was fehlt vielleicht?
   - Was ist überflüssig?
   - Was wieder einpacken? Was brauche ich, um angemessen Kontrolle, Einfluss auszuüben, sicher zu sein?
   - Was kann zurückgelassen werden?
   - Was einem anderen geben?
5) Weitergehen und dabei spüren, ob das Gepäckstück angemessen schwer ist. Es sonst so verändern, dass es passt.
6) Zurückkommen.

Hier-und-jetzt-Zustand

In Zweiergruppe besprechen:

7) Was (eventuell welche Verantwortlichkeiten) wie behalten?
8) Was fehlt? Eventuell wie Zugang dazu verschaffen? Welche Verantwortung habe ich eventuell unangemessen abgegeben?
9) Was kann der Klient auf welche Weise abgeben? Dies dann tun.
10) Wie und woran spüre ich, dass Verantwortung angemessen ist?

Anwendung

- Energie
- Burn-out

- Selbstverantwortung, Selbstwirksamkeit
- Umgang mit Verantwortung
- Schuldgefühle
- Priorisierung

Privat und öffentlich (Langversion)

Oft nehmen Familien, die Probleme mit Gewalt, Aggression, Opferhaltung haben oder mit der Krankheit eines Familienmitglieds konfrontiert sind, und »verklumpte Familiensysteme« die reale räumliche Abgrenzung unscharf vor: Beispielsweise füllt die Mutter Schränke im Zimmer des Sohnes mit ihren Kleidern und der Vater verteilt seine Sachen in der Kommode der Tochter, obwohl die Familie in einem großen Haus wohnt.

Die reale räumliche Aufteilung kann als Metapher für die psychische und soziale Aufteilung genutzt werden.

Material und verschiedene Varianten:

- Wenn die Wohnung auf dem Boden dargestellt wird: Klötze aus Kork oder Holz, Haftnotizen und vier verschieden gefärbte Papiersorten (meist DIN-A4-Blätter) als Unterlage.
- Wenn die Wohnung gezeichnet wird: Farbstifte und Blätter.

Einzel-, Paar- und Familiensetting

- *Paar/Familie:* Zwei Varianten sind möglich:
  - Alle Familienmitglieder stellen Wohnung oder Haus gemeinsam dar.
  - Jedes Familienmitglied stellt den Wohnraum dar, so wie es persönlich erlebt wird. Dann erklärt jedes Mitglied den anderen seine Variante. Die Unterschiede werden anschließend diskutiert.
- *Einzelsetting:* Es gibt eine Darstellung, die anschließend diskutiert wird.

Ablauf

1) Die Wohnung oder das Haus mitsamt Türen darstellen.
2) Vier Privatheitsgrade bestimmen und mit entsprechenden farbigen Blättern darstellen (Privatheit eines Bereichs kann für den Klienten zeitlich begrenzt sein, z. B. WC, oder räumlich, z. B. Schrank):

   a) Ganz privat, nur ich habe Zugang.
   b) Ganz nahestehende Personen (z. B. Partner oder Partnerin) haben Zugang.
   c) Gute Freunde haben Zugang.
   d) Eher öffentlich (z. B. Flur, Korridor).
3) Gemeinsam anschauen und diskutieren: Wie sind die Räume verteilt? Gibt es ausreichend privaten Raum? Gibt es nur privaten Raum? Gibt es Türen, Abgrenzungen? Gäbe es noch Möglichkeiten zur Verbesserung?

Hinweise
- Bei Kindern ist eine realistische Darstellung oft nicht möglich bzw. nicht nötig. Die Darstellung soll das persönliche Erleben abbilden.

Anwendung
- Privatsphäre, Autonomie
- Grenzen bzw. Grenzüberschreitung
- Hierarchie

Privat und öffentlich (Kurzversion)

Hier-und-jetzt-Zustand
1) Nach dem Zuhause von Klient fragen: Wo ist es, und wie sieht es aus?

Trance
2) Vor die Türe gehen, dann wieder eintreten.
3) Rundgang durch die Wohnung, durch das Haus:
   a) *Privatheitsgrad 1:* Sehr privat, nur für mich (kann Raum, Teil eines Raumes, Schrank oder Gestell sein), zeitweise sehr privat (z. B. Bad), abschließbar oder nicht; bestimmte Farbe zuordnen.
   b) *Privatheitsgrad 2:* Zugänglich für nahestehende Leute wie Partner, Kinder; Farbe zuordnen.
   c) *Privatheitsgrad 3:* Zugänglich für Freunde und gute Bekannte; Farbe zuordnen.
   d) *Privatheitsgrad 4:* Öffentlich, Zugang für Briefträger oder nicht nahe Bekannte; Farbe zuordnen.

4) Rundgang, dabei alle vier Farben beachten.
5) Zurückkommen.

Hier-und-jetzt-Zustand

6) Die eigene Wohnung aufzeichnen.
7) Die vier Privatheitsgrade definieren und ihnen jeweils eigene Farben zuordnen.
8) Jedem Grad eine gesonderte Farbe zuordnen. Die vier Privatheitsgrade in der Zeichnung der Wohnung durch Farben zuordnen.
9) Die Zeichnung mit Privatheitsgraden erklären.
10) Was fällt auf? Ist das so in Ordnung? Sollte etwas anders sein? Ideen, wie das umgesetzt werden kann?

Setting: Einzelsetting, Paarsetting, Familie

- *Paar:* Die Intervention wird mit jedem Partner einzeln durchgeführt. Dann werden die Zeichnungen im Paarsetting besprochen, und eine gemeinsame Wunschvariante wird erarbeitet.
- *Familie:* Ein Familienmitglied stellt die Wohnung dar und bezeichnet seinen höchsten Grad der Privatsphäre mit einer Farbe. Dies wird besprochen, und für jedes Familienmitglied wird eine Wunschvariante erarbeitet. Zum Schluss werden Wege zur Umsetzung gemeinsam diskutiert.
- *Diskussionsfragen:*
  - Wie kann die Zeichnung verstanden werden?
  - Entspricht sie den eigenen Wünschen?
  - Falls nein: Welche Veränderungsmöglichkeiten sind vorhanden?
  - Wie werden Grenzen gesetzt?
  - Wie wird mit Grenzüberschreitungen umgegangen?

Anwendung

- Abgrenzung, Privatsphäre
- Räumliche Grenzen
- Hierarchien erkennen/erarbeiten
- Grenzen kommunizieren und durchsetzen

Hinweise

- Da heute ein großer Bereich des Lebens virtuell stattfindet und z. B. kaum mehr ein Briefträger in die Wohnung kommt und es somit den Privatheitsgrad 4 kaum mehr braucht, werden oft nur drei Privatheitsgrade angewendet (Grade 1–3). Dabei fällt die letzte Stufe, die teilweise öffentlich ist, weg.

Innen – außen

Bei dieser Intervention kann die körperliche Grenze als Metapher für die psychische und soziale Grenze genutzt werden. Auch hier geht es darum, dass die Grenze, hier die Haut, zwar schützt und abgrenzt, aber andererseits auch ausreichend durchlässig ist. Die Intervention erfolgt ohne explizite Vorbereitung insgesamt in Trance.

1) Geräusche aus der Umgebung hören, Kleider und Luft auf der Haut spüren. Eventuell die Gegenwart anderer Leute spüren → sich eingebettet, umhüllt fühlen.
2) Darauf achten, ob auch Gedanken und Gefühle anderer Menschen gespürt werden: unterscheiden, in welchen sich der Klient eingebettet fühlt und gegen welche er sich abgrenzen will.
3) Darauf achten, worin der Klient sich in seinem gegenwärtigen Alltag (z. B. Wohnung, Möbel, Umgebung wie Geschäfte oder Tätigkeiten) eingebettet fühlt.
4) Durch welche anderen Menschen (z. B. Familie, Freunde, Arbeitskollegen) fühlt er sich eingebettet.
5) Aufmerksamkeit von außen nach innen richten.
6) Die Haut als Übergang/Grenze gut spüren, eher als Übergangszone spüren.
7) Die Haut von innen erspüren. Manchmal wird die Haut in der Vorstellung von innen abgetastet, manchmal wie mit einer Taschenlampe abgeleuchtet.
8) Zentrum/Mitte spüren: Was ist in mir drinnen, mein Inneres? Dazu können gehören: Empfindungen, Gefühle, Gedanken, Körperliches.

Anwendung

- Grenzen bzw. Grenzüberschreitung
- Ganz in sich sein, Assoziation
- Unkontrollierte Dissoziation

Inhalt und Sich-Abgrenzen

Bevor man sich abgrenzt, muss zuerst der Inhalt aufgebaut und wahrgenommen werden.

Hier-und-jetzt-Zustand

1) Was ist wichtig? Was möchte ich schützen: zum Beispiel welche Gefühle, Erinnerungen etc.?
2) Inhalte zusammentragen.

Trance

3) Zaun oder Büsche oder etwas anderes zum Schutz rundherum vorstellen.
4) Was gibt es dazu zu sagen?
5) Zurückkommen.

Anwendung

- Grenzen bzw. Grenzüberschreitung
- Selbstfürsorge

Mobbing: Opfer und Täter

In Mobbingsituationen fühlen sich die gemobbten Personen hilflos. Sie fühlen sich als Opfer, denn die anderen Personen, die »Täter«, und deren Handlungen können nicht verändert werden. Es geht darum, wieder (mehr) Selbstwirksamkeit zu gewinnen. In dieser Situation sind manchmal nur ein sehr geringer eigener Handlungsspielraum und kaum Freiheitsgrade zur Verbesserung der Situation vorhanden. Es geht darum, den kleinen vorhandenen Handlungsspielraum herauszukristallisieren, zu nutzen und so aus der Opferhaltung wieder in die Selbstwirksamkeit zurückzufinden.

Hier-und-jetzt-Zustand

1) Eine Situation auswählen, in der der Klient sich gemobbt fühlte.
2) Die Situation begrenzen: Anfang und Abschluss finden.
3) Der Klient erzählt die Situation.

Trance

4) Zum Beginn der Situation gehen.
5) Dissoziation.
6) Die Situation Stück für Stück durchgehen, immer wieder beurteilen, was in der Situation abläuft, wie die anderen Personen sich verhalten und auch das eigene Verhalten beurteilen.
7) Assoziation.
8) Kurz zurückkommen.

Hier-und-jetzt-Zustand

9) Zusammenfassen, welche Elemente in Ordnung sind, also beibehalten werden sollen, und welche Elemente verbessert werden sollen und wie das geschehen könnte.

Trance

10) Zum Beginn der Situation gehen.
11) Dissoziation.
12) Bei jedem Element, das verbessert werden soll, eine bessere Variante des eigenen Verhaltens konstruieren. Manchmal müssen dazu mehrere Anläufe unternommen werden. »Falsche« Varianten werden in der Vorstellung wie durchgewischt oder ausgeputzt.
13) Assoziation.
14) Kurz zurückkommen.

Hier-und-jetzt-Zustand

15) Besprechen, was die gute Variante ist.

Trance

16) Die gefundenen »guten« Varianten verstärken, indem der Klient sie so oft durchgeht, bis er sagt, dass sie jetzt gut gespeichert sind.
17) Kurz zurückkommen.

Hier-und-jetzt-Zustand

18) Dem Klienten auftragen, die guten Varianten in der Vorstellung weiterhin durchzugehen und in der Realität anzuwenden.

Anwendung

- Grenzen bzw. Grenzüberschreitung
- Ganz in sich drin sein, Assoziation
- Unkontrollierte Dissoziation

7.2 Gut auf sich selbst schauen

Gut auf sich selbst zu schauen und Selbstfürsorge ist schon im Kindes- und Jugendalter und erst recht im Erwachsenenalter wichtig. Die Selbstfürsorge wirkt sich sowohl auf das körperliche als auch auf das seelische und soziale Wohlbefinden und die Gesundheit positiv aus. Erst wenn es möglich ist, für sich selbst gut zu sorgen, kann auch angemessen für andere Menschen gesorgt werden. Dieser Umstand tritt besonders klar bei Elternschaft zutage. Um die eigenen Stärken besser kennenzulernen, eignet sich auch die Intervention »Was kannst du gut?« am Anfang von 6.1.

Das eigene Selbst behüten

Die folgende metaphorische Intervention, die ganz in Trance durchgeführt wird, enthält die relevanten Elemente wie Raum, Schutz, Es-sich-bequem-Machen, Nähren und die regelmäßige Wiederholung, sodass das Selbst regelmäßig gepflegt wird.

1) Vorstellung vom eigenen Selbst entwickeln (z. B. goldene Kugel, Perle, Kristall, Edelstein, Küken oder abstrakt wie Schein, Schimmer, Blüte, Licht, Farbe, Kugel wie Nebel, Samen, Kern einer Frucht).
2) Wo ist das Selbst beheimatet: in Bauch, Brust, Kopf, an anderer Stelle?
3) Dann geht es darum, das eigene Selbst gut zu betten: mit Federn, Mohair, Moos, Fell oder Samt.
4) Es so einrichten, dass das eigene Selbst gut geschützt und gebettet ist. Wenn es noch etwas Zusätzliches braucht, kann dies ergänzt werden.
5) Nähren, füttern: Körnchen, Vitamine, gute Worte, Sonne.
6) Sich mit seinem Selbst wieder verabreden.

Anwendung

- Identität
- Ganz in sich drin sein, Assoziation
- Selbstwert, Selbstwirksamkeit
- Selbstfürsorge

Gartenpflege: »Il faut cultiver notre jardin«

Es ist zwar nicht möglich, die ganze Welt zu verbessern – stattdessen sollte man das machen, was bei sich selbst und in der nächsten Umwelt möglich ist, zum Beispiel seinen Garten pflegen. Die Gartenintervention »Il faut cultiver notre jardin«, die komplett in Trance erfolgt, ist nach einem der letzten Sätze in Voltaires satirischer Novelle »Candide oder die beste aller Welten« benannt. Sie ist mit der Intervention »Das eigene Selbst behüten« (Kap. 7.2) verwandt, und ihre Metapher enthält neben dem »Wo« und »Wie« noch das Element des »Sich-Abgrenzens«, des »Sich-genau-Wahrnehmens« sowie des aktiven Pflegens und Gestaltens; auch das Eliminieren unnötiger oder schädlicher Elemente wird berücksichtigt.

1) Sich einen Garten vorstellen.
2) Wo: in unserer Gegend oder in einem warmen Klima, in den Bergen, im Landesinnern.
3) Wie: flach, steil, hängender Garten, angelegt wie Versailles, wie japanischer Garten, mit Labyrinthen.
4) Begrenzen: wie groß? Überblickbar?
5) Begrenzen: mit Zaun, durch Landschaft.
6) Durch den Garten gehen.
7) Verändern: andere Pflanzen, anders anlegen, etwas entfernen, etwas hinzufügen.
8) Pflegen, sich kümmern: jäten, wässern, düngen.

Anwendung

- Identität
- Ganz in sich drin sein, Assoziation
- Selbstwert, Selbstwirksamkeit
- Selbstfürsorge
- Grenzen setzen

Ungesunde Gedanken kontrollieren – gesunde Gedanken stärken

Gedanken können in einer Situation ungesund sein, wenn sie die eigene Person abwerten (z. B. »Ich kann sowieso nie etwas richtig«) und wenn sie Ängste in übertriebenem Maße nähren (z. B. »Meine Tochter wird einen Unfall erleiden«). Zusätzlich können sie unwahrscheinlich oder unrealistisch sein (z. B. »Ich werde in meinem Zuhause mit Wanzen überwacht«). Ungesunde Gedanken enthalten also Abwertungen, Zwangsgedanken sowie Ängste und Wahnideen. Manche Gedanken sind in einer Situation gesund und in einer anderen Situation ungesund. Hier wird mit zwei Teilen gearbeitet, der gesunde Teil wird verstärkt, und so wird mehr Kontrolle, Einfluss und Selbstwirksamkeit gewonnen.

Hier-und-jetzt-Zustand

1) Therapeut und Klient suchen eine konkrete Situation, in der ungesunde Selbstgespräche stattfinden.
2) Die vergangene Situation soll in die Zukunft transferiert werden. Therapeut und Klient besprechen, welche Selbstgespräche gesünder sind.

Trance

3) Der Klient soll in seiner Vorstellung in die Situation mit den ungesunden Selbstgesprächen gehen, bis zu der Stelle, wo die ungesunden Gedanken gerade kommen wollen.
4) Die ungesunden Gedanken werden als Ganzes (z. B. mit einer Kelle) aus dem Körper herausgenommen, sodass sie von außen als Stimme zu hören sind.
5) Die ungesunde Stimme wird leiser und schwächer gemacht.
6) Die gesunde Stimme soll aufgebaut werden und deutlich zu hören sein, bis sie so stark wie nötig ist.
7) Die gesunde Stimme wird in den Körper hineingenommen und gespürt.
8) Zurückkommen.

Hier-und-jetzt-Zustand

9) Therapeut und Klient besprechen, wie diese Strategie im Alltag in den konkreten Situationen angewendet werden kann.

Anwendung
- Zwänge, Grübeln
- Selbstzweifel, Selbstbeschimpfung
- Gewaltfantasien
- Leistung
- Selbstwert, Selbstfürsorge

Hinweise
- Gesunde Gedanken sollten keine Negation enthalten.
- Sie sollten für verschiedene Situationen anwendbar sein.

Auf gesunde Art mit sich sprechen mithilfe eines Zwillings

Diese Intervention enthält ein Element der Selbsthilfe, indem das Ich in zwei Teile aufgeteilt wird, in eineiige Zwillinge (vgl. die Intervention »Den eineiigen Zwilling nähren« in Kap. 7.3). Dies geschieht mit der Vorstellung des Sich-selbst-Kopierens. Die Kopieridee stammt aus dem Kinderbuch »Anna annA« von Lukas Hartmann.[6]

Oft gehen wir mit anderen Leuten, insbesondere Freunden, Geschwistern, viel freundlicher um als mit uns selbst. Dieser Umstand wird in der folgenden Teilearbeit genutzt. Mit dem eineiigen Zwilling wird ein Alter Ego aufgebaut.

Hier-und-jetzt-Zustand
1) Eine Situation finden, in der bis jetzt ungesund mit sich gesprochen wurde.
2) Erklären, dass der Klient in die Situation gehen und diese stoppen wird. Der Klient soll sich nun selbst kopieren, sodass ein eineiiger Zwilling von ihm entsteht, und soll selbst aus der Situation herausgehen.
3) Frage an den Klienten: »Wie würden Sie mit Ihrem Zwilling sprechen?«

Trance
4) Der Klient soll in die Situation gehen und diese anhalten.
5) Er soll sich selbst kopieren, dann aus der Situation herausgehen und den Zwilling in der Situation sehen.
6) Was braucht der Zwilling?

6 Hartmann, L. (1984): Anna annA. Bern (Zytglogge).

7) Ihm das geben (z. B. Umarmung, Mut zusprechen).
8) Der Klient soll nun in die Situation gehen und sich wieder mit seinem eineiigen Zwilling vereinigen.
9) Frage an den Klienten: »Wie fühlt es sich an, in dieser Situation den Zuspruch, die Ermutigung vom Zwilling bekommen zu haben?« Nachspüren lassen.
10) Zurückkommen.

Hier-und-jetzt-Zustand

11) Besprechen: In Zukunft so mit sich selbst umgehen, wie der Zwilling das tat.

Anwendung

- Selbstzweifel, Selbstbeschimpfung
- Selbstwert
- Leistung
- Selbstfürsorge

Affektbrücke: Jetziges Ich nährt damaliges Ich

Die Ressourcen der Gegenwart unterstützen die Person darin, einen besseren Umgang mit Vergangenem zu finden. Ansetzen an einem Symptom wie Kopfweh, Bauchweh, Lampenfieber oder Körpergefühl, Gefühl.

Hier-und-jetzt-Zustand

1) Konkrete, passende Situation finden.

Trance

2) In die Problemsituation gehen, bis das Symptom oder Körpergefühl auftritt.
3) Das entsprechende Körpergefühl spüren. Wo? Wie?
4) Das Körpergefühl als Brücke für eine Altersregression verwenden.
5) Zu einer Situation in der Vergangenheit gehen, in der das Körpergefühl Teil der Situation war. Diese Situation erkunden.
6) Den Klienten fragen, ob er bei dieser Situation bleiben oder weiter zurückgehen will. Wenn die relevante Situation gefunden ist, diese erkunden.
7) Jetziges Ich schaut zum damaligen Ich zurück.

8) Wie sieht das damalige Ich (Kind) aus?
9) Was brauchte der Klient damals, zum Beispiel: Umarmung, Zuspruch etc.?
10) Das jetzige Ich gibt dem damaligen Ich das Gewünschte.
11) Sich in das damalige Ich versetzen. Spüren, wie es sich anfühlt, das Gewünschte bekommen zu haben.
12) Zeit wieder vorwärtsdrehen.
13) Zurückkommen.

Hier-und-jetzt-Zustand

14) Gibt es noch etwas dazu zu sagen?

Anwendung

- Selbstvertrauen
- Selbstfürsorge
- Sich selbst beeltern
- Umgang mit vergangenen schwierigen Situationen

Gegenwärtiges Ich nährt das Ich in schwieriger vergangener Situation

Die vorliegende Teilearbeit nutzt die Ressourcen der Gegenwart, um das in der Vergangenheit vernachlässigte Ich zu unterstützen.

Hier-und-jetzt-Zustand

1) Situation erzählen, in der sich der Klient ungut, vernachlässigt, ungerecht behandelt, erniedrigt vorgekommen ist (z. B. Mobbingsituation).

Trance

2) In die vergangene Situation zurückgehen bis zu der Stelle, in der das ungute Gefühl spürbar ist.
3) Die Situation kurz beschreiben.
4) Als gegenwärtiges Ich zum Ich in der vergangenen Situation schauen.
5) Wie sieht das damalige Ich aus?
6) Was braucht die Person von damals? Zum Beispiel zureden, unterstützen, umarmen.
7) Der Person von damals das Benötigte geben.

8) Sich in die Rolle des damaligen Ichs versetzen.
9) Spüren, wie es sich anfühlt, wenn ich die Unterstützung bekommen habe.
10) Das genährte Gefühl behalten.
11) Zurückkommen.

Hier-und-jetzt-Zustand

12) Was gibt es dazu zu sagen?

Anwendung

- Selbstvertrauen
- Selbstfürsorge
- Perspektivenwechsel
- Sich selbst beeltern
- Umgang mit vergangenen schwierigen Situationen, zum Beispiel Mobbing

Krafttier

Mit der magischen Vorstellung eines Krafttieres können sowohl Kinder als auch Erwachsene einen stärkenden, unterstützenden Teil für sich aufbauen, sodass vorhandene Ressourcen besser genutzt werden können.

Hier-und-jetzt-Zustand

1) Situation in der Zukunft wählen, in der Kraft gebraucht wird.
2) Herausarbeiten, welche Art von Kraft (z. B. Mut, Gelassenheit, Bei-sich-Sein, Zuversicht etc.) für diese Situation nötig ist.
3) Ein passendes Tier wählen. Eigenschaften des Tiers besprechen, eventuell Lebensweise (z. B. Gämse, die gut klettern kann, gut im Gleichgewicht bleibt; Adler, der gute Augen hat).

Trance

4) Krafttier holen. Einen Namen für das Tier finden.
5) Zähmen: dem Tier etwas befehlen (z. B. sich zu setzen).
6) Kraft spüren (z. B. durch Berühren, Blick in die Augen).
7) Kurz zurückkommen.

Hier-und-jetzt-Zustand

8) Den nächsten Schritt erklären. Erfragen, an welcher Stelle in der zukünftigen Situation der Klient sich noch sicher fühlt (also vor der eigentlichen »kritischen« Stelle), und beim Abschluss die Stelle finden, an der er sich wieder sicher fühlt.

Trance

9) In die Situation gehen, zu der Stelle, wo man sich noch sicher fühlt.
10) An der kritischen Stelle stoppen. Krafttier holen, sich begleiten lassen, immer wieder die Kraft spüren. Durch die Situation gehen, bis wieder genug Sicherheit da ist und das Krafttier nicht mehr benötigt wird.
11) Sich vom Krafttier und von der Situation verabschieden.
12) Zurückkommen.

Hier-und-jetzt-Zustand

13) In welchen Situationen kannst du das anwenden? Besprechen.

Anwendung

- Selbstvertrauen, Sicherheit
- Selbstfürsorge
- Sich selbst beeltern
- Angst
- Burn-out
- Energie

Hinweise

- Es sollte kein Tier verwendet werden, dass es in dieser Form real gibt, wie zum Beispiel ein Haustier. Das könnte zu einer Vermischung von Realität und Vorstellung führen. Wenn dem Haustier etwas passieren würde, könnte der Eindruck entstehen, dass die eigene Kraft verloren geht.
- Wie alle magischen Methoden dient das Krafttier als Brücke/Hilfe und kann losgelassen werden, wenn es nicht mehr benötigt wird.
- Im ersten Teil wird das Tier gezähmt, damit der Klient die Macht und Kontrolle über das Tier behält.

Sich Raum nehmen

Manchmal wird das Ich von Klienten erdrückt oder zusammengedrückt durch Ansprüche von außen, Erwartungen von innen, Reize, Probleme oder den Alltag. Dann ist es hilfreich und dient der Selbstfürsorge, sich wieder mehr Raum zu nehmen und zu geben.

Hier-und-jetzt-Zustand

1) Der Klient erklärt, in welcher Situation er sich mehr Raum nehmen möchte.

Trance

2) Beim Ausatmen wird losgelassen, was nicht mehr gebraucht wird.
3) Der Klient soll den Platz spüren, der dadurch entstanden ist.
4) Der Körperraum wird wahrgenommen.
5) Der Klient soll etwas finden, um den Raum zu behalten und zu schützen (z. B. Glasglocke, Pflanzenhecke, Fixierspray etc.)
6) Der Klient schließt die Situation ab und kommt in die Gegenwart zurück.

Hier-und-jetzt-Zustand

7) Therapeut und Klient besprechen, wie und wann diese Intervention in der Realität angewendet werden kann.

Anwendung

- Selbstfürsorge, Freiraum
- Krise, Problemsituationen wie belastende Arbeits- und Lebenssituationen
- Verspannung
- Burn-out

Zeitausdehnung: Von »keine Zeit haben« zu »sich Zeit und Raum einrichten«

Diese Intervention berücksichtigt beide Dimensionen, Zeit und Raum, sodass sich der Klient beides nehmen und einrichten kann.

Hier-und-jetzt-Zustand

1) Situation finden, in welcher der Klient sich ein wenig Zeit nehmen kann (z. B. Schlange im Supermarkt, Straßenbahnfahrt).
2) Vorstellung von Ausdehnen der Zeit (vgl. z. B. Ausdehnen von Strudel- oder Pizzateig).
3) Vorstellung, sich Raum zu nehmen (z. B. Seifenblase).

Trance

4) Sich in die Situation begeben.
5) Sich den Raum gestalten, nehmen, zum Beispiel mit Seifenblase.
6) Die Zeit für sich ausdehnen.
7) Gut spüren, wie es sich anfühlt, Zeit und Raum zu haben.
8) Das Gefühl bewahren und in die Gegenwart zurückkommen.

Hier-und-jetzt-Zustand

9) Gibt es noch etwas dazu zu sagen?

Anwendung

- Selbstfürsorge, Freiraum
- Stress, Burn-out, Entspannung
- Krise, Problemsituationen wie belastende Arbeits-, Lebenssituationen

7.3 Geben versus Nehmen, Verantwortung

Manchen Menschen fällt das Geben einfacher, anderen das Nehmen. Eine gesunde Balance wird angestrebt.

Bei Menschen, die zu viel geben, kann es sein, dass sie zu wenig auf sich schauen und Mühe haben, etwas von anderen Menschen anzunehmen, zum Beispiel Geschenke. Diese Lebenshaltung kann dazu führen, dass Menschen, die zu viel geben, sich unglücklich und unzufrieden fühlen.

Bei Menschen, die vor allem nehmen, kann es sein, dass sie Bekommenes, sei es vom Schicksal oder von anderen Menschen, zu wenig wertschätzen und dass sie zu wenig großzügig sind. Manchmal sind sie unersättlich darin, Aufmerksamkeit und Zuwendung zu bekommen, und es scheint, als könnten sie nie genug bekommen. Auch diese Lebenshaltung kann zu Unzufriedenheit führen.

Darum ist es gut, auch in der Psychotherapie am Thema Geben und Nehmen zu arbeiten.

Geschenke

In dieser Intervention, die in einer ganz leichten Trance durchgeführt wird – natürlich kann es auch im Gespräch geschehen –, geht es ums Wahrnehmen und Wertschätzen dessen, was man bekommt. Oft ist es sinnvoll, bei Materiellem zu beginnen: das wahrzunehmen, was man von anderen Menschen bekommt, und erst dann das, was man vom Schicksal erhält.

1) Sich daran erinnern, welche materiellen Geschenke ich bekommen habe, etwa Halstuch, Schmuck, Sportgerät (z. B. zu Weihnachten).
2) Was bedeuten mir die erhaltenen Geschenke? Es kann sein, dass mir der materielle Wert etwa eines geschenkten Pullovers, der mir gut steht, wichtig ist oder aber der Aspekt, dass jemand den Pulli gerade für mich ausgesucht und gekauft hat, im Vordergrund steht.
3) Welche immateriellen Geschenke habe ich bekommen? Beispielsweise ein Lächeln, nette Worte, jemand hat mir etwas abgenommen oder etwas mir zuliebe getan.
4) Vom Schicksal erhalten: Schöne Wanderung, Gesundheit, schönes Erlebnis etc.
5) Alle Geschenke (z. B. wie ausgebreitet) gleichzeitig wahrnehmen.
6) Innere Vorstellung bewahren und in die Gegenwart zurückkommen.

Anwendung
- Dankbarkeit
- Ressourcen wahrnehmen
- Durchhalten, robuster und stärker, frustrationstoleranter werden, Aushalten
- Depression, depressive Verstimmung
- Materialismus

Geben und Nehmen im Gleichgewicht (zwei Hände)

Hier geht es um die gesunde Balance beim Geben und Nehmen.

Hier-und-jetzt-Zustand

1) Darüber sprechen, was der Klient in letzter Zeit von anderen Leuten bekommen hat: Geschenke, Lächeln.
2) Was hat der Klient heute schon gegeben und wem? In letzter Zeit?

Trance

3) Beide Hände auf Knie.
4) Eine Hand öffnen.
5) Bekommen, Geschenke einfüllen.
6) Hand vom Oberschenkel lösen.
7) Andere Hand öffnen.
8) Das Geben einfüllen.
9) Hände vom Oberschenkel lösen.
10) Für gutes Gleichgewicht sorgen.
11) Das Gleichgewicht in den Körper hineinnehmen. Spüren.
12) Zurückkommen.

Hier-und-jetzt-Zustand

13) Gibt es noch etwas dazu zu sagen?

Anwendung

- Gutes Gleichgewicht zwischen Geben und Nehmen
- Dankbarkeit
- Materialismus
- Gefühl von Ungerechtigkeit
- Ressourcen wahrnehmen

Der »Laden des Lebens«

Oft hat das, was ich im Leben bekomme, seinen Preis, zum Beispiel sind andere vielleicht neidisch, wenn wir materiellen Wohlstand haben, oder wir haben dann keine Zeit; hat jemand eine verantwortungsvolle politische Stellung inne und steht im Rampenlicht, dann ist Privatheit Mangelware. Diese Intervention bearbeitet das Thema,

Entscheidungen zu fällen, was ich wirklich haben möchte und was ich dafür zu zahlen bereit bin.

Hier-und-jetzt-Zustand

1) Therapeut und Klient besprechen, was der Klient im Leben möchte und welchen Preis dies hat.

Trance

2) Der Klient geht in seiner Vorstellung zu einem Laden. Er soll dessen Aussehen und Waren beschreiben.
3) Der Klient betritt den Laden und schaut sich um.
4) Der Klient macht einen Rundgang und soll herausfinden, was er sich gerne wünscht.
5) Er entscheidet sich, was er kaufen möchte, und soll dabei auch auf den Preis achten. Er kann auf unterschiedliche Art bezahlen, zum Beispiel mit Geld, Zeit, Energie oder durch Tauschen.
6) An der Kasse wird bezahlt.
7) Der Klient verlässt den Laden und spürt, wie es sich anfühlt, das Erworbene zu besitzen.
8) In die Gegenwart zurückkommen.

Hier-und-jetzt-Zustand

9) Abschlussfrage: Gibt es noch etwas zu sagen?

Anwendung

- Erkennen, dass alles seinen Preis hat
- Dankbarkeit
- Entscheidung
- Energie
- Stress
- Burn-out
- Karriereschritt
- Familienplanung
- Unzufriedenheit

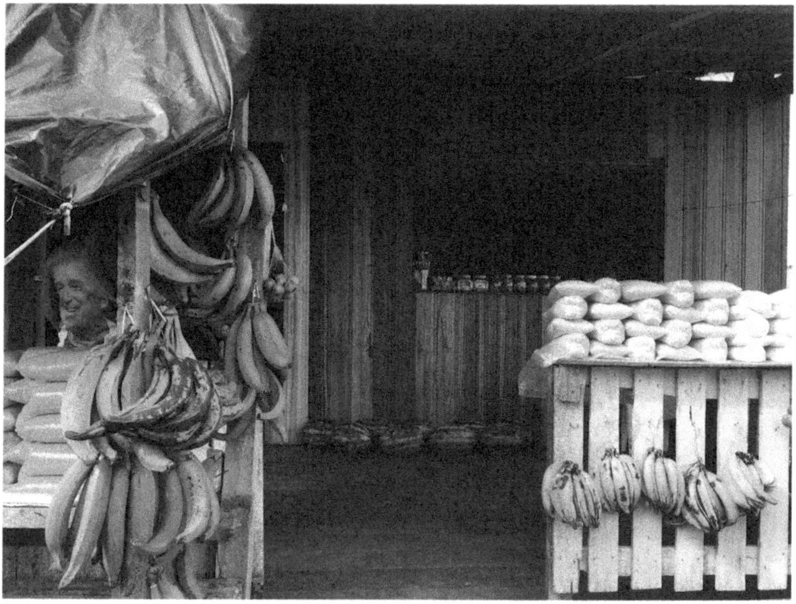

Abb. 10: Im »Laden des Lebens« ist nicht alles sofort sichtbar, und er kann ganz unterschiedlich aussehen

Eingebettet sein im sozialen Umfeld

Um sich in seiner Haut und seinem Umfeld wohlzufühlen, ist oft eigenes Dazutun nötig, beispielsweise indem man sich Tätigkeiten aussucht und sich mit Menschen umgibt, die einem guttun. Die nächste Intervention kann dazu einen Beitrag leisten.

Hier-und-jetzt-Zustand

1) Besprechen, was und wer im gegenwärtigen Alltag wichtig ist.

Trance

2) Sich im jetzigen Alltag umschauen: Welche Leute sind wichtig, welche tragen dazu bei, dass ich mich in der Welt aufgehoben, eingebettet fühle?
3) Welche Tätigkeiten, sei es im Beruf oder als Hobby, tragen dazu bei, sich eingebettet zu fühlen?
4) Was gehört auch noch dazu, dass ich mich in meiner Umgebung und in mir selbst eingebettet fühle: zum Beispiel Wohnung, Nachbarschaft etc.

5) Dieses Eingebettetsein spüren.
6) Altersprogression: die Zeit um ein Jahr, mehrere Jahre (je nach Situation, Bedarf) vorwärtsdrehen.
7) Darauf achten, welche Menschen in dieser zukünftigen Lebensphase wichtig sind und dazu beitragen, dass man sich eingebettet fühlt.
8) Die Zeit wieder zur Gegenwart zurückdrehen.
9) Darauf achten, ob es im aktuellen Alltag, im Umgang mit anderen etwas besonders zu beachten gibt.
10) Eventuell gibt es etwas zu verändern, sodass der Klient sich in der Zukunft wie gerade vorgestellt fühlen kann. Wenn ja, was?
11) In die Gegenwart zurückkommen.

Hier-und-jetzt-Zustand

12) Gibt es noch etwas dazu zu sagen?

Anwendung

- Ressourcen wahrnehmen
- Sicherheit, sich eingebettet fühlen
- Selbstwirksamkeit
- Soziale Angst

Altersregression mit Affektbrücke zum Thema Verantwortung

Einfluss zu nehmen und selbstwirksam zu sein bedeutet auch, Verantwortung zu übernehmen. Es ist nicht immer einfach herauszufinden, was angemessene Verantwortung ist. Oft wird Verantwortung, die eigentlich andere Menschen tragen, übernommen. Es kann auch sein, dass Mitmenschen eine Person dazu drängen, diese Verantwortung zu übernehmen, indem sie beispielweise Schuldgefühle verursachen, sei es der Ehemann, der seine Partnerin für seine Ängste verantwortlich macht, sei es die Mutter, welche die Verantwortung für ihre Migräne auf ihre Tochter schiebt. Wird fremde Verantwortung übernommen, kann es sein, dass eigene Verantwortung zu wenig oder nicht übernommen werden kann. Diese Intervention kann helfen, angemessene Verantwortung wahrzunehmen und zu übernehmen.

Hier-und-jetzt-Zustand

1) Aktuelle Situation suchen, in welcher der Klient zu viel (zu wenig) Verantwortung übernommen hat.

Trance

2) In der Vorstellung zum Beginn dieser Situation zurückgehen. Bis zu der Stelle gehen, an der die unangemessene Verantwortung übernommen wurde. Spüren im Körper.
3) Zurückgehen in der Zeit, bis in der Vergangenheit eine solche Situation auftaucht. Diese Situation durchleben.
4) Als jetzige Person zurückschauen.
5) Was braucht das Kind, der/die Jugendliche von damals?
6) Das Benötigte als erwachsene Person geben.
7) In das Kind, den Jugendlichen hineinspüren.
8) In die Gegenwart zurückkommen.

Hier-und-jetzt-Zustand

9) Gibt es noch etwas dazu zu sagen?

Anwendung

- Angemessene Verantwortung, Selbstverantwortung
- Dissoziation: aus der Distanz eine vergangene Situation beurteilen
- Sich nähren, auf sich schauen
- Sich selbst beeltern

Affektbrücke: Jetziges Ich unterstützt Kind-Ich, früheres Ich

Auch in dieser Teilearbeit (in diesem Fall zeitliche Ich-Anteile) hilft das Ich der Gegenwart demjenigen der Vergangenheit.

Ansetzen an einem Symptom wie Kopfweh, Bauchweh, Lampenfieber oder Körpergefühl, Gefühl.

Hier-und-jetzt-Zustand

1) Passende Situation finden.

Trance

2) In die Problemsituation gehen, bis das Symptom oder Körpergefühl auftritt.

3) Zugehöriges Körpergefühl spüren (Wo? Wie?).
4) Das Körpergefühl als Brücke für die Altersregression verwenden.
5) Zu einer Situation in der Vergangenheit gehen, in der dieses Körpergefühl Teil der Situation war. Diese Situation erkunden.
6) Fragen, ob der Klient bei dieser Situation bleiben oder weiter zurückgehen will. Gegebenenfalls weiter bis zur relevanten Situation zurückgehen.
7) Diese Situation erkunden.
8) Als jetzige Person zurückschauen auf das Kind oder die Person von damals. Was braucht es oder sie (z. B. Mut zusprechen, in den Arm nehmen)?
9) Dies als erwachsene Person der Person von damals geben.
10) Die Person von damals soll spüren, wie es sich anfühlt, die Zuwendung vom erwachsenen Ich zu erhalten.
11) Zurückkommen.

Hier-und-jetzt-Zustand

12) Gibt es noch etwas dazu zu sagen?

Anwendung

- Selbstvertrauen
- Selbstfürsorge
- Gesunder Umgang mit sich selbst
- Sich selbst beeltern

Bedürftige Teile nähren

Der Ursprung von Bedürftigkeit liegt oft in Kindheit und Jugend, oder dies wird wenigstens so wahrgenommen. Die folgende Teilearbeit dient dazu, die eigene Bedürftigkeit wahrzunehmen, indem diese in verschiedene Teile aufgeteilt wird und so besser wahrgenommen werden kann. Dabei hilft die Vorstellung, sie aus dem Körper herauszunehmen. Anschließend werden die verschiedenen Teile genährt, ihnen wird das gegeben, was sie brauchen. Indem sie gruppiert werden, wird klar gemacht, dass und wie sie zusammengehören. Am Schluss werden sie wieder integriert und in den Körper hineingenommen. Indem die Teile selbst genährt werden, wird die Selbstwirksamkeit unterstützt und so der Klient darin unterstützt, aus seiner Hilflosigkeit herauszufinden.

Hier-und-jetzt-Zustand

1) In welchen Situationen wird die Bedürftigkeit bemerkt? Situation finden, in welcher der Klient sich bedürftig fühlte.
2) Welches sind die bedürftigen Teile? Maximal fünf identifizieren, benennen, beschreiben.

Trance

3) In die Situation gehen, in der die bedürftigen Teile spürbar sind.
4) Welchen Teil will der Klient zuerst wählen? Wenn nötig alle Teile nochmals aufzählen.
5) Diesen Teil aus seinem Körper herausnehmen (z. B. mit Staubsauger, Spaghettizange, Besen).
6) Dem Teil eine Gestalt geben (z. B. Tier, Gegenstand, Figur).
7) Zum nächsten Teil übergehen und für die anderen Teile jeweils die Schritte 4–6 wiederholen.
8) Die Gestalten der Teile um sich herum gruppieren, wie es am besten passt.
9) Entscheiden, welchem Teil man sich zuerst zuwendet.
10) Was braucht die Gestalt?
11) Der Gestalt geben, was sie braucht – den Teil nähren.
12) Einen Teil nach dem anderen nähren: Was braucht die jeweilige Gestalt? Ihr jeweils das Benötigte geben (Schritte 10 und 11 für alle Teile einzeln wiederholen).
13) Alle genährten Teile wahrnehmen/fühlen.
14) Nochmals überprüfen, ob alle Teile gut genährt sind.
15) Überprüfen, ob die Gruppierung noch stimmig ist, Teile sonst anders arrangieren.
16) Die genährten Teile als Gruppe in sich hineinnehmen.
17) Spüren, wie sich das anfühlt.
18) Gefühl/Wahrnehmung bewahren.
19) Zurückkommen.

Anwendung

- Gefühl von Bedürftigkeit, Ungerechtigkeit
- Selbstfürsorge, Selbstverantwortung

- Selbstwirksamkeit
- Selbstwert

Hinweise
- Zuerst soll man dem Problem ins Auge blicken und sich erst dann den Teilen nähern.
- In einer Paartherapie müssen sich die Partner erst jeweils selbst nähren/beeltern. Anschließend können die Wünsche an den Partner besprochen werden bzw. was einander gegeben werden kann.

Kontraindikation
- Psychotische Symptomatik
- Unkontrollierte Dissoziation

Bremsende oder zerstörerische Teile identifizieren und befrieden

Teilearbeit kann bremsende und schädliche Anteile besser erkennen und analysieren helfen. Mit ihr lässt sich ein gesunder Umgang mit diesen Anteilen finden, weil die aufgeteilten Probleme besser »verdaulich« sind.

Hier-und-jetzt-Zustand
1) Bestimmte Situation auswählen, in der die Bremse bemerkt wird.
2) Was sind das für Teile? Maximal fünf Teile identifizieren, benennen und beschreiben (z. B. »Ich will nicht ...; »ich kann nicht ...; ich bin zu müde ...«).
3) Reihenfolge festlegen.

Trance
4) Zum bremsenden Teil gehen: Abfragen: »Bist du da?« Wenn ja, weiter zum nächsten Schritt.
5) Den ersten bremsenden Teil aus sich/aus dem Körper herausnehmen, beispielsweise mit Staubsauger, Spaghettizange, Besen.
6) Ihm eine Gestalt geben (z. B. Tier, Gegenstand, Figur).
7) Zum nächsten Teil gehen. (Schritte 4–6 jeweils für die Teile 2–4 wiederholen.)

8) Die Gestalten um sich herum gruppieren, wie es persönlich passt.
9) Entscheiden, mit welchem Teil man sich zuerst befassen möchte.
10) Die Gestalt fragen, warum sie bremst.
11) Mit ihr verhandeln, ob sie eine andere Funktion übernehmen oder aus dem Weg gehen kann, sodass es wieder läuft.
12) Einen Teil nach dem anderen so behandeln. (Schritte 10 und 11 für alle Teile einzeln wiederholen.)
13) Alle behandelten Teile wahrnehmen/fühlen.
14) Nochmals überprüfen, ob alle Teile zufrieden sind und richtig behandelt wurden.
15) Die behandelten Teile in sich hineinnehmen.
16) Spüren, wie sich das anfühlt.
17) Gefühl/Wahrnehmung bewahren.
18) Zurückkommen.

Hier-und-jetzt-Zustand

19) Gibt es noch etwas dazu zu sagen?

Anwendung

- Konfrontation mit Themen, Problemen
- Blockierende Symptome wie Ärger, Aggression, Sorgen, Eifersucht, Neid, Angst, Zwänge

Sich in bestimmten Situationen durch eine Elterngestalt begleiten lassen

In dieser Intervention wird der Klient sich selbst »beeltern« und sich so selbst helfen.

Hier-und-jetzt-Zustand

1) Bestimmte Situation, in der eine Elterngestalt gebraucht wird, auswählen.
2) Elterngestalt auswählen. Welche Elterngestalt taucht auf? Wie sieht sie aus? Beschreiben lassen, ihr eventuell einen Namen geben.

Trance

3) Sich eine passende Elterngestalt (keinen wirklichen Elternteil) vorstellen, sich begleiten lassen.
4) Kurz zurückkommen.

Hier-und-jetzt-Zustand

5) Ist die Figur so passend?

Trance

6) In die zukünftige Situation, in der die Elternfigur gebraucht wird, hineingehen bis zu der Stelle, wo die Figur konkret gebraucht wird.
7) Elternfigur kommen lassen (holen/rufen).
8) Was macht sie? Ist sie beim Klienten?
9) Spüren, wie sich die Unterstützung anfühlt.
10) Durch die Situation gehen. Was sagt und tut die Elternfigur? Sich unterstützen, begleiten lassen.
11) Spüren, wie sich das anfühlt.
12) Am Ende der Situation sich bei der Elternfigur bedanken.
13) Sich verabschieden und für ein anderes Mal verabreden. (Die Elternfigur kommt wieder, wenn sie benötigt wird.)
14) Sich von der Situation verabschieden und zurückkommen.

Hier-und-jetzt-Zustand

15) Gibt es noch etwas dazu zu sagen?

Anwendung

- Dissoziation: eine vergangene Situation aus der Distanz beurteilen
- Selbstfürsorge
- Fehlende Unterstützung, sich selbst beeltern

Den eineiigen Zwilling nähren

Auch diese Intervention enthält einen Teil Selbsthilfe, indem das Ich in zwei Teile aufgeteilt wird, in eineiige Zwillinge (vgl. die Intervention »Auf gesunde Art mit sich sprechen mithilfe eines Zwillings« in Kap. 7.2). Dies geschieht wieder mit der Vorstellung des Sich-selbst-Kopierens.

Hier-und-jetzt-Zustand

1) Herausfinden, in welcher Situation Unterstützung gebraucht werden kann (z. B. Mut zusprechen, freundlicher Umgang mit sich selbst).

Trance

2) In die Situation hineingehen. Dort an der Stelle stoppen, wo die Unterstützung konkret gebraucht wird.
3) Sich kopieren, sodass ein eineiiger Zwilling entsteht.
4) Selbst aus der Situation heraustreten, sodass der eineiige Zwilling in der Situation beobachtet werden kann.
5) Was braucht der Zwilling?
6) Dem Zwilling das geben, was er braucht.
7) Der Klient fügt sich wieder zusammen, sodass er wieder in der Situation drin ist, nachdem er die Unterstützung, das Nährende erhalten hat.
8) Zurückkommen.

Hier-und-jetzt-Zustand

9) Gibt es noch etwas dazu zu sagen?

Anwendung

- Dissoziation: eine vergangene Situation aus der Distanz beurteilen
- Selbstfürsorge
- Fehlende Unterstützung
- Sich selbst »beeltern«
- Gesunde Selbstgespräche

8 Wahrnehmung

Die Wahrnehmung der verschiedenen Sinne zu schärfen kann dazu verhelfen und die Grundlage dafür bilden, ganz bei sich zu sein, in Assoziation zu sein und genauer zu fühlen. Darum kann es hilfreich sein, bei der Wahrnehmung anzusetzen, wenn Klienten Gefühle nicht wahrnehmen. Meist fällt die Beschäftigung mit der visuellen Wahrnehmung am leichtesten, gefolgt von der auditiven, dann der olfaktorischen, gustatorischen und kinästhetischen Wahrnehmung.

8.1 Wahrnehmung der Umwelt und anderer Personen

Um sich in der Welt zu orientieren und zu positionieren, ist es hilfreich, die Umwelt wahrzunehmen. Die Wahrnehmung ist auch die Grundlage dafür, etwas zu erinnern und Empathie zu entwickeln.[7]

Hier ankommen

Indem man erinnert, wie man hierhergekommen ist, kann es eher gelingen, ganz im Hier und Jetzt zu sein, das Innen und Außen wahrzunehmen, ganz in sich und bei sich zu sein.

Induktion

1) Herumschauen, wer und was da ist, den Raum betrachten.
2) Drei gute Atemzüge nehmen und beim dritten Ausatmen die Augen schließen.

Vertiefung

3) Aufmerksamkeit nach außen richten: Hören, was zu hören ist.
4) Aufmerksamkeit nach innen richten: Atem, Puls ...

7 Siehe dazu die Intervention »Sich in andere einfühlen« in Kapitel 9.4.

Inhalt

5) Sich erinnern: An welcher Stelle hat der Weg hierher begonnen? Den Weg in der Vorstellung nachverfolgen: Was ist dabei zu sehen, zu hören, zu spüren? Genaue Beobachtungen. Was war von Bedeutung?
   a) Sich erinnern, wie man die Tür des Gebäudes geöffnet hat: mit der linken Hand, dem rechten Arm ...?
   b) Wie war die Struktur des Fußbodens?
   c) Wie bin ich eventuell die Treppe hinaufgekommen?
   d) Welche Türen folgten dann, wie habe ich sie geöffnet?
   e) Wie habe ich diesen Raum betreten?
   f) Wie habe ich meinen Platz gefunden?
   g) Wie ist hier der Fußboden beschaffen und welche Bilder hängen an den Wänden?

Zurückkommen

6) Die Füße gut auf dem Boden spüren, die Rücken- und Sitzflächen auf dem Stuhl. Beim Einatmen die Augen öffnen.

Anwendung

- Ankommen, sich auf die Gegenwart konzentrieren
- Ganz bei sich sein
- Wahrnehmungsfähigkeit schärfen
- Gedächtnis schärfen
- Unterscheidung von Fantasie und Realität

Zuhören trainieren

Mühe beim Zuhören kann verschiedene Hintergründe haben, sei es, dass die Person zum Beispiel nicht zuhören will, weil zu viel Information auf einmal kommt oder weil zu viele Ablenkungen da sind. Diese Intervention gehört zu den Übungen, bei denen Klienten sich selbst körperlich besser zu kontrollieren lernen.

Hier-und-jetzt-Zustand

1) Situation beschreiben, in der nicht zugehört wurde.

Trance

2) An den Anfang der Situation gehen bis zu der Stelle, an der etwas gesagt wird oder eine Anweisung kommt (z. B. Mutter: »Zieh deine Schuhe an.«).
3) Sich vorstellen, wie die Anweisung in die Ohren hineinkommt.
4) Sich vorstellen, wie die Anweisung ans Gehirn weitergeleitet wird (z. B. mittels Kabel, Röhre).
5) Bei Widerstand herausfinden, was der Grund ist (z. B. verstopft Sand die Röhre).
6) Den Schaden beheben.
7) Die Botschaft zum Gehirn weiterschicken. Sagen, wenn sie dort angekommen ist.
8) Was macht das Gehirn? (Gibt z. B. Befehl an die Hände.)
9) Den Befehl rausgeben und an die richtige Stelle weiterleiten.
10) Befehl ausführen.
11) Zurückkommen.

Hier-und-jetzt-Zustand

12) Das nun auch in der Realität bei sich machen.

Anwendung

- Wahrnehmungsfähigkeit schärfen
- Zuhören
- Aufmerksamkeit, Konzentration stärken
- ADS, ADHS

Leitung putzen

Diese Intervention gehört zu den Interventionen, bei denen Klienten in der Vorstellung in den eigenen Körper eintreten, dessen Funktionstüchtigkeit überprüfen und eventuell wieder instand setzen. Ähnliche Interventionen sind »Trocken werden, bessere Blasenkontrolle bei Enuresis« (Kap. 9.1) und »Mit kleiner Spiegelfigur in den eigenen Körper eintreten« (Kap. 9.2). Besonders geeignet ist »Leitung putzen« bei Kindern und Jugendlichen, die nicht gut zuhören und Wichtiges überhören. Natürlich kann das Thema auch Erwachsene betreffen. Zuerst muss geklärt werden, ob es sich um ein (berechtigtes oder unberechtigtes) Nicht-Zuhören-Wollen handelt. Die Intervention wird im Hier und Jetzt vorbesprochen und dann in Trance durchgeführt.

1) Eine Situation finden, in der es schwierig ist, zuzuhören.
2) Gemeinsam ein Modell entwickeln: Reiz kommt durchs Ohr, ins Gehirn, wird verarbeitet; das Gehirn gibt Befehl zum Beispiel an Hände, Beine, die führen ihn aus.
3) Zum Anfang der Situation gehen.
4) Der gehörte Reiz kommt.
5) Was passiert? Was ist los?
6) Die Leitung ist unterbrochen, schmutzig oder verstopft. Entsprechend handeln.
7) Den Reiz weitergehen lassen, bis der Befehl von den Händen richtig ausgeführt wird.
8) Zurückkommen.

Anwendung

- Wahrnehmungsfähigkeit schärfen
- Aufmerksamkeit, Konzentration stärken
- Zuhören

Hinweise

- Diese Intervention kann auch im Kontext von Kapitel 11.4 »Widerstände überwinden« angewendet werden.

Assoziation und Dissoziation

Diese Intervention kombiniert die drei Unterscheidungen:

- Innen–Außen,
- Ich–Du,
- Sich-eingebettet-Fühlen versus angemessene Abgrenzung.

So wird sichergestellt, dass die Assoziation, das Ganz-in-sich-drin-Sein gestärkt wird. Nur dann ist Empathie sinnvoll.

Im folgenden Teil wird eine Situation mittels Dissoziation analysiert.

Gruppentrance:

Induktion

1) Herumschauen, wer und was um mich herum ist.
2) Augen schließen: Was ist zu hören?

3) Sich vorstellen, sich so einrichten, dass ich mich in meiner Umgebung eingebettet und von meiner Umgebung umhüllt fühle.
4) Seine Grenzen von der Außenseite des Körpers spüren: Haut, Kleider.

Vertiefung

5) Seine Grenzen von innen spüren: Sich beispielsweise vorstellen, die Haut von innen abzutasten, mit einer Taschenlampe abzuleuchten ...
6) Sein Zentrum spüren.

Inhalt

7) In der Vorstellung in eine Situation gehen, in der ich ganz bei mir, ganz in mir drin war.
8) Das Gefühl, die Empfindung bewahren.
9) Sich für den Moment von der Situation verabschieden.

Zurückkommen

10) Umgebung spüren.
11) Augen öffnen, Unterschied der Wahrnehmung mit geschlossenen und offenen Augen wahrnehmen. Ganz zurückkommen und gut durchatmen.

Einzeltrance:

Hier-und-jetzt-Zustand

1) Situation, die verwirrend oder beängstigend war.
2) Erzählen, begrenzen.
3) Gegenstände (z. B. Steine, Stifte) nehmen.
4) Hauptelemente auswählen.
5) Situation von Anfang bis Ende darstellen.
6) Die Stelle bezeichnen, die am interessantesten war.
7) Situation dort einfrieren.

Trance

8) In das Ich der Situation von damals gehen.
9) Zurückkommen.

Hier-und-jetzt-Zustand

10) Den nächsten Tranceschritt vorbereiten.

Trance

11) Sich in die andere Person versetzen.
12) Zurückkommen.

Hier-und-jetzt-Zustand

13) Von außen oder oben auf die Szene schauen und erklären, was da ablief.
14) Die Gegenstände, mit denen die Szene zuerst dargestellt wurde, wegräumen.
15) Gibt es noch etwas dazu zu sagen?

Anwendung

- Wahrnehmungsfähigkeit schärfen
- Grenzen spüren, Unterschied außen – innen spüren
- Ganz bei und in sich sein, Assoziation
- Unkontrollierte Dissoziation
- Trauma
- Aufmerksamkeit, Konzentration stärken
- ADS, ADHS

Fallbeispiel

Ein Klient beschreibt eine für ihn sehr verwirrende und verletzende Situation während einer Präsentation seines Vorgesetzten und stellt die Situation mit Klötzen und kleinen Holzfiguren nach (Abb. 11). Er wählt für sich, den Vorgesetzten und die anderen Beteiligten passende Figuren aus. In der ersten Trance versetzt der Klient sich in das »Ich« von damals (im Bild oben, zweite Figur von rechts), bei der nächsten Trance in die Rolle des Vorgesetzten (Figur ganz rechts); dabei erkennt er, wie allein und angegriffen sich der Vorgesetzte fühlt.

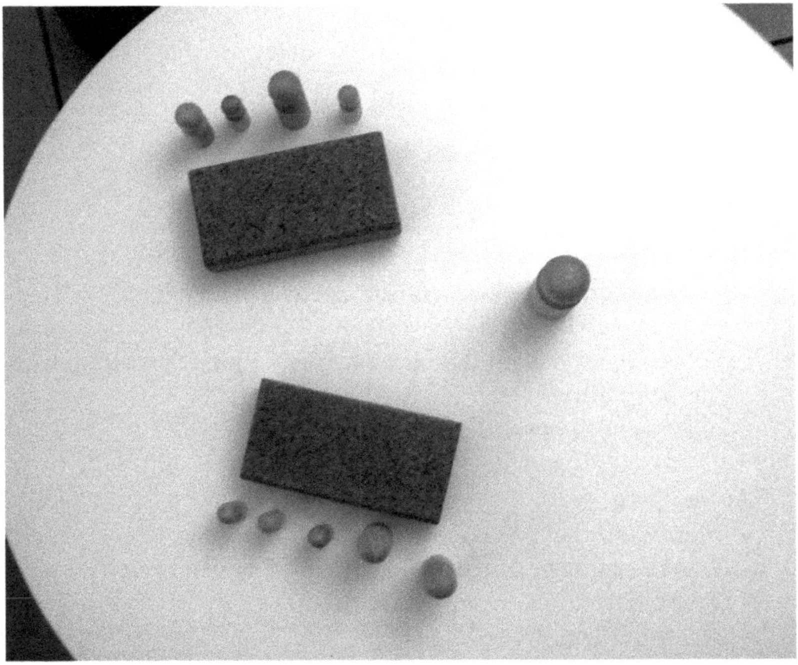

Abb. 11: Beispiel, wie ein Klient in der Therapie eine erinnerte Situation mit einfachen Mitteln nachstellt

8.2 Wahrnehmung der eigenen Person

Wahrnehmung ist die Voraussetzung für jegliches Spüren und Fühlen. Indem der Klient sich selbst wahrnimmt, kann er sich besser einschätzen und beeinflussen.

Wahrnehmung des eigenen Körpers

Die folgende Induktion und Vertiefung kann zu einer besseren Wahrnehmung des eigenen Körpers verhelfen.

Induktion

»Es kann sein, dass Sie sich so zurechtsetzen und dabei spüren, auf welche Art Sie sich besser fühlen für eine gute Trance, sei es, dass Sie vielleicht eher nach vorne rücken oder auf die Seite oder noch etwas ganz anderes tun. Wenn Sie wollen, können Sie einmal vergleichen, wie es sich anfühlt, zuerst mit offenen Augen und dann mit geschlossenen Augen.«

Vertiefung

»Ich weiß nicht, wie das bei Ihnen ist. Ist Ihr linkes Ohr entspannter, oder ist Ihr rechtes Ohr lockerer? Haben Sie schon darauf geachtet, ob der rechte kleine Finger kühler ist als der linke kleine Finger oder ob die linke Kniescheibe weicher ist als die rechte, oder ist Ihr rechtes Auge dunkler als das linke – oder das linke Auge dunkler als das rechte – oder welches Auge ist heller? Welche Farbe hat Ihre linke kleine Zehe? Hat sie eine dunklere Farbe oder eine hellere Farbe als Ihre Nasenspitze? Welche Farbe hat wohl in Ihrer Vorstellung Ihre Ferse im Vergleich zu Ihrem linken Mittelfinger? Haben Sie schon einmal darauf geachtet, ob Ihre Stirn lockerer und entspannter ist oder ob es eher Ihre Bauchregion ist? Ich weiß nicht, ob Sie Ihren dritten Wirbel von unten besonders spüren, ob dieser besser in Trance ist oder vielleicht Ihr Brustbein? Ich weiß nicht, an welcher Stelle Sie sich am wohlsten fühlen und an welcher Körperstelle Sie wohl am tiefsten in Trance gegangen sind. Sie können dann auf irgendeine Art Ihren Körper als Ganzes wahrnehmen. Und dann können Sie das einem Teil von Ihnen übergeben, während ein anderer Teil meiner Stimme folgt und einen eigenen Weg geht.«

Zurückkommen

»Ich weiß nicht, ob Sie zuerst Ihren rechten oder Ihren linken Fuß gut auf dem Boden spüren, ob Sie Ihre Sitzflächen oder Ihren Rücken besser auf dem Stuhl wahrnehmen, bevor Sie dann Ihre Augen öffnen und sich zurückorientieren.«

Anwendung

- Gebundene Energie freisetzen
- Erwartungshaltung durchbrechen
- Umgang mit Überraschungen, Unbekanntem
- Neues entstehen lassen
- Verspannung – Entspannung
- Einschlafen
- Unkontrollierte Dissoziation – Assoziation
- Trauma
- ADS, ADHS

- Körperwahrnehmung schärfen
- Induktion, Vertiefung

Hinweise

- Diese Tranceinduktion und Vertiefung enthält das Element der Verwirrung. Die Konzentration liegt auf der kinästhetischen Wahrnehmung.
- Die Trance kann als Induktion, Vertiefung oder Inhalt genutzt werden.
- *Verwirrung* lässt sich erreichen durch:
  - Überflutung
  - Unmögliches
  - Auslassen, Überspringen

Reise durch den Körper

Die verschiedenen Formen von »Reisen durch den Körper« können dazu verhelfen, ganz in sich und bei sich zu sein und sich wahrzunehmen sowie in Assoziation zu sein. Außerdem können sie auch der Kontrolle der Trance dienen.

Hier-und-jetzt-Zustand

1) Der Therapeut erklärt den Ablauf der Intervention.

Trance

2) Mithilfe des Atmens wird die Aufmerksamkeit auf den Brustbereich gerichtet.
3) Der Klient atmet gleichmäßig ein und aus.
4) Er richtet sich so ein, dass er es bequem hat.
5) Dann werden die verschiedenen Körperbereiche durchgegangen:
   - Bauch
   - Rücken
   - Gesäß, Oberschenkel
   - Knie, Unterschenkel
   - Füße
   - Schulter, Oberarme
   - Ellbogen, Unterarme
   - Hände
   - Hals, Kopf

6) Der Körper wird als Ganzes wahrgenommen.
7) Zurückkommen.

Hier-und-jetzt-Zustand

8) Der Therapeut bespricht mit dem Klienten, wie diese Trance in den Alltag integriert werden kann.

Anwendung

- Kraft entwickeln, schöpfen, Energie
- Entspannung
- Einschlafen
- Körpergefühl

Reise durch den Körper über zehn Treppenstufen

Die Reise durch den Körper über Treppenstufen kann zu noch besserer Kontrolle des Trancezustands führen und gleichzeitig die Körperwahrnehmung unterstützen.

Vertiefung und Zurückkommen

1) Sich eine Treppe vorstellen.
2) »Vielleicht ist es eine, die nach oben führt, vielleicht führt sie nach unten. Vielleicht ist sie steil oder sanft ansteigend oder abfallend, eng oder schmal.
3) Vielleicht ist die Treppe aus Holz, Metall, Beton oder einem anderen Material.«
4) Zur Treppe gehen, nacheinander auf einer Stufe stehen, bei jeder Stufe den erwähnten Körperteil beachten, dabei verschiedene Suggestionen geben wie zum Beispiel: sich so einrichten, dass es einem möglichst wohl, bequem ist, sich mithilfe des Atems noch bequemer einrichten, eine gute Aufmerksamkeit auf diesen Körperteil richten, den Körperteil erfüllen mit einer guten Aufmerksamkeit.
5) Mögliche Reihenfolge:
   - Stufe 1: Kopf, Hals
   - Stufe 2: Schulter, Oberarme
   - Stufe 3: Unterarme, Hände
   - Stufe 4: Brust
   - Stufe 5: Bauch

- Stufe 6: Rücken
- Stufe 7: Gesäß, Oberschenkel
- Stufe 8: Knie, Unterschenkel
- Stufe 9: Füße
- Stufe 10: Körper als Ganzes wahrnehmen

6) Zurückkommen: Zuerst auf Stufe 9 stehen, dann die Körperteile auf jeder Stufe wieder ins »Hier und Jetzt« zurückholen.

Anwendung

- Kontrolle der Trance
- Trancezustand wahrnehmen
- Qualität des Trancezustands beeinflussen
- Unkontrollierte Dissoziation – Assoziation
- Verspannung – Entspannung
- Wohlbefinden
- Einschlafen
- Trauma
- ADS, ADHS
- Körperwahrnehmung schärfen
- Induktion, Vertiefung

Drei-Punkte-Induktion

Diese klassische Induktionsform kann die Fähigkeit zur Steuerung der gezielten und ausgebreiteten Körperwahrnehmung fördern.

1) Die ganze Aufmerksamkeit auf die Brustregion lenken, vielleicht mithilfe des Atems, sich in dieser Region möglichst bequem einrichten.
2) Die ganze Aufmerksamkeit auf die Schulterregion lenken, vielleicht mithilfe des Atems, sich in dieser Region möglichst bequem einrichten. Manchmal ist man ganz erstaunt, was man herausfindet, um sich noch bequemer einzurichten, wo und wie man noch mehr locker lassen kann.
3) Die ganze Aufmerksamkeit auf die Kinnregion lenken, vielleicht mithilfe des Atems, sich in dieser Region möglichst bequem einrichten. Manchmal ist man ganz erstaunt, was man herausfindet, um sich noch bequemer einzurichten, wo und wie man mehr locker lassen kann.

4) Die Aufmerksamkeit auf zwei Körperstellen richten: auf die Kinn- und Schulterregion. Manche verbinden die Regionen in der Vorstellung, andere gehen hin und her, switchen; sich so einrichten, dass es einem möglichst wohl ist.
5) Die Aufmerksamkeit auf zwei andere Körperstellen richten: auf die Schulter- und Brustregion. Manche verbinden die Regionen in der Vorstellung, andere gehen hin und her, switchen; sich so einrichten, dass es einem wohl ist.
6) Die Aufmerksamkeit auf zwei andere Körperstellen richten: auf die Brust- und Kinnregion. Manche verbinden die Regionen in der Vorstellung, andere gehen hin und her, switchen; sich so einrichten, dass es einem wohl ist.
7) Die Aufmerksamkeit auf drei Körperstellen richten: auf die Brust-, Schulter- und Kinnregion. Manche verbinden die Regionen in der Vorstellung, andere gehen hin und her, switchen; sich so einrichten, dass es einem bequem ist.
8) Die Aufmerksamkeit ausbreiten lassen auf den ganzen Körper, sodass der Körper als Ganzes wahrgenommen werden kann, in einer guten Trance.
9) Zurückkommen.

Anwendung

- Verspannung – Entspannung
- Wohlbefinden im Körper
- Schmerzen
- Einschlafen
- Unkontrollierte Dissoziation – Assoziation
- Trauma
- ADS, ADHS
- Körperwahrnehmung schärfen
- Induktion, Vertiefung

Körperbild

Die Körperwahrnehmung kann ausgehend von der Körperstelle, wo sich die Person am wohlsten fühlt, angegangen werden. Indem nach der Körperstelle gefragt wird, wo sich der Klient am wohlsten fühlt, ist der Fokus ressourcenorientiert, und es passt auch für Klienten, die sich nirgends richtig wohlfühlen, denn es wird die Stelle angepeilt, die sich am wenigsten schlimm, also am wohlsten anfühlt. Die Intervention erfolgt vollständig im Trancezustand.

1) Die Körperstelle auswählen, wo der Klient sich am wohlsten fühlt. Wo ist das? Wie fühlt es sich an? Wenn es passt, die Körperempfindung verbessern, verstärken.
2) Aufmerksamkeit von dieser Stelle weglenken auf die Körperstelle, an welcher der Klient sich im Moment am unwohlsten fühlt.
3) Diese Körperempfindung in der Vorstellung aus dem Körper herausnehmen.
4) Leeren Bilderrahmen an der Wand vorstellen.
5) Darin das einfügen, was aus dem Körper herausgenommen wurde, und in den Hintergrund stellen.
6) Vom guten Körpergefühl einen Teil aus dem Körper nehmen und in den Vordergrund des Bildes stellen.

Anwendung

- Verspannung – Entspannung
- Wohlbefinden im Körper
- Umgang mit Schmerzen, Juckreiz
- Körperwahrnehmung schärfen

Herbstblatt

Die Intervention, die auch für die Selbsthypnose geeignet ist, enthält Leichtigkeit und betont die Schwerkraft. Sie verhilft dazu, den Boden zu spüren.

Hier-und-jetzt-Zustand

1) Der Therapeut erklärt, dass die Intervention davon handelt, sich ein Herbstblatt vorzustellen, wie es sich vom Baum löst, schwebt und dann den Boden findet.

Trance

2) Der Klient stellt sich vor, die Rolle des Blattes einzunehmen.
3) Er spürt die Leichtigkeit und das Gefühl, angenehm langsam auf dem Boden zu landen.
4) Der Klient spürt den Boden.
5) Zurückkommen.

Hier-und-jetzt-Zustand

6) Therapeut und Klient besprechen gemeinsam, wie die Intervention in den Alltag eingebaut werden kann.

Anwendung

- Herbst, Übergang zum Winter, dunkle Jahreszeit
- In einem Lebensübergang Leichtigkeit wahrnehmen
- Leichtigkeit
- Verspannung – Entspannung
- Wahrnehmungsfähigkeit stärken

Körperwahrnehmung mit auditiver Wahrnehmung verbinden

Indem sie den Hörsinn betont, kann diese Intervention besonders für auditiv orientierte Menschen geeignet sein oder aber dazu, die allgemeine Wahrnehmung zu erweitern.

Hier-und-jetzt-Zustand

1) Der Therapeut erklärt den Ablauf der Intervention.

Trance

2) Der Klient achtet auf Klänge und Geräusche. Dabei hört er genau hin, um diese zu unterscheiden.
3) In der Vorstellung werden diese Geräusche angereichert, sodass eine Melodie entsteht.
4) Der Klient wird von der Musik umhüllt und fühlt sich eingebettet.
5) Die Aufmerksamkeit wird von außen nach innen gerichtet, genau auf die Körperstelle, wo sich der Klient am wohlsten fühlt.
6) Der Klient soll eine Melodie finden, die dazu passt. Was für eine Melodie oder Musik passt dazu?
7) Der Klient soll dieses Gefühl ausbreiten, sodass er seinen Körper als Ganzes wahrnimmt.
8) Der Klient soll eine Melodie finden, die zum Körper als Ganzes passt.
9) Zurückkommen.

Hier-und-jetzt-Zustand

10) Therapeut und Klient besprechen, in welchen Situationen diese Methode angewendet werden kann.
11) Was gibt es noch zu sagen?

Anwendung

- Induktion, Vertiefung
- Lärm
- Umgang mit störenden Geräuschen
- Schlaf, Einschlafen
- Konzentration
- ADS, ADHS
- Schärfen der auditiven Wahrnehmung
- Körperwahrnehmung schärfen

Hinweise

- Im Körper können ganz unterschiedliche Gefühle wahrgenommen werden.
- Es können auch zwei gegensätzliche Körperstellen wahrgenommen werden: eine, die am wachsten ist und eine andere, die am entspanntesten ist.

Körperwahrnehmung mit Zahlen oder Ziffern

Synästhesien können auch mit Ziffern und Zahlen erfolgen, um die kinästhetische Wahrnehmung zu unterstützen. Diese Intervention ist für Personen geeignet, die Zahlen mögen oder gerade einen Widerwillen gegenüber Zahlen empfinden.

Hier-und-jetzt-Zustand

1) Der Therapeut erklärt den Ablauf der Intervention.

Trance

2) Der Klient nennt die Körperstelle, wo am meisten Spannung vorhanden ist. Welche Zahl passt dazu?
3) Der Klient nennt die Körperstelle, die sich am entspanntesten anfühlt. Welche Zahl passt dazu?
4) Der Klient nennt die Körperstelle, die am hellsten ist. Welche Zahl passt dazu?

5) Der Klient nennt die Körperstelle, welche am dunkelsten ist. Welche Zahl passt dazu?
6) Der Klient nennt die Körperstelle, welche sich am weichsten anfühlt. Welche Zahl passt dazu?
7) Der Klient nennt die Körperstelle, welche sich am härtesten anfühlt. Welche Zahl passt dazu?
8) Die Körperwahrnehmung so weit ausbreiten, dass der Körper als Ganzes wahrgenommen wird.
9) Der Klient nennt eine Zahl, die zum Körper als Ganzes passt. Alternativ können auch ganz viele Zahlen über den Körper verteilt sein. Welche Zahl passt zum Körper als Ganzes? Oder sind einfach ganz viele Zahlen auf dem Körper verteilt?
10) Zurückkommen.

Hier-und-jetzt-Zustand

11) Was gibt es dazu zu sagen?

Anwendungen

- Dyskalkulie
- Aversion gegenüber Rechnen, Mathematik
- Freude an Zahlen
- Körperwahrnehmung schärfen

Körperwahrnehmung mithilfe von Vergleichen

Genaues Wahrnehmen basiert immer auf Vergleichen. So kann beispielsweise mit vergangenen Erfahrungen verglichen werden, zum Beispiel: Heute ist es wärmer als gestern. Die Wahrnehmung kann auch räumlich erfolgen. In der folgenden Intervention wird innerhalb des Körpers verglichen, um genaueres und differenziertes Wahrnehmen zu ermöglichen.

Hier-und-jetzt-Zustand

1) Der Therapeut erklärt den Ablauf der Intervention.

Trance

2) Der Klient wird gefragt, ob sich das linke Ohr oder der Bauch wärmer anfühlt.
3) Der Klient wird gefragt, ob sich das linke Ohr oder das rechte Knie heller anfühlt.

4) Weitere Qualitäten im Sinne von Ressourcen (z. B. weich, locker, farbig, wach) werden genannt und zwischen zwei Körperstellen verglichen.
5) Die Körperwahrnehmung soll auf den ganzen Körper ausgebreitet werden.
6) Zurückkommen.

Hier-und-jetzt-Zustand

7) Abschlussfrage: Was gibt es dazu zu sagen?

Anwendungen

- Körperwahrnehmung schärfen
- Flexibilität, Beweglichkeit
- Induktion, Vertiefung

Hinweise

- Die Verbesserung der Wahrnehmungsfähigkeit durch Vergleichen ist generell sinnvoll.

Körperwahrnehmung mit guter Balance

In der folgenden Teilearbeit innerhalb des Körpers wird mit zwei Teilen, mit Gegensatzpaaren, gearbeitet. Oft fällt es leichter, die differenzierte Wahrnehmung mit Gegensätzen zu beginnen, als sie direkt anzustreben. Durch die Balance entsteht etwas Drittes, also schon eine Erweiterung.

Hier-und-jetzt-Zustand

1) Der Therapeut bespricht mit dem Klienten den Ablauf der kommenden Intervention.

Trance

2) Der Klient nennt die wichtigste Stelle an seinem Körper.
3) Dann lenkt er seine Aufmerksamkeit von dieser Stelle weg und findet die unwichtigste Körperstelle.
4) Er soll eine Verbindung zwischen diesen beiden Stellen schaffen, zum Beispiel in Form einer elektrischen Leitung.
5) Nun findet der Klient seine ordentlichste und die chaotischste Körperstelle.

6) Er stellt wieder eine Verbindung her.
7) Der Therapeut fragt nach dem Gefühl des Klienten und danach, ob sich diese Verbindungen kreuzen.
8) Die Aufmerksamkeit auf den ganzen Körper ausbreiten lassen.
9) Zurückkommen.

Hier-und-jetzt-Zustand

10) Was gibt es noch dazu zu sagen?

Anwendung

- Körperwahrnehmung
- Kinästhetische Wahrnehmung schärfen
- Wahrnehmen der eigenen Kräfte, Energie
- Unangenehme Körperempfindungen, zum Beispiel Kribbeln, Taubheit

Hinweise

- Es können ganz unterschiedliche Wahrnehmungsgegensätze gebraucht werden.
- Die Gegensatzpaare sollen dem Thema, an dem der Klient gerade arbeitet, angepasst werden.
- Es können auch mehr als drei Gegensätze mit einer Leitung verbunden werden.
- Die Intervention kann als Induktion und/oder Vertiefung verwendet werden.

Bei positiven und negativen Ereignissen erforschen, wie Erinnern und Vergessen funktionieren

Auch in dieser Intervention wird mit Gegensätzen gearbeitet, um eine differenzierte Wahrnehmung von Erinnerungen anzustreben.

1) Der Therapeut fragt nach einem positiven und einem negativen Ereignis (kein traumatisches, sondern z. B. ein ärgerliches).
2) Er bestimmt, welches Ereignis der Klient zuerst erzählt.
3) Der Klient erzählt zuerst das eine, dann das andere Ereignis. Der Therapeut beobachtet und notiert, wie der Klient Folgendes erwähnt:

   - Visuelle, auditive, kinästhetische Details
   - Andere beteiligte Personen
   - Dynamische versus statische Elemente
4) Gemeinsam den Unterschied zwischen dem positiven und dem negativen Ereignis besprechen.
5) Besprechen, was das für den Alltag des Klienten bedeuten kann.

Anwendung
- Wahrnehmung und Gedächtniskontrolle
- Vergessen, Erinnern
- Trauma

Hinweise
- Der Therapeut achtet darauf, dass das Schildern des positiven Ereignisses eher länger dauert als das des negativen.

Induktion für die Selbsthypnose (von Bernhard Trenkle)

Auch diese Intervention unterstützt die Wahrnehmungsfähigkeit und dadurch den Klienten dabei, ganz bei sich zu sein.

Hier-und-jetzt-Zustand
1) Der Therapeut erklärt den Ablauf der Intervention und deren Ziel, die Wahrnehmung zu schärfen.

Trance
2) Der Klient soll einen Punkt fixieren, um auf diese Weise in eine Trance zu finden.
3) Drei Durchgänge werden absolviert:
   - Visuell: Was sieht der Klient (z. B. ein Bild an der Wand)?
   - Auditiv: Was hört der Klient (z. B. Schritte im Gang)?
   - Kinästhetisch: Was spürt der Klient (z. B. ein warmes Gefühl im Bauch)?
4) Dann folgen nochmals drei Durchgänge, während der die vom Klienten wahrgenommenen Elemente variieren oder gleich bleiben können.
5) Anschließend wird dies mit zwei visuellen, akustischen, kinästhetischen Wahrnehmungen durchgeführt.

6) Der Klient geht in der Vorstellung zu einem vergangenen Erlebnis, bei dem er sich geborgen und sicher gefühlt hat.
7) Er stellt sich vor, ganz im Ereignis drin zu sein.
8) Dort werden die Schritte 2–5 wiederholt und die visuellen, auditiven und kinästhetischen Aspekte in 4, 3, 2, 1 Durchgängen benannt.
9) Zurückkommen.

Hier-und-jetzt-Zustand

10) Der Therapeut bespricht mit dem Klienten, wie dieser Selbsthypnose in seinen Alltag einbauen kann.

9 Kontrolle und Einfluss, Selbstwirksamkeit

Kontrolle, Einfluss oder Selbstwirksamkeit sind die Gegenstücke von Hilflosigkeit. Die bekannte »Weisheit mit den drei Wünschen« kann die Thematik in Zusammenhang mit der eigenen Einflussnahme und Selbstwirksamkeit verdeutlichen:

- Gib uns die Gelassenheit, alles das hinzunehmen, was nicht zu ändern ist,
- die Kraft zu ändern, was nicht länger zu ertragen ist, und
- die Weisheit, das eine vom anderen zu unterscheiden.

In einer schwierigen oder unangenehmen Situation geht es zuerst darum, herauszufinden, ob direkt auf die Situation Einfluss genommen werden kann oder nicht. Hier sollten auch die kleinsten Freiheitsgrade und Einflussmöglichkeiten genutzt werden. Wenn die Situation nicht willentlich veränderbar ist, muss ein Weg gefunden werden, damit umzugehen, um sich dennoch möglichst gut zu fühlen.

Einfluss auf das eigene Leben und auf Situationen zu nehmen, angemessene Kontrolle auszuüben und selbstwirksam zu sein sind wichtige Elemente des Selbstwertes und tragen wesentlich zum Wohlbefinden und zur Lebenszufriedenheit bei.

Den Begriff *Selbstwirksamkeit* (engl.: »self-efficacy belief«) rief 1977 Albert Bandura ins Leben. Bandura, der vor allem durch seine Studien des Modelllernens berühmt wurde, fiel auf, dass ein spezifischer Mediator die Wirkung seiner Psychotherapie beeinflusste: die Selbstwirksamkeit der Patienten.

Der Begriff Selbstwirksamkeit grenzt sich von den Begriffen Selbstwert, Selbstbild und Identität ab. Alle vier Begriffe hängen jedoch eng zusammen. Seit Bandura sind zahlreiche Studien über Selbstwirksamkeit erschienen. Besonderen Einfluss hat die Selbstwirksamkeit auf die Selbstregulation bzw. -kontrolle sowie auf die Erreichung von Zielen (Baumeister a. Vohs 2011).

Darum ist es wichtig, den Klienten darin zu unterstützen, aus seiner Opferhaltung, dem Wenn-dann- und dem Sündenbockdenken herauszufinden und zu angemessener Selbstwirksamkeit zu kommen.

Auch in Zusammenhang mit Leistung ist Selbstwirksamkeit ein wichtiges Element. Bandura (1977) beschreibt eigene Erfolgs-/Misserfolgserlebnisse als größte Quelle für Selbstwirksamkeit, Selbstwert, Selbstbild und Identität. Wie Nuber (2011, S. 1–11) hervorhebt, glauben Menschen mit der Überzeugung von Selbstwirksamkeit, ihre Ziele aus eigener Kraft zu erreichen und Situationen durch eigenes Handeln beeinflussen zu können. Laut Nuber erachtet der Medizinsoziologe Leonard Pearlin Selbstwirksamkeit aus zwei Gründen fürwichtig (ebd.):

- Personen, die glauben, ihr Leben und die Lebensumstände wirksam beeinflussen zu können, gehen grundsätzlich zuversichtlicher durch den Tag, als solche, die immer mit dem Schlimmsten rechnen.
- Wer glaubt, auch mit schwierigen Situationen fertig zu werden, übersteht Herausforderungen tatsächlich unbeschadeter als jemand, der von sich selbst in dieser Hinsicht weniger erwartet.

Die Forschung und die Theorie der Verhaltensänderung (Bandura 1999) ist maßgeblich von der Prämisse beeinflusst worden, dass Menschen sich entsprechend ihrer selbst wahrgenommenen eigenen Leistungsfähigkeit verhalten.

9.1 Kontrolle über sich

Angemessene Kontrolle über die eigenen Gefühle, Gedanken und das eigene Verhalten wirkt sich gut auf das Wohlbefinden aus, indem sie hilft, sich als selbstwirksam zu erleben und aus der Hilflosigkeit herauszufinden. Auch der Selbstwert wird unterstützt, wenn die Selbstwirksamkeit zunimmt.

Stimmungs-App

Ursprünglich habe ich diese Intervention in Zusammenhang mit Jugendlichen entwickelt, bei denen die Stimmung sehr schnell kippt. Selbstverständlich wird sie immer in Zusammenhang mit anderen Methoden verwendet, um beispielsweise herauszufinden, was den Stimmungsumschwung bewirkt hat und welche anderen nachhaltigen Strategien angewendet werden können. Es ist erstaunlich, wie stark Klienten jeden Alters ihre Stimmung verbessern können, wenn sie die folgende Intervention konsequent regelmäßig anwenden.

Hier-und-jetzt-Zustand

1) Eine Situation beschreiben, in welcher der Klient in ungesunder Stimmung war; dies kann auch die momentane Stimmung sein.
2) Welches Icon für die »Schlechte-Laune-App passt dazu (Beispiele: brauner Punkt, schwarze Schlange)?
3) Welches Icon passt zur »Gute-Stimmung-App«?

Trance

4) In die Situation mit der schlechten Stimmung gehen.
5) App schließen.
6) Schlechte-Laune-App vom Bildschirm seitlich herüber- und wegwischen.
7) Gute-Stimmung-App holen.
8) App öffnen.
9) Gute Stimmung spüren. Behalten.
10) Zurückkommen.

Hier-und-jetzt-Zustand

11) Besprechen, in welchen zukünftigen Situationen die Intervention angewendet werden kann.

Anwendung

- Einfluss auf die Stimmung nehmen
- Depression, depressive Stimmung
- Schlechte Stimmung, Atmosphäre
- Selbstwirksamkeit

Ungesunde Selbstgespräche oder Gedanken in gesunde verwandeln

Ungesunde Selbstgespräche und Gedanken kommen in unterschiedlichen Situationen vor, etwa Befürchtungen im Sport wie »Das geht sowieso nicht!« oder kreisende Sorgengedanken, welche die Person daran hindern, sich auf etwas zu konzentrieren, eventuell sogar in Verbindung mit Zwangsgedanken.

Die Gedanken können in einer bestimmten Situation gesund sein, beispielsweise wenn jemand einige Zeit vor einem Wettkampf erkennt, dass er zu wenig geübt hat, und in einer anderen Situation ungesund, beispielsweise unmittelbar vor dem Wettkampf. Deshalb wird von »ungesunden« und nicht von »negativen« Gedanken oder Selbstgesprächen gesprochen.

Ungesunde Gedanken können nicht einfach gestoppt oder zerstört werden, bevor nicht eine gesunde Variante entwickelt wurde und an diese Stelle tritt. Sonst kann ein Vakuum, ein Loch und somit ein Sog entstehen.

Hier-und-jetzt-Zustand

1) Situation beschreiben, in der ungesunde Selbstgespräche stattgefunden haben.
2) Ungesunde Sätze, Selbstgespräche aufzählen.
3) Welche Gespräche sind gesünder? Therapeut und Klient erarbeiten gemeinsam gesunde Sätze.

Trance

4) Zu den ungesunden Gesprächen gehen.
5) Sie hören.
6) Alle ungesunden Sätze (z. B. mit Spaghettizange) aus dem Körper herausnehmen. Sie außerhalb des Körpers hören.
7) Ungesunde Gespräche leiser stellen (z. B. mit Drehschalter).
8) Gesunde Gespräche oder gesunde Stimme von außen hören. Sagen, wenn man sie hören kann.
9) Stärker, lauter, klarer machen.
10) Die gesunden Gespräche ganz in sich hineinnehmen, sodass sie innen gehört werden.
11) Sagen, wenn man sie spüren kann.
12) Zurückkommen.

Hier-und-jetzt-Zustand

13) Gibt es noch etwas dazu zu sagen?

Anwendung

- Zwänge
- Selbstabwertung , Selbstbeschimpfung
- Zu viele Sorgen

- Selbstvertrauen
- Leistung
- Selbstfürsorge
- Einen gesunden Umgang mit sich selbst finden
- Sport

Magische Dusche

Klienten dürfen magische Vorstellungen dann nutzen, wenn sie diese als magisch erkennen und kontrollieren können. Gerade Klienten mit Zwangsvorstellungen berichten häufig davon, sich beschmutzt oder kontaminiert zu fühlen, obwohl sie einschätzen können, dass dies objektiv gesehen nicht der Fall ist. Diese Intervention kann Klienten dazu verhelfen, mehr Kontrolle über solche Vorstellungen und die zugehörigen Gedanken zu gewinnen.

Hier-und-jetzt-Zustand

1) Situationen finden, in denen die Vorstellung auftaucht, »schmutzig« zu sein, zum Beispiel im Chemieunterricht, in einer Menschenmenge, nach dem Händeschütteln.
2) Welche Vorstellung einer reinigenden magischen Dusche oder eines magischen (z. B. sonnengelben) Wassers würde passen?

Trance

3) In der Vorstellung in die beschriebene Situation gehen.
4) Sobald »schmutziges« Gefühl auftauchen will, stoppen.
5) Magische Dusche anlassen.
6) Sobald genug Sauberkeit erreicht ist, die Situation bis zum Schluss laufen lassen.
7) Zurückkommen.

Hier-und-jetzt-Zustand

8) Besprechen, in welchen Situationen die Intervention angewendet werden kann.

Anwendung

- Zwänge
- Zwangshandlung,

- Zwangsgedanken
- Gesunden Umgang mit sich selbst finden

Hinweise
- Immer wieder im Alltag anwenden.
- Nur anwenden, wenn keine reale, potenziell gefährliche Verschmutzung vorliegt.
- Die Klienten müssen magisches und reales Denken unterscheiden können. Ihnen muss klar sein, dass es sich um eine magische Methode handelt.
- Achtung: Immer aufpassen, dass die Intervention nicht selbst zum Zwang wird!
- Das Prinzip, eine Zwangshandlung in der Vorstellung in magischer Weise auszuführen, kann zum Beispiel auch bei Kontrollzwang genutzt werden (in der Vorstellung kontrollieren, Kontrollmaschine einrichten).

Chef des anderen, schädlichen Teils von sich werden

Hier-und-jetzt-Zustand
1) Eine Situation finden, in der ein schädlicher, zerstörerischer Teil wirksam ist.

Trance
2) In diese Situation hineingehen. Situation anhalten.
3) Dem zerstörerischen Teil eine Gestalt geben (z. B. grüner Kobold, Kröte, Schreihals).
4) Einen Weg finden, diesen Teil zu erziehen, zu zähmen, sein Chef zu werden, statt ihn zu zerstören. Daran arbeiten, bis dieser Teil gezähmt ist und gehorcht.
5) Was braucht dieser Teil? Wie kann er genährt werden?
6) Den Teil nähren.

Hier-und-jetzt-Zustand
7) Zurückkommen.

Anwendung
- Mehr Kontrolle über einen ungesunden oder schädlichen Teil
- Stärke dieses Teils wahrnehmen und nutzen

- Zwänge
- Angst
- Perfektionismus
- Eifersucht
- Rachegedanken
- Aggression, Gewalt
- Suizidgedanken
- Ritzen
- Sich quälen

Bessere Blasenkontrolle und Trocken-Werden bei Enuresis

Kinder, Jugendliche und Erwachsene melden sich oft zur Hypnotherapie an, weil sie die Blase tagsüber und vor allem nachts nicht ausreichend kontrollieren können und deshalb einnässen. Zuerst wird geklärt und werden Hypothesen erstellt, welche Faktoren zur fehlenden Kontrolle beitragen könnten. Sind es vor allem körperliche Gründe (auch dann macht es Sinn, die Kontrolle mental zu unterstützen) oder spielen eventuell systemische Gründe mit wie Aggression, Hilflosigkeit gegenüber den Eltern oder der Situation, Verwöhnen, Überforderung etc. Vielleicht liegen die Ursachen aber eher auf der Ebene des Individuums, wie zum Beispiel allgemeiner Mangel an Kontrolle, Überforderung, Selbstunsicherheit, Unreife. Selbstverständlich wird in der Psychotherapie auch auf systemischer und individueller Ebene auf diese Faktoren eingewirkt.

Meist werden mit Kindern und Jugendlichen situationsabhängig Abmachungen getroffen, etwa dass sie im Pfadfinderlager oder Schullandheim ein Medikament gegen Bettnässen (z. B. Tabletten oder ein Nasenspray mit dem Wirkstoff Desmopressin) einnehmen, wie sie Windeln unbemerkt entsorgen können, ob die Leitung vorab informiert werden soll, wie die Familie zu Hause damit umgeht, ob sie Windeln tragen und ihr Bettzeug selbst abziehen und waschen etc. Meist sind viele andere Wege schon erfolglos probiert worden, zum Beispiel mit verhaltenstherapeutischen Maßnahmen (tabellarische Verlaufskontrolle, bei der jede Nacht dokumentiert wird: bei Einnässen mit Regensymbol, bei Trockenheit mit Sonnensymbol) oder Hilfsmitteln wie Hosen mit Alarmfunktion etc.

Bei Enuresis sind die Themen angemessene Kontrolle, Selbstwirksamkeit, genaue Wahrnehmung und Selbstverantwortung wichtig. Im ersten Schritt geht es darum, sich dem Thema des Einnässens überhaupt zu stellen. Die meisten betroffenen Kindern und Jugendlichen weigern sich, darüber zu reden oder gar in Therapie zu kommen. Wenn sie sich bereit erklären mitzuarbeiten, kann es sein, dass sie erwarten, das Symptom wie durch ein Wunder ohne ihre Mitarbeit zum Verschwinden zu bringen. Darum ist es oft eine Herausforderung, die Klienten zur Mitarbeit zu gewinnen.

Im ersten Teil dieser Intervention geht es darum, sich dem Thema überhaupt zu stellen, dem Symptom also gewissermaßen ins Auge zu blicken und Informationen zu erhalten. Indem der Regulationsprozess des Harndrangs zunächst in einfacher Form aufgezeichnet (Abb. 12) und danach in Trance geprüft und positiv beeinflusst wird, kann die genaue Wahrnehmung verbessert werden.

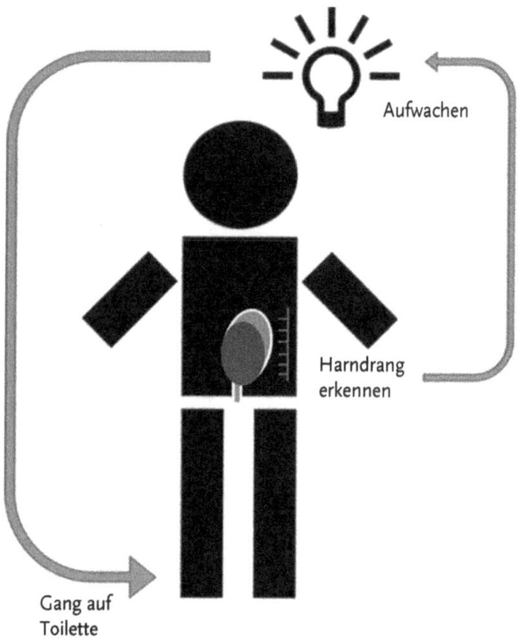

Abb. 12: Vereinfachte Darstellung, wie sie mit dem Klienten erstellt werden kann

In Trance werden zuerst Blase und Blasenausgang angeschaut, eventuell wird der Ausgang verbessert. Dann wird geprüft, ob die Wahrnehmungssensoren vorhanden sind, die messen, ob die Blase voll ist, ob die »Leitung« zum Gehirn gut funktioniert oder eventuell »verstopft« ist. Im Gehirn wird geschaut, ob der Knopf für das Signal für die Handlung, aufzuwachen und zur Toilette zu gehen, funktioniert. Ist die Blase noch nicht voll, dürfte der Signalknopf keine Reaktion zeigen. (Anders verhält es sich z. B. bei einer Reizblase: In diesem Fall reagiert der Signalknopf zu früh, wenn die Blase noch nicht voll ist. Dann muss der Signalknopf repariert werden, sodass er nur dann reagiert, wenn die Blase voll ist.)

Dieses Vorgehen dient der Selbstwirksamkeit, da in Trance alles selbst »repariert« wird.

Hier-und-jetzt-Zustand

1) Therapeut und Klient erstellen gemeinsam eine Zeichnung. Diese stellt die Blase dar, welche ein Ventil und eine Anzeige hat. Wenn die Blase voll ist, wird ein Signal an das Gehirn gesendet, sodass der Klient aufsteht und die Toilette aufsucht (Abb. 12).
2) Der Klient wird darauf vorbereitet, dass in der Trance jeder Schritt durchgegangen wird, um zu prüfen, was nicht klappt und was noch verbessert werden muss.

Trance

3) In der Vorstellung wird die Aufmerksamkeit auf die Blase gerichtet.
4) Der Klient kontrolliert, repariert und verbessert alle möglichen Mängel. Beispielsweise wird bei einer verstopften Leitung zwischen Blase und Gehirn einmal (z. B. mit Kaminfegerbesen) durchgeputzt.
5) Zurückkommen.

Hier-und-jetzt-Zustand

6) Der Therapeut erklärt, dass diese Kontroll- und Reparaturtrance jedes Mal vor dem Einschlafen durchgeführt werden soll.

Anwendung

- Enuresis (Bettnässen)
- Blasenkontrolle
- Reizblase

Hinweise

- Dan Kohen wendet diese Intervention in ähnlicher Form an (persönliche Mitteilung).

Dem Symptom ins Auge blicken – Version I

Sich einem Problem zu stellen oder einem Symptom ins Auge zu blicken ist eine große Herausforderung. Die meisten Leute tendieren dazu, bei Problemen wegzuschauen, sie zu ignorieren oder als etwas Großes, Unüberwindbares zu definieren, das sie wegen seiner scheinbaren Größe nicht genau anschauen. Dies kann dazu führen, dass die Betroffenen ihr Thema oder Problem nicht angehen und sich in der Folge hilflos fühlen.

Bei dieser Intervention wird jeweils nur eine einzige konkrete Situation ausgewählt mit dem Ziel, den Eindruck der Klienten, »Immer wieder passiert ›es‹ mir«, zu minimieren. Solange die Klienten denken, ein »Es« sei die Ursache, fühlen sie sich passiv und hilflos. Erst wenn sie sich in der Situation als aktiv und handlungsfähig erleben, können sie Selbstwirksamkeit erfahren.

Zunächst wird die ausgewählte Situation eingegrenzt, um ihre Analyse und Bewältigung zu erleichtern. Dann wird sie (und die mit ihr verbundene Bedrohung) schrittweise besprochen und zu diesem Zweck immer wieder kontrolliert gestoppt. Indem die Klienten überlegen, welcher Behälter dem Ausmaß ihrer Angst in diesem Moment entspricht, wird ihr ungesundes Muster unterbrochen, beispielsweise emotional zu überreagieren. Sie ermitteln die Intensität ihres Gefühls mit unterschiedlich großen Behältern als Maßeinheiten. Das suggeriert ihnen, ihr Gefühl sei begrenzt, weil es darin Platz hat, statt sie wie früher zu überwältigen. Dieses Vorgehen fördert im Gegensatz zu Skalen, zum Beispiel von 1 bis 10, die Kreativität der Klienten: Sie müssen stets von Neuem den passenden Behälter finden. Außerdem passen die Klienten dadurch ihre Skala ihren eigenen Bedürfnissen an. Sie binden ihre Energie, indem sie jedes Mal den angemessenen Behälter finden.

Hier-und-jetzt-Zustand

1) Das Thema darstellen und definieren, was gemessen werden soll (z. B. Angst, Ärger).
2) Zum gewählten Thema eine konkrete Situation in der Vergangenheit finden.

3) Begrenzen der Situation: Anfang und Abschluss definieren.

Trance
4) Zum Beginn der Situation gehen. Anhalten. Was ist hier zu sehen, zu hören?
5) Die Situation Stück für Stück durchgehen, jeweils fragen: »Und wie geht es dann weiter?«
6) Stoppen und jeweils einen Behälter auswählen, der zum Ausmaß des Symptoms passt (z. B. Angst).
7) Bis Abschluss der Situation gehen.
8) Zurückkommen.

Hier-und-jetzt-Zustand
9) Gibt es noch etwas dazu zu sagen?

Anwendung
- Angst
- Getriebensein (bei Zwang, Sucht)
- Ärger
- Eifersucht
- Mehr Kontrolle über einen ungesunden, schädlichen Teil gewinnen
- Rachegedanken
- Aggression, Gewalt
- Selbstabwertung

Hinweise
- Genau definieren, was gemessen wird. Jeweils nur ein Gefühl auf einmal messen.
- Die Situation, die jeweils bearbeitet wird, soll nicht zu lange dauern, damit die Kraft des Klienten zur Bearbeitung reicht.
- Je stärker das Gefühl ist, desto häufiger muss gestoppt und gemessen werden.

Etwas bewusst auf die Seite legen

Über Belastendes und Störendes gewinnt man oft nur dann mehr Kontrolle, wenn es für eine begrenzte Zeit beiseitegelegt wird. Störendes sollte nicht zerstört oder verbrannt werden, da es sonst wieder unkontrollierbar werden kann. Dadurch kann es schlecht wieder hervorgeholt werden, wenn es nötig sein sollte.

Hier-und-jetzt-Zustand

1) Inhalte bestimmen, die für den Moment so zur Seite gelegt werden sollen, dass sie nicht stören.
2) Behälter zur Aufbewahrung festlegen, zum Beispiel Schachtel, Truhe, Koffer.

Trance

3) Die Inhalte in der Vorstellung hervorholen, die versorgt und bewahrt werden sollen.
4) Einen Inhalt nach dem anderen in einen Gegenstand verwandeln (z. B. Stein, Kastanienhülle, Nagel).
5) Diese Gegenstände in der Vorstellung in den Behälter legen.
6) Behälter schließen. Wenn der Behälter mit dem Schlüssel verschlossen wird, darauf achten, dass der Schlüssel so aufbewahrt wird, dass er bei Bedarf wieder auffindbar ist.
7) Den Behälter so aufbewahren, dass er nicht stört.
8) Zurückkommen.

Hier-und-jetzt-Zustand

9) Besprechen, dass der Inhalt bei Bedarf wieder zur Verfügung steht.

Anwendung

- Wichtiges von Unwichtigem unterscheiden
- Sich in schweren Zeiten nicht nur um das Schwere kümmern, sondern sich auch auf anderes Wichtiges konzentrieren (z. B. sich um die Kinder oder die Arbeit kümmern etc.)
- Umgang mit Belastendem

Muster verändern

Hier-und-jetzt-Zustand

1) Ungesundes Verhaltensmuster (z. B. Erbrechen, zu viel essen, Zwangshandlungen, Wutanfall, Eifersucht) benennen, das man verändern möchte.
2) Vorbesprechen, in welcher Weise dieses Muster dargestellt werden könnte, zum Beispiel gestickt oder gezeichnet, also visuell, oder auditiv als Melodie oder kinästhetisch, durch Bewegung oder Tanz.

Trance

3) Achtgeben, welches Muster in der eigenen Vorstellung auftaucht.
4) Neues Muster finden, das einem besser gefällt. Manchmal sind mehrere Versuche und längeres Ausprobieren erforderlich.
5) Spüren, wie sich das Muster als Körpergefühl anfühlt. Dieses Gefühl klar und stark machen, bewahren und im Gedächtnis ablegen.
6) Zurückkommen.

Hier-und-jetzt-Zustand

7) Gibt es noch etwas dazu zu sagen?

Anwendung

- Ungesunde Muster und Verhaltensweisen
- Anorexie
- Bulimie
- Essstörungen
- Impulsausbrüche
- Zwänge
- Selbstbeschimpfung
- Grübeln
- Kreisende Gedanken

Alltagstrance kontrollieren

Oft fallen Klienten unkontrolliert in eine Spontantrance. Manchmal geraten sie in einen ungesunden Trancezustand wie zum Beispiel bei einer Panikattacke oder Selbstabwertung. Oder sie fallen in einen eher positiven Trancezustand, wenn beispielsweise in einer Arbeitssituation Fokussierung gefragt ist und die Klienten in eine tagträumende Trancesituation abrutschen. Um herauszufinden, ob der Trancezustand eher positiv oder aber vor allem ungesund ist, ist es wichtig, den Trancezustand an sich und die Qualität der Trance zu kontrollieren. Diese Fähigkeit lässt sich durch die nun folgende Intervention aufbauen und stärken.

Hier-und-jetzt-Zustand

1) Anhand von Beispielen erklären, was eine Alltagstrance ist (z. B. beim Zugfahren hinausschauen)
2) Den Unterschied zwischen positiver und ungesunder Trance erklären. Für beide Varianten Beispiele im Alltag finden.
3) Erfragen, wie der Klient sich in eine gute und wie in eine ungesunde Trance bringt.
4) Erfragen, wie der Klient in eine ungesunde Trance gerät.

Trance

5) In eine ungesunde Trance gehen.
6) Kurz zurückkommen.

Hier-und-jetzt-Zustand

7) Sich ganz im Hier und Jetzt orientieren.

Trance

8) In eine positive Trance gehen.
9) Kurz zurückkommen.

Hier-und-jetzt-Zustand

10) Besprechen, wie der Klient aus der Trance herauskommt.
11) Nach einer Situation im Alltag fragen, bei der es schwierig ist, aus dem Trancezustand herauszukommen. Meist handelt es sich um eine ungesunde Trance (z. B. Angstzustand, Sich-Sorgen-Machen), es kann aber auch eine positive Trance sein (z. B. Abdriften in der Schule).

Trance

12) In diese Situation gehen, in diese Trance gehen.
13) Gemeinsam Wege ausprobieren, wie der Klient aus der Trance herauskommt.

Hier-und-jetzt-Zustand

14) Am Schluss nochmals die Wege zusammenfassen.
15) Den Auftrag erteilen, das im Alltag auszuprobieren und anzuwenden.

Anwendung

- Kontrolle der Trance, des Trancezustands
- Auf die Trancequalität Einfluss nehmen
- Verschiedene Trancezustände wahrnehmen, kennenlernen
- Wege aus ungesunden Trancen finden
- Sich selbst in positiven Trancezustand führen

Hinweise

- Der Therapeut soll den Klienten zwar in einen negativen Trancezustand hineingehen lassen, dabei aber darauf achten, dass der Klient nicht in eine zu tiefe Trance gelangt.

Realitätscheck von Gestalten und Erscheinungen

Nicht nur bei Wahnvorstellungen, sondern auch bei Wahrnehmungen im Halbschlaf oder in anderen Situationen ist es meist sinnvoll, wenn Klienten selbst abschätzen können, wie real ihre Vorstellung ist. Das hilft, bei Hilflosigkeit und Angst zu mehr Selbstwirksamkeit und Sicherheit zu kommen.

Hier-und-jetzt-Zustand

1) Der Klient nennt eine konkrete Situation, in der eine Gestalt auftauchte, bei welcher er unsicher gewesen ist, ob sie real ist (Schattengestalt, Geist o. Ä.).
2) Therapeut und Klient überlegen gemeinsam, wie ein Realitätscheck durch den Klienten aussehen kann, zum Beispiel prüfen, ob die Gestalt einen Schatten wirft, sie berühren, ihr eine Frage stellen, die man selbst nicht beantworten kann, die aber überprüfbar ist.

Trance

3) Die Gestalt in der Vorstellung auftauchen lassen.
4) Realitätscheck in der Vorstellung durchführen, sodass er dann im Alltag funktioniert.
5) Zurückkommen.

Hier-und-jetzt-Zustand

6) Der Klient wendet die Strategie im Alltag an und berichtet in der nächsten Sitzung.

Anwendung

- Schizophrenie
- Psychotische Symptome
- Magisches Denken
- Erscheinungen, »Gesicht«
- Hochsensibilität

Hinweise

- Die Intervention ist für alle Formen von Gestalten geeignet.

Realitätscheck von Gedanken und Ängsten

Gedanken und Befürchtungen können sehr hinderlich und bedrohlich sein, wenn sie realistisch oder »wahr« erscheinen. Natürlich können in jeder Lebenssituation Gefahren lauern. Meist enthalten sie einen realistischen Anteil. Es gilt dann abzuschätzen, wie groß die reale Gefahr ist. In Bezug auf die realistischen Elemente der Gefahr soll mit vernünftigem Aufwand für Sicherheit gesorgt werden (z. B. bei Angst vor Mikroben, die den Appetit verderben, nach dem Toilettengang die Hände waschen). Diese Intervention kann als Realitätscheck hilfreich sein und zu mehr Selbstwirksamkeit verhelfen.

Hier-und-jetzt-Zustand

1) Der Klient nennt eine konkrete Situation, in der die Gedanken störend auftreten, zum Beispiel als er gestern Geldscheine nicht aus seinem Geldbeutel nehmen konnte, da er befürchtete, sie seien kontaminiert durch den Peiniger, der den Klienten in der Kindheit schlimm verletzt hat.

2) Abschätzen, wie groß die reale Chance ist, dass der Gedanke realistisch ist, und wie groß die reale Gefahr ist. Bei diesem Beispiel geht die Wahrscheinlichkeit, dass der Peiniger mit den Geldscheinen in Kontakt kam, vermutlich gegen null. Und selbst wenn es doch er Fall wäre, kann dies für den Klienten nicht gefährlich werden.
3) Abschätzen, ob alles Vernünftige gegen den realen Anteil der Gefahr getan wurde. Beispiel: Der Klient ist jetzt erwachsen, sein Peiniger ist sehr alt und wohnt weit entfernt. Selbst wenn dieser das Geld tatsächlich berührt hätte, wäre das nicht gefährlich. Wäre er jetzt leibhaftig da, könnte der Klient sich jetzt wehren. Bei bestehender Angst vor Autounfällen kann er sich im Auto angurten. Wenn er auch dies bejahen kann, übt er den Umgang mit dem Gedanken ein.

Trance

4) In eine Situation gehen, bei der der bedrohliche Gedanke erscheint.
5) Den Realitätscheck inklusive Abschätzung des Risikopotenzials durchführen.
6) Zurückkommen.

Hier-und-jetzt-Zustand

7) Mit dem Klienten besprechen, welche zusätzliche Intervention er anwenden kann, zum Beispiel ungesunde in gesunde Gedanken verwandeln oder in den Hintergrund stellen. Diese eventuell einüben.

Anwendung

- Schizophrenie
- Magisches Denken
- Zwänge
- Ängste

Hinweise

- Diese Intervention ist für alle Formen von Gedanken und Ängsten geeignet.

Umgang mit bedrohlichen Stimmen

Diese Intervention ist mit der vorherigen Intervention »Chef des anderen Teils von sich werden« verwandt, da es sich auch hier um Stimmen und (meist Angst machende) Anteile des Klienten handelt. Aus diesem Grund soll der Klient zuerst diesem »Anteil« in die Augen schauen, damit er mehr Kontrolle gewinnt. Das Vorgehen, eine Stimme nach der anderen zu bearbeiten, erleichtert den Prozess. Indem der Klient der Stimme eine Gestalt zuordnet, erhält er mehr Informationen. Denn es fällt leichter, sich mit einer Gestalt auseinanderzusetzen als nur mit einer Stimme.

Hier-und-jetzt-Zustand

1) Der Klient nennt eine konkrete Situation, in der er Stimmen gehört hat.
2) Hat er die Stimmen innerhalb seines Körpers gehört, soll er sie in der Vorstellung aus dem Körper herausnehmen.
3) Der Therapeut erfragt, wie viele Stimmen zu hören sind.
4) Der Klient soll diese aufzählen und beschreiben, eventuell alle in verschiedenen Farben auf einem Blatt Papier zeichnen, sodass sich die Stimmen auseinanderhalten und identifizieren lassen.
5) Der Therapeut beschreibt, dass der Klient Schritt für Schritt für jede Stimme eine Gestalt finden soll.
6) Der Therapeut fragt, mit welcher Stimme der Klient beginnen will.

Trance

7) Die erste Stimme erscheint in der Vorstellung. Der Klient soll eine passende Gestalt entstehen lassen.
8) Schritt für Schritt findet er für jede Stimme eine Gestalt.
9) Der Klient wählt die schlimmste Stimme/Gestalt.
10) Er soll eine übergeordnete Position einnehmen, also Chef der Stimme, der Gestalt und des Persönlichkeitsanteils werden, und sich gegen die Stimmen zur Wehr setzen.
11) Zurückkommen.

Hier-und-jetzt-Zustand

12) Der Klient soll die Strategie im Alltag anwenden und in der nächsten Sitzung berichten.

Anwendung

- Stimmen hören
- Schizophrenie
- Psychotische Symptome
- Magisches Denken: Überprüfen, ob real oder magisch

Hinweise

- Manchmal ist es nötig, sehr resolut und bestimmt mit den Gestalten zu reden.
- Manchmal ist zusätzlich eine starke, gesunde Gestalt/Stimme des Klienten erforderlich, die dieser entwickeln muss.

9.2 Schmerzkontrolle: Psychosomatik und Somatik

Mit der Schmerzkontrolle soll der Klient einen gesünderen Umgang mit dem Schmerz erreichen. Meist ist es zu Beginn nicht möglich, den Schmerz ganz zu eliminieren, sondern einfach mehr Kontrolle zu gewinnen, sodass er weniger störend wirkt. In der Schmerzkontrolle wird meist mit Assoziation und Dissoziation sowie teilweise auch mit Teilen gearbeitet.

Wahrnehmung von Schmerzen und körperlichen Symptomen verändern, Assoziation

In dieser Intervention wird der Schmerz im Körper gelassen und gehört zu den Methoden »Problem so verwandeln, dass es nicht mehr störend ist« (Abb. 3). Es wird also mit diesem Teil, dem Schmerz innerhalb des Körpers, gearbeitet. Die Arbeit erfolgt in Form von Verwandeln und Umdeuten. So wird erreicht, dass der Schmerz nicht mehr störend und hinderlich wirkt.

Hier-und-jetzt-Zustand

1) Um welchen Schmerz handelt es sich?
2) Schmerz wahrnehmen: genau beschreiben, wo im Körper.
3) Wie ist der Schmerz? Vergleich finden mittels Gestalt: stechendes rotes Eisen, kalter, grauer, spitziger Stein etc. innerhalb des Körpers.

Trance

4) Welcher Vergleich wäre besser? Vielleicht anderes Material wie Baumwolle, grüne Farbe etc.

5) Gestalt Schritt für Schritt verwandeln.
6) Ist sie jetzt so gut? Wahrnehmung behalten, bewahren. (Manchmal ist dazu Fixierspray notwendig.)
7) Zurückkommen.

Hier-und-jetzt-Zustand

8) Gibt es dazu noch etwas zu sagen?

Anwendung

- Schmerzkontrolle
- Störende körperliche Symptome
- Übelkeit
- Nervosität
- Angst
- Ärger, Aggression
- Gefühle so verwandeln, dass sie hilfreich sein können

Mit kleiner Spiegelfigur in den eigenen Körper eintreten

Mit der Spiegelfigur wird mit der Dissoziation als Ganzes gearbeitet. Mithilfe des Spiegels, einem duplizierten, stark verkleinerten Ich, wird in den Körper gegangen. So wird zuerst die Situation analysiert, was da nicht gut läuft und was verbessert werden kann. Dadurch wird die Selbstwirksamkeit verstärkt. Da es sich hier nicht um irgendeine Helferfigur handelt, sondern um das duplizierte, verkleinerte Ich, wird noch mehr betont, dass der Klient alles selbst bewirkt. Wichtig ist am Schluss der Intervention, dass wieder eine Assoziation erreicht wird. Die Figur kommt aus dem Körper, wird vergrößert und dann in den Spiegel eingefügt.

Hier-und-jetzt-Zustand

1) Schmerzen, Verspannung bezeichnen; beschreiben, wo er oder sie sich im Körper befindet.
2) Übung erklären.

Trance

3) Sich in der Vorstellung vor einen Spiegel stellen, sich ganz sehen.
4) Spiegelbild verkleinern.
5) Kleine Figur geht in den Körper hinein, eventuell durch Körperöffnung.

6) Beschreiben, wo Figur jetzt ist, was sie tut.
7) Figur geht zu der kritischen Stelle (z. B. Schmerzen)
8) Wie sieht es hier aus? Beispiel: Knötchen, Gewebe verklebt, zu angespannt.
9) Spiegelfigur schaut sich um und findet heraus, was zu tun ist, damit es besser wird.
10) Dies tun (z. B. Ablagerungen wegputzen, Spannung lockern, Knötchen glätten).
11) Wenn alles getan ist, geht die Spiegelfigur wieder aus dem Körper.
12) Figur auf den Spiegel legen und vergrößern.
13) Sich vom Spiegelbild und Spiegel verabschieden und zurückkommen.

Hier-und-jetzt-Zustand

14) Wie geht es jetzt?
15) Gibt es noch etwas dazu zu sagen?

Anwendung

- Schmerzkontrolle
- Störende körperliche Symptome
- Reizdarm/Reizblase

Metaphorischer Umgang mit Krebszellen

Eine Krebserkrankung bewirkt bei den meisten Betroffenen ein Gefühl von großer Hilflosigkeit. In der folgenden metaphorischen Intervention geht es darum, wieder zu mehr Selbstwirksamkeit und Selbstverantwortung zu kommen und das genaue Wahrnehmen zu unterstützen.

Hier-und-jetzt-Zustand

1) Sich eine Vorstellung von den gesunden Zellen und von den Krebszellen machen (z. B. in Form eines Gartens)

Trance

2) Bei der Vorstellung des Gartens: Krebszellen, Unkraut ausreißen oder abschneiden.
3) Gesunde Pflanzen (Zellen) zum Wachsen bringen (z. B. gießen, düngen, für genug Licht sorgen, sich kümmern).
4) Zurückkommen.

Hier-und-jetzt-Zustand

5) Festlegen, wann man sich wieder um den Garten kümmert.

Anwendung

- Krebserkrankung
- Selbstwirksamkeit
- Aus der Hilflosigkeit herausfinden

Hinweise

- Es können auch andere Bilder, Metaphern gewählt werden, zum Beispiel Bekämpfung feindlicher Elemente wie im Computerspiel und Pflegen gesunder Elemente.

9.3 Kontrolle über die Situation

Situationen werden von unterschiedlichen Elementen beeinflusst. Zuerst geht es darum, dass der Klient herausfindet, welche Elemente er beeinflussen kann und welche nicht. Über die beeinflussbaren Elemente sollte der Klient möglichst angemessene Kontrolle ausüben und so selbstwirksam sein.

Situationen beeinflussen

Um Selbstwirksamkeit auszuüben, ist es oft nötig, diese wahrzunehmen, zu schätzen und anhand einer vergangenen Situation zu verstärken. Im Vorgespräch findet die Klärung statt, in welchem Sinne die Einflussnahme möglich und sinnvoll ist. Beeinflussung wird oft negativ bewertet und aus diesem Grund entweder gar nicht oder negativ wahrgenommen. Sie soll so geschehen, dass es für den Beeinflussenden und für andere möglichst wenig negative Konsequenzen hat. Zudem gilt es, Beeinflussung von Manipulation abzugrenzen.

Hier-und-jetzt-Zustand

1) Fünf Situationen der letzten Zeit erinnern, in denen man die Situation wie gewünscht beeinflussen konnte.
2) Eine davon auswählen.
3) Diese Situation erzählen. Anfang und Abschluss definieren.

Trance

4) Die Situation bis zur »Spitze« durchgehen. Dies ist die Stelle, wo der Klient am besten spürt, dass er die Situation beeinflusst.
5) Dort die Situation anhalten. Wo spürst du die Fähigkeit zur Einflussnahme im Körper am meisten? Wie fühlt sie sich an? Eventuell verstärken.
6) Ein Symbol für sie auswählen.
7) Körpergefühl und Symbol im Gedächtnis bewahren.
8) Sich verabschieden und zurückkommen.

Hier-und-jetzt-Zustand

9) Woran merkt der Klient, dass er eine Situation gut beeinflusst? In nächster Zeit darauf achten, Erfahrungen sammeln.
10) Wenn der Klient in eine Situation kommt, die er dringend beeinflussen will, kann er die Situation anhalten und das zugewiesene Symbol sowie das gespeicherte Körpergefühl hinzuholen.

Anwendung

- Selbstwirksamkeit
- Entscheidung/Auswahl treffen
- Begrenzen: Grenzen setzen, Selbstvertrauen stärken
- Wahrnehmung schulen; anderen Bewusstseinszustand wahrnehmen; erkennen, an welcher Stelle die Spitze ist, an der das Körpergefühl besonders gut zu spüren ist, und welches Gefühl genau an dieser Stelle zu spüren ist.
- In Zukunft mehr und gezielt beeinflussen

Angemessene Einflussnahme herausfinden und einüben: Assoziation und Dissoziation nach Mobbing

Es gibt Situationen, in denen die Möglichkeiten angemessener Einflussnahme begrenzt sind. Meist geht es dann darum, zuerst eine Analyse vorzunehmen, um Handlungsmöglichkeiten zu erkennen, die angemessene Einflussnahme sowie Selbstwirksamkeit erlauben und aus der Hilflosigkeit heraushelfen.

Mobbingsituationen gehören zu den Lebenssituationen, in denen man sich als hilfloses Opfer fühlt und in denen es sehr schwierig ist, Möglichkeiten der Einflussnahme und der Selbstwirksamkeit zu finden. Deshalb ist es gerade in solchen Situationen wichtig, die verbleibenden Freiheitsgrade und selbst kleine Mittel der Einflussnahme anhand einer Analyse zu erkennen.

Für derartige Situationen ist die Dissoziation oft sehr hilfreich. Indem Therapeut und Klient eine vergangene Situation in Dissoziation analysieren, kann der Klient seine schmerzlichen Gefühle besser kontrollieren. So ist eine Analyse, ein Sich-Stellen und Konfrontieren mit der Situation und mit sich selbst möglich. Die Dissoziation minimiert eine eventuelle Verstärkung des nicht gewünschten Verhaltens und der schmerzlichen Gefühle, die den Selbstwert beeinträchtigen.

Im zweiten Teil wird dann eine alternative Handlungsweise gesucht und am Schluss in Assoziation eingeübt, um eine möglichst starke Verstärkung zu gewährleisten. Auf diese Weise bestehen gute Chancen, dass die Handlungsmöglichkeiten später zur Verfügung stehen.

Die kontrollierte Dissoziation wird in Zusammenhang mit der Traumabearbeitung (Kap. 13.6) genauer beschrieben.

Hier-und-jetzt-Zustand

1) Eine Situation auswählen, in welcher der Klient sich gemobbt fühlte.
2) Situation begrenzen: Anfang und Abschluss festlegen.
3) Der Klient erzählt die Situation.

Trance

4) Zum Beginn der Situation gehen.
5) Dissoziation mithilfe eines vorgestellten Bildschirms, auf dem die Situation abläuft.
6) Die Situation Schritt für Schritt durchgehen, immer wieder beurteilen, was gerade abläuft, wie der Klient und die beteiligten Personen sich verhalten:
   a) Das eigene Verhalten in zwei Kategorien einteilen: »in Ordnung« oder »noch etwas verbesserungsfähig«. Falls es für den Klienten nicht möglich ist, dies in seiner Vorstellung zu tun, können zwei reale oder gezeichnete Schachteln als Hilfsmittel dienen.
   b) Das eigene Verhalten und die Situation von außen betrachten, einschätzen, beurteilen (»Was denkst du darüber?«).
7) Assoziation.
8) Kurz zurückkommen.

Hier-und-jetzt-Zustand

9) Zusammenfassen: Welche Elemente sind in Ordnung und sollen beibehalten werden, welche sollen verbessert werden? Überlegen, wie das geschehen könnte.

Trance

10) Zum Beginn der Situation gehen.
11) Dissoziation.
12) Bei jedem Element, das verbessert werden soll, eine bessere Variante des eigenen Verhaltens konstruieren. Manchmal müssen dazu mehrere Anläufe genommen werden. Unbrauchbare Varianten werden in der Vorstellung durchgewischt oder ausgeputzt.
13) Assoziation.
14) Kurz zurückkommen.

Hier-und-jetzt-Zustand

15) Besprechen, welches die gute Variante ist.

Trance

16) Die gefundenen guten Varianten verstärken, indem der Klient sie so oft durchgeht, bis er sagt, dass er sie jetzt gut gespeichert hat.
17) Zurückkommen.

Hier-und-jetzt-Zustand

18) Dem Klienten auftragen, die guten Varianten in der Vorstellung weiterhin durchzugehen und in der Realität anzuwenden.

Anwendung

- Eigenes Sozialverhalten analysieren und verbessern und soziale Situationen besser verstehen
- Sich in andere Menschen versetzen, Perspektive einer anderen Person einnehmen
- Mobbing (Opfer und Täter)
- Strategien entwickeln, nächste Schritte planen
- Selbstwirksamkeit
- Freiheitsgrade erkennen

- Sicherheit
- Abgrenzung
- Überblick bewahren
- Autistische Symptome

Fahrzeug steuern

Die folgende metaphorische Intervention kann eine angemessene Kontrolle der Wahrnehmung und Ausübung von Kontrolle sowie das Steuern und Bremsen unterstützen. Viele Klienten erleben angemessene Kontrolle, wenn sie ein Fahrzeug ihrer Wahl in der Trance bewusst steuern. Das kann ein Fahrzeug sein, mit dem sie schon Erfahrung haben, oder eines, das sie noch nie bewegt haben und vielleicht auch nie bewegen werden, etwa ein Helikopter oder ein Rennwagen. Beim Steuern dieses Fahrzeugs in seiner Vorstellung kann der Klient Erfahrungen sammeln, worauf er achten muss, um sein Fahrzeug im Griff zu haben.

Hier-und-jetzt-Zustand

1) Fahrzeug auswählen.

Trance

2) Zum Fahrzeug gehen.
3) Sich wenn nötig ausrüsten (z. B. mit speziellem Anzug, warmer Kleidung, Schwimmweste).
4) In das Fahrzeug so einsteigen, dass der Klient es starten und selbst steuern kann.
5) Starten, fahren, steuern, kontrollieren.
6) Ort suchen, wo der Klient das Fahrzeug gut und sicher wieder abstellen kann.
7) Parken, zurückkommen.

Hier-und-jetzt-Zustand

8) Besprechen, wie die gute Steuerung erreicht wurde.

Anwendung

- Mehr Kontrolle von Gefühlen
- Wutanfälle
- Bettnässen (Enuresis)
- Impulsivität

- Angst
- Getriebensein, Suchtdruck
- Suchtverhalten, kurz bevor es auftritt
- ADS

Situation, Auslöser und Ressource finden und Ressource einsetzen (Kurzfassung in einem Schritt)

Die folgende Intervention, die dazu dient, Auslöser zu finden und Ressourcen einzusetzen, ist sehr nützlich und lässt sich vielfältig anwenden. Sie zielt darauf ab, mehr Kontrolle über Gefühle wie Angst, Wut, Ärger und Eifersucht zu erhalten. Meist möchten die Klienten solche Gefühle beiseiteschaffen. Dies ist schlecht möglich, denn wenn etwas gestoppt oder gar eliminiert wird, entsteht ein »Sog«. Dadurch wird die Aufmerksamkeit noch stärker auf das Unerwünschte gelenkt, gemäß dem bekannten Muster »Denke nicht an einen rosa Elefanten!« Genau dieser Gedanke führt dazu, dass der rosa Elefant vor dem inneren Auge auftaucht. Eine Eliminierung ist also nicht sinnvoll. Es geht eher um eine gesunde Balance der Gefühle, eben um eine bessere Kontrolle.

In dieser Intervention wird erarbeitet, welche Ressource der Klient benötigt. Die Ressource wird anhand einer vergangenen erlebten Situation aufgebaut und in der Vorstellung mit einem Symbol verankert. Sie wird deshalb mit einem Symbol und beispielsweise nicht mit einem Stein oder einer Körperbewegung verankert, weil ein Symbol von außen nicht störbar ist. (Die Gedanken sind frei.) Dies sorgt dafür, dass die Ressource schneller zur Verfügung steht. Außerdem gelingt die Generalisierung auf ganz unterschiedliche Situationen eher und gewährleistet so den Transfer in den Alltag.

Hier-und-jetzt-Zustand

1) Der Therapeut erfragt ein Thema / eine konkrete Situation, in welcher der Klient die Kontrolle nicht behalten konnte (z. B. zu viel Angst oder Wut empfand). Meist handelt es sich um ein ungenügend kontrollierbares Gefühl.
2) Die Situation wird begrenzt, indem Anfang und Abschluss festgelegt werden.
3) Der Therapeut erfragt den Auslösereiz, der das ungesunde Muster, das schlecht kontrollierbare Gefühl in Gang setzt.

4) Er fragt den Klienten: »Was möchten Sie stattdessen?« Der Klient nennt eine passende Ressource. Diese Ressourcensituation soll aus einem anderen Lebensgebiet des Klienten stammen als jene, in der das Problem besteht, und deshalb für den Klienten eine Herausforderung darstellen (z. B. im Falle von Prüfungsangst seine Gelassenheit, die er empfand, als er einmal mit einer Gruppe gewandert ist, welche die Orientierung verlor).

Trance

5) Die Ressourcensituation wird in der Vorstellung bis zur Spitze durchlaufen. Dort hält der Klient sie an. Der Therapeut fragt, wo im Körper der Klient es am meisten spürt, dass er über die Ressource verfügt, und wie sich das anfühlt (z. B. gelassen, weich, warm, kräftig). Falls diese Körperempfindung zu schwach oder unklar ist, wird sie stärker und klarer gemacht, zum Beispiel mit einem Drehschalter oder Zoom.
6) Dem Körpergefühl wird ein passendes Symbol zugewiesen.
7) Kurz zurückkommen.

Hier-und-jetzt-Zustand

8) Der Klient holt das Symbol und die zugehörige Körperempfindung mit offenen Augen herbei. Unter Umständen wird das mehrere Male wiederholt.
9) Der Therapeut bespricht die folgenden Tranceschritte.

Trance

10) Der Klient durchläuft eine schwierige, herausfordernde Situation in der Zukunft und stoppt beim Auslöser.
11) Er holt sein Symbol und damit auch das Körpergefühl, zum Beispiel das starke Bauchgefühl, stellvertretend für die Ressource Gelassenheit.
12) Die Situation wird Stück für Stück bis zum Abschluss weiterdurchlebt. Verschwindet das Körpergefühl, wird das Symbol wieder herbeigeholt und damit die Körperempfindung reaktiviert; wird das Körpergefühl zu schwach, verstärkt der Klient es wieder mit Drehschalter oder Zoom.
13) Zurückkommen.

Hier-und-jetzt-Zustand

14) Therapeut und Klient besprechen, wie das Gelernte im Alltag angewendet werden kann.

Anwendungen

- Angst, Phobie
- Prüfungsangst
- Flugangst
- Vortragsangst
- Impulskontrolle
- Wutanfälle
- Nervosität
- Schmerzen
- Verspannung
- Sucht (Verlangen)
- Reizdarm/Reizblase

Hinweise

- Das Thema sollte ein Gefühl oder eine Empfindung beinhalten und kein Verhalten, also zum Beispiel die Lust oder das Getriebensein zu rauchen (nicht das Rauchen selbst) oder die Wut (nicht das Schlagen).
- Die Auslöser kommen meist von außen, sind visuell oder auditorisch (z. B. ein unaufgeräumtes Zimmer, eine Stimme).
- Werden mehrere Auslöser gefunden, soll der Klient den zuerst genannten verwenden.
- Die gefundene Ressource sollte keine Negation enthalten.
- Geht das Ressourcengefühl verloren, wird die Situation angehalten und das Körpergefühl reaktiviert. Ist das Körpergefühl ganz verschwunden, erfolgt die Reaktivierung mit dem Symbol, ansonsten wird es mit dem Drehschalter oder Zoom verstärkt.
- Meist müssen kleine Schritte bewältigt und diese zuerst in der Vorstellung / in Trance eingeübt werden. Dabei werden Symbol und Körpergefühl immer wieder herbei- oder zurückgeholt. Manchmal reicht es, das Körpergefühl zu verstärken, indem der Schalter aufgedreht oder gezoomt wird.
- Die Intervention soll nur dann in einem Schritt durchgeführt werden, wenn ausreichend Motivation, Druck, Notwendigkeit und Fähigkeit vorhanden sind.

- Sie ist insbesondere dann angezeigt, wenn *kurzfristig* eine Verbesserung realisiert werden muss.

Situation, Auslöser und Ressource finden und Ressource einsetzen (Langfassung in zwei Schritten)

Schritt 1: Zum Thema passende Ressource finden

Hier-und-jetzt-Zustand

1) Der Therapeut erfragt ein Thema / eine konkrete Situation des Klienten, in welcher die Kontrolle verloren ging (z. B. zu große Angst, Wut).
2) Anfang und Abschluss werden festgelegt, um die Situation zu begrenzen.
3) Klient und Therapeut suchen gemeinsam den Auslösereiz des Klienten. Meist ist dieser visuell (z. B. Gesichtsausdruck) oder akustisch (z. B. Stimmlage). Der Auslösereiz wirkt oft wie ein Schalter, der das ungesunde Muster, etwa übermäßige Angst, einen Wutanfall oder einen Konzentrationsverlust, in Gang setzt (Abb. 13).
4) Der Therapeut erfragt die zum Problem passende Ressource. Sie soll eine Herausforderung sein und möglichst aus einem anderen Lebensgebiet stammen.
5) Der Therapeut ermittelt eine passende Situation mit der Frage: »Was möchten Sie stattdessen?«

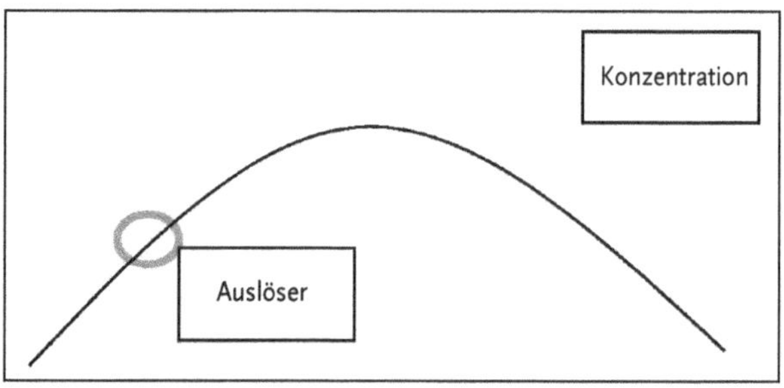

Abb. 13: Beispiel dafür, in einer Situation den Auslöser zu finden, durch den wenig später die Konzentration verloren geht

Trance

6) Die Situation wird bis zu der Stelle, an der das Ressourcengefühl, beispielsweise die Gelassenheit, am deutlichsten spürbar ist, durchgespielt.
7) Am Höhepunkt hält der Therapeut die Situation an und fragt zum Körpergefühl:
   - »Wo im Körper spüren Sie das Gefühl am meisten?«
     Im Falle von Gelassenheit kann die Antwort z. B. lauten »im Bauch« oder »in der Brust«.
   - »Wie fühlt sich das Körpergefühl an?«
     Beispiel: warm, leicht, hell.
   - »Ist das Gefühl (z. B. »warmes Bauchgefühl«) schon genug klar und stark spürbar?«
     Wenn nicht, fordert der Therapeut den Klienten auf, das Körpergefühl zu verstärken, beispielsweise mit einem Drehschalter oder Zoom.
8) Der Klient soll nun ein zu seinem Körpergefühl passendes Symbol wählen und nennen (z. B. zum warmen Bauchgefühl ein Tropfen, Sonnenstrahl oder Kristall).
9) Zurückkommen.

Hier-und-jetzt-Zustand

10) Die Verbindung von Symbol und Körpergefühl wird mit offenen Augen trainiert. Beispiel: Hat der Klient als Symbol für die Gelassenheit einen Wassertropfen gewählt und empfindet als zugehöriges Ressourcen-Körpergefühl ein freies Bauchgefühl, dann verknüpft er in seiner Vorstellung nun beides miteinander.
11) Der Therapeut fragt: »Ist das freie Bauchgefühl schon stark genug?« Wenn nicht, lässt er den Klienten das Körpergefühl verstärken, beispielsweise soll er es mit einem Drehschalter aufdrehen.
12) Um diese Verbindung zu stabilisieren und zu automatisieren, soll der Klient sie täglich circa 10 bis 15 Mal trainieren.

Schritt 2: Ressource bei Auftreten des Auslösers einsetzen

Dieser Schritt kann in einer der nächsten Sitzungen stattfinden, sobald es dem Klienten gut gelingt, das gewählte Symbol zu holen und das Körpergefühl schnell zur Verfügung zu haben.

Hier-und-jetzt-Zustand

1) Der Therapeut erfragt eine konkrete Situation in der Zukunft. Sie soll ähnlich wie die Ursprungssituation sein.
2) Der Klient trainiert die Verknüpfung von Symbol und Körpergefühl mit offenen Augen (z. B. Vorstellung des Wassertropfens – freies Bauchgefühl für die Gelassenheit entsteht).
3) Der folgende Tranceschritt wird erklärt.

Trance

4) Diese zukünftige Situation wird bis zum Auslöser durchlaufen.
5) Dort hält der Klient die Situation an und holt das Symbol und das Ressourcengefühl hervor. Falls das Ressourcengefühl sich wieder abschwächt, soll er es verstärken; verschwindet es ganz, soll er sein Symbol wieder hervorholen und das Körpergefühl reaktivieren.
6) Die Situation läuft weiter bis zum Abschluss.
7) Zurückkommen.

Hier-und-jetzt-Zustand

8) Der Therapeut erklärt dem Klienten, dass dieser in einer unangenehmen Situation (mit Auslösereiz) auf das Symbol zurückgreifen kann. Erst wenn er die Ressourcen-Körperempfindung aktiviert hat, soll er in der Situation weiteragieren.

Einsatz bei schweren Störungen und länger andauernden ungesunden Mustern

1) Mit dem Klienten ein ganz konkretes weiterführendes Ziel festlegen. Beispiele: mit Vergnügen an einem Fest teilnehmen; mit Kollegen in einem Restaurant das Essen genießen; gelassen bleiben, wenn die Kollegen mich ärgern und Sprüche über mich machen; beim nächsten Flug in die Ferien gelassen bleiben.

2) Wenn der Klient dazu fähig ist, einen konkreten Zeitpunkt festlegen lassen, bis wann er dieses längerfristige Ziel erreicht haben will. Der Klient soll den spätesten Zeitpunkt nennen; erreicht er sein Ziel früher, ist es umso besser.
3) Konkrete Schritte zu diesem Ziel festlegen, zum Beispiel im Falle von sozialer Angst bei der Arbeit einen Kollegen grüßen, ihm beim Grüßen in die Augen schauen, ein paar Worte wechseln, mit einer nahen Freundin einen Kaffee trinken etc.
4) Die Schritte in eine geeignete Reihenfolge bringen.
5) Den ersten Schritt mental in der Sitzung trainieren.
6) Der Klient setzt den Schritt in der Realität mithilfe des Symbols um.
7) Abmachung: »Gewonnenes Land nicht aufgeben.« Rückschritte sollen also möglichst vermieden werden.
8) Jeden Schritt zuerst mental einüben, dann in die Realität umsetzen, bis das Ziel erreicht ist.
9) Der nächste Schritt wird erst angegangen, wenn der vorhergehende »sitzt«.

Anwendung
- Angst, Phobien
- Prüfungsangst
- Flugangst
- Vortragsangst
- Impulskontrolle
- Wutanfälle
- Nervosität
- Schmerzen
- Verspannung
- Getrieben sein
- Sucht

Situation aus der Zuschauerperspektive verändern

Vergangene Situationen lassen sich bekanntlich nicht ändern. Wenn sie analysiert werden, können die Klienten anhand der Analyse und zugehörigen Überlegungen in ähnlichen zukünftigen Situationen das Muster verändern. Die vergangene Situation wird in Dissoziation mithilfe des Monitors oder Bildschirms analysiert, um eine Verstärkung des ungünstigen Musters möglichst zu vermeiden. Die Dissoziation erlaubt den Klienten, ihre Gefühle besser zu kontrollieren, und unterstützt ihr Denken. Die zukünftige Variante der Situation wird zunächst in Dissoziation verbessert, und erst die beste Variante in Assoziation und in Trance erlebt. So besteht eine große Chance, dass die erarbeiteten Ressourcen in zukünftigen Situationen zur Verfügung stehen.

Hier-und-jetzt-Zustand

1) Situation kurz erzählen.
2) Situation begrenzen: Anfang und Abschluss festlegen.

Trance

3) Zum Anfang der Situation gehen.
4) Aus der Situation aussteigen: Dissoziation.
5) Das erste Bild auf einem Monitor sehen.
6) Sich auf einen Stuhl mit Armlehnen setzen und in der Zuschauerposition einrichten.
7) Eine Fernbedienung in die Hand nehmen.
8) Die Situation in der Zuschauerposition bis zum Abschluss verfolgen, analysieren; eventuell kann der Klient aus seiner Zuschauerposition sich selbst, also der eigenen Person auf dem Bildschirm, Ratschläge, Kommentare geben.
9) Sich wieder zusammenfügen, Assoziation.
10) Kurz zurückkommen.

Hier-und-jetzt-Zustand

11) Der Klient sagt, was er selbst vielleicht falsch oder nicht so gut gemacht hat. Therapeut und Klient besprechen eine verbesserte Variante vor.

Trance

12) An den Anfang der Situation gehen.
13) Aus der Situation aussteigen: Dissoziation.
14) Das erste Bild auf einem Monitor sehen.
15) Sich auf einen Stuhl mit Armlehnen setzen und in der Zuschauerposition einrichten.
16) Fernbedienung in die Hand nehmen.
17) Verbesserte Variante auf dem Bildschirm ausgestalten bis zum Abschluss der Situation.

18) Wieder zum Beginn der Situation zurückgehen.
19) Ins Bild einsteigen.
20) Die verbesserte Situation vollständig bis zum Abschluss in Assoziation durchleben.
21) Zurückkommen.

Hier-und-jetzt-Zustand

22) Gibt es noch etwas dazu zu sagen?

Anwendung

- verbessern von Sozialverhalten
- sich angemessen wehren
- Selbstwirksamkeit

Bach stauen und kanalisieren

Diese metaphorische Intervention kann Klienten bei Stillstand im Leben, Bremsen und anderen Störungen helfen, wieder mehr in Fluss zu kommen. Die Intervention kann konkret im Hier und Jetzt oder in der Vorstellung durchgeführt werden.

1) Der Klient stellt sich einen Fluss vor.
2) Fragen an den Klienten: »Was läuft gut? Was soll verbessert werden?«
3) Der Klient verbessert die Missstände, indem er z. B. eine Umleitung oder Kanäle baut.
4) Er soll immer wieder beachten, wie sich die Veränderungen auswirken.
5) Der Klient fügt so lange Verbesserungen ein, bis er zufrieden ist.

Anwendung

- Überblick
- Angemessene Einflussnahme
- Zusammenhänge, Auswirkungen aufs System beachten
- Kontrolle, Selbstwirksamkeit
- Verbessern von Sozialverhalten
- Autistische Symptome
- Sport
- Etwas anpacken
- Unkontrolliertes Dissoziieren

9.4 Soziales Verhalten

Um das soziale Verhalten durch hypnotherapeutische Interventionen zu verbessern, können einige seiner Aspekte, wie Empathiefähigkeit und Überblick, geübt werden. Der Therapeut kann gemeinsam mit dem Klienten zunächst herauskristallisieren, woran es liegt, dass das soziale Verhalten noch nicht optimal ist, und in der Folge die gewünschten Aspekte üben lassen.

Sich in andere einfühlen

Diese Intervention, die neben den hypnotischen auch Gestaltelemente enthält, kann aufgrund der Beschränkung der Analyse auf nur *eine* andere Person und nur *ein* Element einer Situation dazu verhelfen, die Empathiefähigkeit zu unterstützen und das Verständnis für sich, die andere Person und die Situation zu verstärken.

Indem eine vergangene Situation in Dissoziation, in diesem Fall mittels Stühlen, analysiert wird, ist eine klärende Konfrontation mit ihr leichter möglich. Die Dissoziation wird weiter verstärkt, indem immer wieder klargemacht wird, dass es sich um das Ich und das Du von damals handelt. Die Situation wird vereinfacht, indem die Analyse mittels »Standbild« und mit nur einer weiteren Hauptperson erfolgt. Dies kann das Sich-Eindenken oder Einfühlen in eine andere Person erleichtern.

Material: Vier Stühle (zwei normale und zwei Klappstühle).

Hier-und-jetzt-Zustand

1) Der Klient soll eine Situation erzählen, in die außer ihm andere Personen involviert sind.
2) Die wichtigste Stelle der Situation auswählen.
3) Die andere Hauptperson in der Situation bestimmen.
4) Situation mit zwei Stühlen darstellen: Eine Person ist das »Ich von damals«, eine die »andere Hauptperson«.

Trance

5) Sich auf den Stuhl des »Ich von damals« setzen und sich dabei in diese Rolle versetzen.
6) Kurz zurückkommen.

Hier-und-jetzt-Zustand

7) Aufstehen.

Trance

8) Sich in die Rolle der »anderen Hauptperson« versetzen. Die Situation aus dieser Position erleben.
9) Zum »Ich von damals« schauen: Wie sieht diese Person aus? Was denke ich über sie?
10) Kurz zurückkommen.

Hier-und-jetzt-Zustand

11) Aufstehen und von außen auf die Szene schauen.
12) Stühle eventuell nochmals in eine neue Position bringen, sodass es besser passt, sie beispielsweise näher zusammenrücken oder einander gegenüberstellen.
13) Sich nochmals auf den ersten Stuhl in der Ausgangssituation setzen.
14) Gibt es noch etwas dazu zu sagen?

Anwendung

- Wahrnehmungsfähigkeit schärfen
- Zuhören verbessern
- Aufmerksamkeit, Konzentration stärken
- Eigenes Verhalten analysieren, verbessern
- Sich in andere Menschen versetzen, Perspektive einer anderen Person einnehmen
- Unverständliche soziale Situation verstehen
- Strategien entwickeln, nächste Schritte planen
- ADS, ADHS
- Autistische Symptome

10 Sich dem Problem stellen

Weil der Begriff »Problem« negativ konnotiert ist, wird im Folgenden »Thema« oder »Symptom« synonym verwendet, um die Interventionen sprachlich neutraler zu gestalten.

Oft verheddern sich Klienten in Problemen und Themen, sodass sie sich wie gefangen fühlen (Abb. 14). Der erste Schritt zur Befreiung besteht darin, überhaupt zu erkennen, dass die Betroffenen sich verheddert haben. Danach gilt es, die Probleme (oder Themen oder Entwicklungsaufgaben) als solche zu identifizieren, sich ihnen zu stellen und sie anzupacken, eventuell sogar zu lösen.

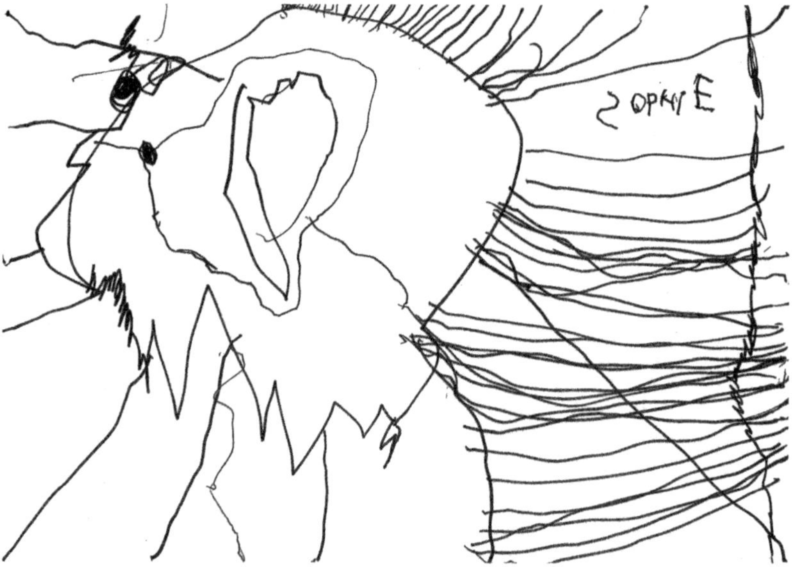

Abb. 14: Zeichnung eines kleinen Mädchens, das sich gerade unwohl fühlte und dies kreativ in Form eines Spinnennetzes umsetzte. Dadurch erfasste das Kind seine Befindlichkeit und vermochte herauszufinden, was es tun kann, um sich wieder gut zu fühlen. Das Bild spricht viele Menschen an, die sich in ihren Problemen verheddert haben. Es hängt im Büro der Autorin, und immer wieder erkennen Klienten darin ihren Gemütszustand

10.1 Überblick gewinnen und Probleme erkennen

Um Probleme, relevante Themen und Entwicklungsaufgaben angehen zu können, muss man sie zuerst erkennen. Dafür ist der Überblick über die ganze Situation notwendig. Um Übersicht zu gewinnen, kann, neben verschiedenen Formen von Dissoziation, es hilfreich sein, dass der Klient sowohl die gegenwärtige Situation überblickt als auch vorausschaut, was auf ihn zukommen kann.

Der Skipper auf dem Segelboot

In dieser metaphorischen Intervention geht darum, den Überblick zu bewahren, vorauszublicken und auf die Gegebenheiten angemessen zu reagieren. Diese Fähigkeiten können im Alltag gebraucht werden. Die Intervention kann auch als Teilearbeit mit den eigenen Anteilen des Selbst eingesetzt werden.

Hier-und-jetzt-Zustand

1) Besprechen, wie ein Skipper wohl den Überblick bewahren kann, um angemessen auf Probleme zu reagieren, und wie der Klient diese Fähigkeit im Alltag anwenden kann.

Trance

2) Sich in der Vorstellung aufs Segelboot begeben und in die Rolle des Skippers versetzen. Den Klienten beschreiben lassen.
3) Überblick gewinnen über Crew, Richtung, Kurs, Wellengang, Wind.
4) In der Vorstellung steuern, Kommandos geben, wenden, Segel verkleinern etc. Dies spüren.
5) Zurückkommen.

Hier-und-jetzt-Zustand

6) Wie kann Klient dies in den Alltag übertragen?

Anwendung

- Überblick
- Angemessene Einflussnahme

- Zusammenhänge, Auswirkungen aufs System beachten
- Kontrolle, Selbstwirksamkeit
- Etwas anpacken

10.2 Auseinandersetzung mit dem Thema

Oft weichen Klienten verschiedenen Themen aus, seien es Probleme, schwierige eigene Anteile, traurige und/oder traumatische Erlebnisse und Erinnerungen oder Themen, die Klienten als Herausforderung erleben. In vielen Fällen hat das Vermeiden weitere Probleme zur Folge. Darum ist es oft hilfreich, Klienten darin zu unterstützen, sich den für sie schwierigen Themen zu stellen.

Dem Symptom ins Auge blicken – Version II

Um sich mit dem Symptom zu konfrontieren und schwer zu kontrollierenden Gefühlen ins Auge zu blicken, lässt sich mehr Kontrolle gewinnen, indem eine einzelne, konkrete Situation gewählt, begrenzt und Stück für Stück evaluiert wird. Letzteres erfolgt mithilfe von Behältern, welche die Klienten in ihrer Vorstellung auswählen. Dieses Vorgehen suggeriert ihnen, dass ihr Gefühl begrenzbar ist (da es ja im Behälter Platz hat), und erfordert mehr Denkarbeit als das Messen mit vorgegebenen Zahlenskalen.

Hier-und-jetzt-Zustand

1) Thema, das schwer zu kontrollieren ist, darstellen, beispielsweise Angst, Ärger, Eifersucht.
2) Dazu eine konkrete Situation in der Vergangenheit finden.
3) Situation begrenzen.

Trance

4) Zum Beginn der Situation gehen. Dann Stück für Stück die Situation durchgehen.
5) Jedes Mal nach dem Stoppen wird ein Behälter gefunden, der zu Ausmaß und Stärke des Gefühls (z. B. Ausmaß der Angst oder des Ärgers) und des Symptoms (Drang zu essen, zu rauchen) passt.
6) Bis zum Abschluss der Situation gehen und anschließend zurückkommen.

Hier-und-jetzt-Zustand

7) Gibt es noch etwas dazu zu sagen?

Anwendung

- Angst
- Wut
- Ärger
- Nervosität
- Kontrolle über Gefühle
- Sich mit dem Symptom konfrontieren

Thema einpacken und wahrnehmen

Wenn es schwierig ist, sich einem Thema, Symptom, Problem oder einem eigenen Anteil zu stellen, geht es darum, sich dem Thema schrittweise anzunähern. Indem der Klient sein Thema (wie der Künstler Christo) einpackt, befasst er sich mit diesem und gewinnt dabei einen Überblick. So erfasst der Klient beispielweise die Größe und Form des Problems und erhält somit mehr Informationen.

Hier-und-jetzt-Zustand

1) Mit dem Klienten die Intervention vorbesprechen und klären, welches Thema ausgewählt wird.

Trance

2) Zum Thema oder Problem gehen.
3) Material (z. B. Papier, Stoff, Folie) zum Einpacken organisieren.
4) Instrumente, Maschinen zum Einpacken (z. B. Schere, Schnur, Nadel und Faden, Klebestreifen bei kleinen Paketen oder Baukran bei größeren Verpackungen) auswählen und organisieren.
5) Thema einpacken.
6) Das eingepackte Thema wahrnehmen: von verschiedenen Seiten ansehen, spüren.
7) Auspacken.
8) Zurückkommen.

Anwendung

- Widerstand
- Angst, sich einem Thema zu stellen
- Wahrnehmung des Themas
- Sich einem Thema annähern

Symptom darstellen und den Anteil behalten, der noch gebraucht wird

Indem der Klient das Symptom aus dem Körper nimmt, also eine Dissoziation erfolgt, und ihm eine Gestalt gibt, gewinnt er mehr Überblick und kann besser entscheiden, wie viel vom Symptom (z. B. von der Angst) er noch braucht, und sich entsprechend verhalten.

Diese Intervention erfolgt im Hier-und-jetzt-Zustand. Dabei kann es sein, dass der Klient spontan in eine leichte Trance fällt.

1) Das Symptom oder Problem beschreiben. Eine konkrete Situation dazu suchen.
2) Das Symptom darstellen (z. B. in Form einer Zeichnung, in Ton).
3) Besprechen, wie viel vom Symptom (z. B. Angst) nötig ist, denn die meisten Symptome haben, wenn sie kontrolliert werden können und in einem guten Gleichgewicht sind, einen Sinn, beispielsweise kann Angst dazu dienen, angemessen vorsichtig zu sein.
4) So viel vom Symptom abschneiden, wie nötig ist.
5) Das, was nötig ist, mit nach Hause nehmen. Besprechen, wo und wie es aufbewahrt wird (z. B. in einer Plastikbox in der Tiefkühltruhe, in der Schublade im Zimmer).
6) Den Teil des dargestellten Symptoms, der nicht (mehr) benötigt wird, adäquat versorgen, zum Beispiel in gut verschlossene Vorratstonne in Keller der Praxis füllen.

Anwendung

- Angst, sich einem Thema, Symptom, Problem zu stellen
- Wahrnehmung des Themas
- Sich seinem Thema nähern
- Wut, Ärger
- Schmerzen

Einen Teil aus sich herausnehmen und zähmen

Eine weitere Möglichkeit, um mehr Kontrolle über ein Symptom oder einen Angst machenden, irritierenden Teil (oder eine Schwäche oder dunkle Seite) zu erhalten, besteht darin, diesen Teil aus dem Körper zu holen, ihm eine Gestalt zu geben und mit ihm in Kontakt, ins Gespräch zu kommen. Auch die Namensgebung kann (wie im Märchen »Rumpelstilzchen«) helfen, (wieder) Chef dieses Teils zu werden.

Hier-und-jetzt-Zustand

1) Den Teil (das Thema, das Symptom) bezeichnen, mit dem sich der Klient befassen möchte.

Trance

2) Zu einer konkreten Situation gehen, in der das Thema aktuell ist.
3) Das Thema aus sich herausnehmen.
4) Dem Teil eine Gestalt geben.
5) Beschreiben, wie die Gestalt aussieht, ihr einen Namen geben.
6) Mit der Gestalt ins Gespräch kommen, sie zum Beispiel fragen: »Warum bist du da? Was willst du?« Antworten, diskutieren, sagen, was der Klient will.
7) Die Gestalt zähmen, ihr zum Beispiel etwas befehlen.
8) Die Gestalt dorthin schicken, wo sie hingehört.
9) Zurückkommen.

Hier-und-jetzt-Zustand

10) Besprechen, auf welche Weise der Klient auch im Alltag Chef dieses Teils werden kann.

Anwendung

- Angst, sich einem Thema, Symptom, Problem zu stellen
- Wahrnehmung des Themas
- Sich seinem Thema nähern
- Wut, Ärger
- Schmerzen
- Albträume
- Angst vor Monstern, Tieren

Symptom umsetzen

Indem der Klient das Problem mehrfach abstrahiert, nämlich zuerst, ausgehend von einer konkreten Situation, die Spitze spürt, es dann in seiner Vorstellung fotografisch festhält und schließlich passend als Tonfigur (oder einfacher: als Zeichnung) modelliert, wird das Thema zu einer Gestalt, die handhabbar ist, und dadurch zur mehrdeutigen Metapher, welche die Chance bietet, generalisierbar zu sein.

Material: Ton, Modelliermasse.

Hier-und-jetzt-Zustand

1) Das Problem, Anliegen darstellen. Dies kann zum Beispiel eine Angst sein oder die Unfähigkeit, an einer Arbeit länger dranzubleiben.
2) Eine passende Situation dazu finden, Anfang und Abschluss bestimmen.

Trance

3) Situation durchgehen von Anfang bis zum Abschluss.
4) Kurz zurückkommen.

Hier-und-jetzt-Zustand

5) Besprechen und klären, wo die Spitze ist.

Trance

6) Die Situation vom Anfang bis zur Spitze durchgehen. »Wo spürst du das Symptom?«
7) Ein Abbild/Foto vom Körpergefühl machen.
8) Kurz zurückkommen.

Hier-und-jetzt-Zustand

9) Besprechen.

Trance

10) Aus Ton eine Gestalt formen, die zum Foto passt.
11) Zurückkommen.

Hier-und-jetzt-Zustand

12) »Was gibt es zur Tonfigur zu sagen? Gibt es etwas, was daran erstaunt?« Wohin stellt der Klient die Tonfigur (z. B. in den Keller, in eine bestimmte Ecke des Schlafzimmers)?

Anwendung

- Angst, sich einem Thema zu stellen
- Wahrnehmung des Themas
- Sich seinem Thema annähern

Hinweise

- Anstelle der Tonfigur kann eine Zeichnung oder ein Sandbild angefertigt werden oder eine andere kreative Form gefunden werden.

Bedeutung des Symptoms (z. B. des Schmerzes)

Diese Intervention zielt mittels einer Skulptur darauf ab, die Bedeutung, den Stellenwert des Schmerzes oder eines anderen Symptoms für das Familiensystem zu erforschen und zu erkennen. Sie findet im Hier-und-jetzt-Zustand statt.

Material: Tiere, Gegenstände, Autos, Klötze, Steine etc.

1) Familie darstellen:
   Zuerst werden alle Personen »ausgewählt«, begonnen mit dem »Ich« oder der Hauptperson. Dann die Gegenstände, welche die Familienmitglieder repräsentieren, unter Berücksichtigung von Nähe und Distanz so gruppieren, wie sie in der Gegenwart wahrgenommen werden.
2) Symptom (Schmerz) als Gestalt einfügen:
   Dazu wird meist ein Klotz oder Stein verwendet, der ins System integriert wird.
3) Frage: »Welche Auswirkungen hat das für jedes Mitglied, für das ganze System?«
   Die Skulptur nun auf der bildhaften Ebene betrachten. Beispiel: Der Klotz bildet das Zentrum der Skulptur; er hält die Skulptur zusammen; er verstellt dem Gegenstand, der symbolisch für ein bestimmtes Familienmitglied steht, die Sicht etc.

   - Welche Vorteile hat dies?
   - Welche Nachteile hat dies?
4) Nun mit denselben Gegenständen wie vorher (meist inklusive Symptom) eine ähnliche Skulptur bilden mit verbesserte Anordnung: »Wie könnte das erreicht werden?«
5) Fakultativ: »Wie können auf andere Art (als mit Schmerzen) Vorteile erzielt werden?
   - Symptom in Familienskulptur (z. B. Schmerz, Schwindel, Zwang) einfügen.
   - Stellung, Nähe zu wem?
   - Besprechen: Was hat das für Auswirkungen?
   - Besprechen: Indikationen, Kontraindikationen, Abwandlungen

Anwendung

- Überblick
- Wahrnehmung des Themas
- Sich seinem Thema annähern
- Auswirkungen, Funktion, Bedeutung des Symptoms wahrnehmen
- Entwickeln einer Perspektive
- Aus der Hilflosigkeit herausfinden
- Selbstwirksamkeit

Fallbeispiel

Ein 50-jähriger Familienvater und Handwerker hatte vor 2 Jahren einen Unfall und leidet noch immer an starken, inzwischen chronischen Schmerzen. Er hat durch den Unfall seine Arbeit verloren, zieht sich immer mehr in ein Zimmer im Keller zurück und schläft kaum. Sein Hausarzt überweist ihn schließlich. Der Mann lebt mit seiner zweiten Ehefrau, einem leiblichen Sohn (22) aus seiner ersten Ehe und einer Tochter (16) der Frau aus deren erster Ehe zusammen. Die Stieftochter des Mannes erstellt in der Familiensitzung zwei Familienskulpturen (Abb. 15). Das linke Bild zeigt, wie sie den jetzigen Zustand erlebt, das rechte, wie sie sich ein realistisches Familienwunschbild vorstellt.

Nach der Familiensitzung war der Mann motiviert, eine Methode zur Schmerzkontrolle zu erlernen, da er nicht mehr wollte, dass seine Schmerzen und sein Verhalten das Verhältnis zu Frau, Sohn und Stieftochter weiterhin so stark negativ bestimmen. Vor der Familiensitzung war er dazu noch nicht bereit.

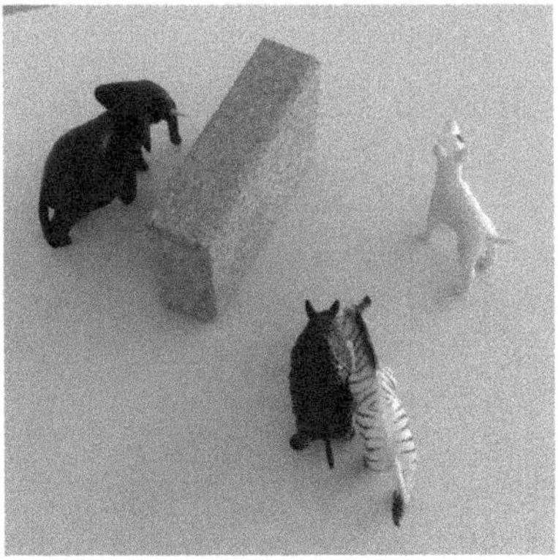

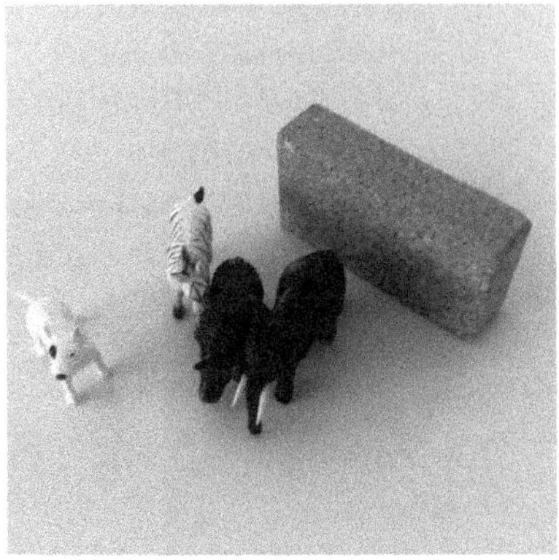

Abb. 15: Familienskulpturen mit Symptom – in diesem Beispiel die Schmerzen des Stiefvaters (symbolisiert durch den Klotz) –, welche die 16-jährige Stieftochter in der Familiensitzung erstellt

Symptom besser kennenlernen, zwei Seiten

Um zu verdeutlichen, dass die Arbeit auf zwei verschiedenen Ebenen erfolgt – auf der Metaebene und der Prozessebene –, werden vier Stühle benötigt, am besten zwei normale Stühle für die Metaebene und zwei Klappstühle für die Prozessebene.

Indem der Klient das Symptom oder Problem aus seinem Körper herausnimmt, auf einen Klappstuhl setzt und ihm eine Gestalt und einen Namen gibt, erhält er mehr Überblick und Kontrolle über das Thema. Versetzt der Klient sich nun in die Rolle dieser Gestalt, erhält er weitere Informationen zum Thema.

Der Therapeut öffnet nun den zweiten Klappstuhl und bittet den Klienten, eine weitere Gestalt entstehen zu lassen. Diese Anweisung ist unspezifisch. Es muss nicht eine Ressource oder ein Gegenstück zur ersten Gestalt sein. Dadurch kann eine Erweiterung der Perspektive entstehen, die vorher zu stark auf das Thema oder Symptom fokussiert war.

Dadurch dass der Klient diese zweite Gestalt entstehen lässt und sich in ihre Rolle versetzt, bewirkt er eine Erweiterung und entwickelt einen zweiten Teil. Manchmal handelt es sich dabei um eine Ressource. Von diesem Teil aus nimmt der Klient Kontakt mit der ersten Gestalt auf. Die Verbindung beider Gestalten ermöglicht ihm, eine besseres Gleichgewicht zu erreichen. Am Schluss geht der Klient auf den normalen Stühlen nochmals auf die Metaebene und reflektiert den gesamten Prozess.

Die Intervention erlaubt dem Klienten, das Problem aus ganz unterschiedlichen Perspektiven zu betrachten:

- Auf dem normalen Stuhl (Metaebene)
- Auf den Klappstühlen (Prozessebene):
  - Auf dem ersten Klappstuhl sitzend in der Rolle des einen Teils (Rolle des Symptoms, also von innen)
  - Auf dem zweiten Klappstuhl sitzend in der Rolle des neuen Teils
  - Stehend als der Klient selbst, der auf die beiden Teile (Klappstühle) blickt

Material: Zwei normale Stühle, zwei Klappstühle (alternativ möglichst zwei anderweitig deutlich unterscheidbare Stuhlpaare, z. B. zwei schwarze Stühle für die Metaebene und zwei rote für die Prozessebene).

Hier-und-jetzt-Zustand

1) Thema, Symptom, Problem nennen.
2) Therapeut und Klient erheben sich von den normalen Stühlen. Diese werden in den Hintergrund gestellt.
3) Der Therapeut holt einen Klappstuhl, öffnet ihn und stellt ihn vor den Klienten. Dieser steht vor dem Klappstuhl.
4) Der Klient nimmt in der Vorstellung das Symptom aus seinem Körper heraus.
5) Er setzt das Symptom auf den Klappstuhl und gibt ihm eine Gestalt (z. B. Gegenstand, Pflanze, Tier).
6) Der Therapeut lässt ihn diese beschreiben: Wie groß ist sie? Wie sieht sie aus?

Trance

7) Der Klient setzt sich auf den ersten Klappstuhl und versetzt sich in die Rolle der Gestalt. Er sagt, wenn er diese Rolle in seiner Vorstellung eingenommen hat.
8) Der Therapeut fragt ihn, wie die Gestalt heißt? Er spricht den Klienten in der Folge mit dem Namen dieser Gestalt an: »Wie ist es, ... *(Name der Gestalt)* zu sein? Wie fühlt sich das an?«
9) Kurz zurückkommen.

Hier-und-jetzt-Zustand

10) Der Klient steht nun auf und tritt klar aus der Rolle heraus. Er schaut im Stehen von außen auf den Klappstuhl mit der ersten Gestalt.
11) Der Therapeut holt und den zweiten Klappstuhl und öffnet ihn.
12) Er bittet den Klienten, darauf zu achten, welche Gestalt auf diesem Stuhl entsteht: »Wer sitzt hier?«
13) Der Klient beschreibt die zweite Gestalt.

Trance

14) Der Klient setzt sich auf den zweiten Klappstuhl und nimmt die Rolle dieser zweiten Gestalt ein.
15) Der Therapeut fragt ihn, wie diese Gestalt heißt? Er spricht den Klienten in der Folge mit dem Namen dieser Gestalt an: »Wie ist es, ... *(Name der Gestalt)* zu sein? Wie fühlt sich das an?«
16) In der Rolle der zweiten Gestalt auf dem zweiten Klappstuhl schaut der Klient nun zur ersten Gestalt. Wie sieht sie von dieser Position betrachtet aus?
17) Was kann er ihr sagen, was ihr raten?
18) Zurückkommen.

Hier-und-jetzt-Zustand

19) Der Klient steht auf, tritt klar aus der Rolle heraus und betrachtet beide Klappstühle von außen. Haben sich die Gestalten eventuell verändert? Was gibt es dazu zu sagen?
20) Stehen die Klappstühle richtig? Andernfalls die richtige Position für sie suchen, so wie sie zueinander stehen.
21) Klappstühle wegräumen.

22) Klient und Therapeut setzen sich wieder auf die ersten, normalen Stühle.
23) Der Klient wiederholt seinen Ratschlag an die zweite Gestalt.

Anwendung
- Angst
- Zwang
- Depression
- Schmerzen
- Überblick
- Wahrnehmung des Themas
- Sich seinem Thema annähern
- Verschiedene Perspektiven zum Thema einnehmen
- Aus der Hilflosigkeit herausfinden
- Selbstwirksamkeit

Hinweise
- Es kann sein, dass der Klient die Bedeutung der Intervention erst mit der Zeit herausfindet.
- Wenn der Klient zu stark auf ein Thema fokussiert ist → Perspektive erweitern.
- Der Teil muss nicht unbedingt eine Ressource sein.
- Es geht um die Erweiterung hin zu einem zweiten Teil.

Zwei-Hände-Integration mit Verbindung

In dieser Situation wird das Thema aus dem Körper herausgenommen und in eine Hand gefüllt. So wird mehr Überblick erreicht und mit der Metapher, dass das Thema in der Hand Platz hat, suggeriert, dass es handhabbar ist. Dann wird in der zweiten Hand ein zweiter Teil entwickelt, um eine gute Balance zu erreichen. Die Verbindung erlaubt den Ausgleich.

Hier-und-jetzt-Zustand
1) Der Klient nennt ein Thema (Problem oder Situation), das zu viel Platz in seinem Leben einnimmt.
2) Der Therapeut erklärt, dass ein gutes Gleichgewicht zwischen Symptom und Gegenstück wichtig ist.

Trance

3) Der Klient öffnet eine Hand und füllt das Thema ein.
4) Er gibt dem Thema nun eine Gestalt, zum Beispiel die eines Tieres, Fabelwesens, Gegenstands.
5) Die gefüllte Hand wird vom Oberschenkel gelöst, sodass sie schwebt.
6) Die andere Hand wird geöffnet.
7) Der Klient lässt in dieser Hand etwas entstehen: einen zweiten Teil.
8) Die zweite Hand löst sich vom Oberschenkel, sodass beide Hände schweben.
9) Der Klient soll nun ein gutes Gleichgewicht finden.
10) Das Gleichgewicht wird verinnerlicht, indem die Hände zum Körper genommen werden.
11) Zurückkommen.

Hier-und-jetzt-Zustand

12) Abschlussfrage: Gibt es noch etwas zu sagen?

Anwendung

- Angst
- Zwang
- Depression
- Schmerzen

Zwei-Hände-Integration: Die Zahl Zwei

Bei dieser Zwei-Teile-Intervention wird mit den Händen gearbeitet, um ein Thema, Problem oder Symptom und eine zugehörige Ressource zusammenzubringen.

Hier-und-jetzt-Zustand

1) Das Thema, Problem oder Symptom beschreiben, das zu viel Platz einnimmt.
2) Eine konkrete Situation dazu finden.
3) Das Gegenstück, das »Stattdessen«, die Ressource dazu finden (z. B. bei Angst: Sicherheit, Gelassenheit).
4) Eine konkrete Situation zur Ressource finden.

Trance

5) In der Vorstellung in die Situation gehen, in der das Thema, Symptom auftauchte.
6) Die eine Hand öffnen.
7) Das ganze Gefühl vom Körper in die Hand fließen lassen.
8) Die Hand zur Faust schließen.
9) Die Faust geschlossen halten.
10) Kurz zurückkommen.

Hier-und-jetzt-Zustand

11) Eintritt in die Ressourcensituation ankündigen.

Trance

12) In die Ressourcensituation gehen.
13) Das Körpergefühl dazu gut spüren.
14) Die zweite Hand öffnen.
15) Vom Ressourcengefühl in die Hand einfließen lassen.
16) Die Hand schließen.
17) Kurz zurückkommen.

Hier-und-jetzt-Zustand

18) Den nächsten Schritt erklären.

Trance

19) Die Ressourcenhand zur anderen Hand führen.
20) Die Ressourcenhand öffnen und Inhalt in die andere Hand fließen lassen.
21) Die Hände danach wieder locker auf die Oberschenkel fallen lassen.
22) Kurz zurückkommen.

Hier-und-jetzt-Zustand

23) Was gibt es noch dazu zu sagen?

Anwendung

- Angst
- Zwang
- Depression
- Schmerzen

Hinweise

- »Problemgefühl« komplett in die Hand fließen lassen.
- Vom Ressourcengefühl nur so viel in die Hand fließen lassen, dass noch genügend im Körper verbleibt.
- Die Hand mit der Ressource zur anderen Hand führen, sodass das »Problemgefühl« die Ressource nicht verschmutzt.
- Problem- und Ressourcengefühl mit dem vom jeweiligen Klienten gewählten Ausdruck bezeichnen, zum Beispiel »Angstgefühl« und »Gelassenheitsgefühl«.

Dissoziation: Verschiedene Anteile der Person im Verhältnis zu einem Thema

Stellt ein Thema des Klienten für ihn eine große Herausforderung dar und fällt es ihm schwer, sich diesem zu stellen (er z. B. schlägt Kinder oder Partner, stiehlt, hat Wutanfälle oder leidet an einer Sucht, traut sich nicht, seinen schwierigen Vater anzurufen), dann kann diese Intervention ein Anfang sein und eine Annäherung gelingen.

Der Klient teilt das Thema dazu zunächst in verschiedene Anteile auf, denen er Gegenstände zuordnet. Dann gruppiert er diese Gegenstände. So kann er sie leichter überblicken und bearbeiten.

Im nächsten Schritt wird ein Wunschzustand gegenständlich erarbeitet. Manchmal wird es den Klienten erst in diesem Moment klar, dass eine Entwicklung und Veränderung möglich ist.

Hier-und-jetzt-Zustand

1) Ein Thema wählen; Beispiel: »Soll ich meinen Vater anrufen, da er krank ist, obwohl er mich sehr gequält hat?«
2) Verschiedene Anteile herausarbeiten, die in diesem Zusammenhang relevant sind; zuerst nur zwei, später mehr.
3) Für jeden Anteil ein Tier oder einen Gegenstand aus beliebigem Material (z. B. Autos, Muscheln, Steine) auswählen und aufstellen.
4) Die Anteile in Gestalt der Gegenstände in einer Weise gruppieren, wie sie zueinander stehen.
5) Das Thema als Klotz in die Gruppierung einfügen.
6) Die verschiedenen Anteile so stellen, wie sie zum Thema stehen.
7) Den Wunschzustand mit Tieren und Klötzen darstellen.

Variante 1:

8) Was muss mit Tieren geschehen, damit sie in ihren Wunschzustand gelangen (z. B. Mauer überspringen, weiter vom Klotz wegrücken etc.)?

Trance

9) Sich vorstellen, wie es sein wird, wenn dieser Wunschzustand erreicht ist.

Hier-und-jetzt-Zustand

10) Gibt es noch etwas dazu zu sagen?

Variante 2:

Trance

8) Das Bild des Wunschzustands (Schritt 7) in sich hineinnehmen.
9) Das zugehörige Körpergefühl spüren (wo, wie?)
10) und im Gedächtnis bewahren.

Hier-und-jetzt-Zustand

11) Wann immer man in eine ähnliche Situation gerät, zu diesem Körpergefühl zurückfinden.

Anwendung

- Perspektive entwickeln
- Angst
- Zwang
- Depression
- Schmerzen
- Aus der Hilflosigkeit herausfinden
- Selbstwirksamkeit

Hinweise

- Wenn der Klient zu stark auf ein Thema fokussiert ist → Perspektive erweitern.

10.3 Die Bedeutung des Symptoms

Das Symptom oder das Problem kann sowohl auf individueller als auch auf systemischer Ebene eine Bedeutung oder Funktion haben. Zuerst ist es für den Therapeuten wichtig, Hypothesen über die Bedeutung zu machen. Oft sind die Klienten beim Herausfinden, welche Bedeutung das Symptom hat, eine Hilfe. Manchmal ist es gut, wenn die Klienten selbst Vermutungen über die Bedeutung des Symptoms anstellen. Die Bedeutung des Symptoms kann Auskunft darüber geben, welche Lebensthemen (z. B. keine Verantwortung übernehmen, Angst vor Misserfolg etc.) und Entwicklungsaufgaben (Bewältigen des nächsten Lebensübergangs, etwa eine Anstellung zu finden oder sich mit einer körperlichen Behinderung zu arrangieren etc.) hinter dem Problem stehen oder welche Vorteile (individuell: Rücksichtnahme und Schonung durch Partner, Rentenansprüche, Aufmerksamkeit; systemisch: Ablenkung von der Sucht oder Gewalttätigkeit des Partners) es dem Klienten bringt.

Die Lebensthemen und Entwicklungsaufgaben werden meist ebenfalls in der Psychotherapie angegangen und bearbeitet. Der Therapeut findet mit dem Klienten möglichst andere, gesündere Wege, die Vorteile, die ihm bisher das Symptom verschaffte, zu erreichen (z. B. Aufmerksamkeit dadurch bekommen, dass der Klient etwas Interessantes berichtet, etwa eine neue berufliche Tätigkeit zum Gelderwerb).

Die Bedeutung des Symptoms im System

Die hier beschriebene Gestaltintervention im Hier-und-jetzt-Zustand erlaubt es, die Beziehungen der einzelnen Mitglieder des Systems zueinander abzubilden und zu erfassen. Dies erfolgt dadurch, dass der Klient das System, häufig das Familiensystem, zunächst aus seiner Sicht darstellt. Dann wird das Thema, Symptom oder Problem in das Bild eingefügt. So wird klar, dass das Problem Teil des Systems ist, und die Bedeutung, die Funktion des Symptoms, lässt sich herauskristallisieren: Zum Beispiel kann es zwei Systemmitglieder verbinden oder ein Zentrum der Familie bilden, die Sicht versperren usw. Auf dieser Grundlage gelingt es später meist, Möglichkeiten zur Verbesserung der Situation des Klienten zu erarbeiten.

Der Klient erstellt eine Skulptur mit Gegenständen oder Figuren zur Bedeutung, zum Stellenwert des Symptoms, der Diagnose, des Schmerzes im Familiensystem. Das Symptom selbst wird meist durch einen Klotz oder eine Flasche symbolisiert.

1) Familie darstellen: Zuerst je einen Gegenstand, eine Figur für die Hauptperson auswählen, dann für die anderen Personen.
2) Dann die Skulptur darstellen, so wie sie in der Gegenwart erlebt wird.
3) Schmerz als Gestalt einfügen, zum Beispiel mit Klotz, Flasche etc.
4) Frage: Was hat das für jedes Mitglied, für das ganze System für Auswirkungen, zum Beispiel Schmerz als Gestalt verbindet, steht im Weg, versperrt Sicht ...
5) Wunschzustand oder Zustand, der besser ist, mit den gleichen Figuren darstellen.
6) Wie kann der erste Schritt in diese Richtung aussehen?

Anwendungen
- Bedeutung, Funktion eines Symptoms im Familiensystem erkennen
- Schmerzen
- Angst
- Zwang
- Depression

Hinweise
- Die Intervention kann als Intervision unter Fachleuten, im Einzelsetting mit Klienten oder im Familiensetting erfolgen. Im Familiensetting können alle Familienmitglieder gleichzeitig mit verschiedenen Materialien arbeiten und sich anschließend paarweise ihre Skulpturen gegenseitig erklären. Alternativ stellt erst jede Person ihre Skulptur einzeln dar und erklärt sie allen anderen Familienmitgliedern, die anschließend dazu Stellung nehmen.

10.4 Umgang mit dem Thema, dem Symptom

Es gibt verschiedene Wege im Umgang mit einem Symptom: Dieses kann innerhalb oder außerhalb des Körpers verwandelt werden, in Teilstücke aufgeteilt werden, sodass der Klient eine dazu passende Ressource aufbauen kann, die den Umgang erleichtert.

Dem Symptom (z. B. Schmerz) oder Thema *innerhalb* des Körpers eine Gestalt geben und diese verändern

Diese Intervention wird vor allem zur Schmerzkontrolle verwendet. Dem Schmerz (oder Übelkeit, unangenehmes Gefühl etc.) wird eine Gestalt innerhalb des Körpers gegeben. Diese wird dann schrittweise verändert, zum Beispiel hinsichtlich Größe, Material etc. So findet eine Umdeutung statt.

Hier-und-jetzt-Zustand

1) Thema, Symptom festlegen, bezeichnen.

Trance

2) »Was ist jetzt genau los? Wo spüren Sie das Thema/Symptom am meisten?«
3) Wie groß ist es? → Größe (auf)zeigen.
4) Wie fühlt es sich an?
5) Symptom vergleichen: passende Gestalt finden (z. B. wie ein Stein im Bauch, Kaugummimasse im Kopf).
6) Was wäre besser? Beispiel: den Stein abrunden; Verbesserungsvorschlag umzusetzen versuchen.
7) Was könnte sonst noch verändert werden, damit es besser wird (z. B. Farbe, Material oder Größe verändern)? → Dies so lange fortsetzen, bis der Klient zufrieden ist.
8) Zurückkommen.

Hier-und-jetzt-Zustand

9) Gibt es sonst noch etwas dazu zu sagen?

Anwendung

- Schmerzen
- Übelkeit

- Spannung
- Nervosität
- Angst
- Ärger, Wut
- Trauer
- Eifersucht, Neid
- Alle körperlich spürbaren Themen

Dem Symptom (z. B. Schmerz) oder Thema *außerhalb* des Körpers eine Gestalt geben, mit ihr in Kontakt treten und sie verändern

Es fällt Klienten meist leichter, sich mit einem schwierigen Anteil auseinanderzusetzen, wenn sie diesen in ihrer Vorstellung aus ihrem Körper herausnehmen und ihm eine Gestalt geben. Indem er beispielsweise auf einen Stuhl gesetzt wird, erhält er einen Platz. So ist er überblickbar, und der Klient gewinnt (mehr) Kontrolle, als wenn der Teil innerhalb seines Körpers verbleibt. Nun geht es darum, angemessene Kontrolle über diesen Teil zu gewinnen, indem man ihn besser kennenlernt und dann zähmt.

Hier-und-jetzt-Zustand

1) Thema, Symptom festlegen, bezeichnen.

Trance

2) Das Symptom, Thema aus dem Körper herausnehmen und zum Beispiel auf einen Stuhl setzen.
3) Ihm eine Gestalt geben.
4) Der Gestalt einen Namen geben.
5) Ihr Fragen stellen und hören, was sie antwortet.
6) Die Gestalt zähmen, ihr Chef werden.
7) Ihre Farbe, Material oder Größe verändern, bis der Klient zufrieden ist.
8) Wenn Klient zufrieden ist, nimmt er die veränderte Gestalt wieder in den Körper hinein.
9) Zurückkommen.

Hier-und-jetzt-Zustand

10) Gibt es noch etwas dazu zu sagen?

Anwendung

- Schmerzen
- Übelkeit
- Spannung
- Nervosität
- Angst
- Ärger, Wut
- Trauer
- Eifersucht, Neid
- Alle körperlich spürbaren Themen

Hinweise

- Außerhalb des Körpers ist das Symptom besser zu überblicken und zu kontrollieren. Die Externalisierung kann die Wirksamkeit der Intervention erhöhen.
- Die veränderte Gestalt sollte am Ende der Trance unbedingt wieder in den Körper integriert werden.

Symptom oder Thema zeichnen: Wichtigstes und Unwichtigstes

Diese Intervention enthält mehrere Abstraktionen: Zunächst erstellt der Klient eine (flächige) Zeichnung, die zum Problem passt. Dann wählt er zwei gegensätzliche Teile aus der Zeichnung aus: das Wichtigste und das Unwichtigste. Nun bringt der Therapeut den Klienten in der Trance mit beiden Teilen in Kontakt, indem der Klient sich zunächst in die Rolle des wichtigsten und später des unwichtigsten Teils versetzt. (Indem sich der Klient in die Rolle eines Teils versetzt, wird dieser Teil räumlich erfahrbar.) Am Schluss wird wie in einer Rahmengeschichte, ausgehend von der Zeichnung, ein therapeutischer Prozess durchlebt und dann nochmals auf die Zeichnung Bezug genommen. Indem der Therapeut den Klienten bittet, beim Betrachten auf Veränderung zu achten, suggeriert er Entwicklung.

Diese Intervention enthält mehrere Abstraktionsstufen: Der Klient gibt dem Symptom einen Namen, dann erstellt er eine zum Symptom oder Problem passende Zeichnung, nachher wählt er aus der Zeichnung zwei Teile aus und gibt jedem Teil einen Namen. Die Symbolisierungen und Abstraktionen verwandeln das Symptom, das dadurch mehrdeutig und verallgemeinert wird. Oft ist es dem Klienten am Schluss gar nicht mehr klar, um welches Symptom es eigentlich geht. Dadurch kann mit dem therapeutischen Prozess auf »unbewusster« Ebene gearbeitet werden. Die Mehrdeutigkeit erleichtert es, Bearbeitetes in den Alltag zu übertragen (Transfer) und zu generalisieren, also in vielen Situationen anwenden zu können.

Außerdem kann in der Therapie auch auf die verborgenen Bedeutungen hinter dem Symptom eingegangen werden, ohne dass klar wird, um welche Bedeutungen es sich handelt. Bei großem Widerstand und Widerwillen des Klienten ist es sinnvoll, möglichst viele Abstraktionen und metaphorische Ebenen einzubauen.

Hier-und-jetzt-Zustand

1) Der Therapeut bittet den Klienten, ein Thema, Symptom oder Problem mittels einer Zeichnung darzustellen. Beispiel: »Zeichne ein Bild, das zu deiner Arbeitsunlust passt.« (Also nicht: »Zeichne deine Arbeitsunlust.« Denn diese kann nicht gezeichnet werden.)
2) Der Klient soll nun genau zeigen, was das Wichtigste an der Zeichnung ist.
3) Der Klient soll genau zeigen, was das Unwichtigste an der Zeichnung ist.

Trance

4) Der Klient soll sich in der Vorstellung in den wichtigsten Bildteil versetzen: Wie ist das für ihn, wie fühlt es sich an? Anschließend soll er diesem Teil einen Namen geben.
5) Kurz zurückkommen.

Hier-und-jetzt-Zustand

6) Der Therapeut erklärt dem Klienten den nächsten Schritt.

Trance

7) Der Klient soll sich nun in den unwichtigsten Bildteil versetzen: Wie ist das für ihn? Der Klient soll auch diesem Teil einen Namen geben.

8) Der Klient soll nun in der Vorstellung zum wichtigsten Teil schauen. »Kannst du ihm einen Rat geben, ihm etwas sagen?«
9) Zurückkommen.

Hier-und-jetzt-Zustand

10) Der Klient soll jetzt die Zeichnung erneut anschauen: Ist es noch die Gleiche? Hat sich etwas verändert?
11) Gibt es noch etwas zu sagen?

Anwendung

- Annäherung an ein Thema
- Widerstand
- Sich mit einem Thema auf der metaphorischen Ebene auseinandersetzen
- Zwang, Zwangsgedanken
- Angst
- Schmerzen

Symptom und Ressource im Gleichgewicht

Hier wird von einer konkreten Situation ausgegangen, die der Klient bereits abstrahiert hat, indem er sie mit verschiedenen Materialien, zum Beispiel Klötzen, Figuren, Muscheln, Steinen auf dem Boden dargestellt hat (vgl. die Intervention »Gleichgewicht von Symptom und Ressource« in Kap. 6.2.2). Der Klient verleiht dem Stolperstein oder dem Symptom eine Gestalt, um ihn besser kennenzulernen und Kontrolle über ihn zu gewinnen. Mit beiden Händen soll er dann eine Balance zwischen dem Stolperstein und »etwas anderem« herstellen. Letzteres ist ebenfalls eine Gestalt, eine Abstraktion, ein Symbol und somit mehrdeutig.

Hier-und-jetzt-Zustand

1) Eine konkrete Situation finden, in der das Symptom (z. B. Angst) hinderlich ist.
2) Die Situation begrenzen, Anfang und Abschluss festlegen.
3) Die Situation (z. B. Schulweg) mit Figuren und Klötzen auf dem Boden darstellen.
4) Mit der kleinen »Ich-Figur« zum Beginn der Situation gehen.

5) Gehen, bis eine Bremse, ein Widerstand oder Stolperstein auftaucht.
6) Die Situation sofort anhalten.

Trance

7) Spüren, wie sich das Symptom (z. B. Angst) anfühlt.
8) Das Symptom aus dem Körper nehmen und in eine Hand einfüllen.
9) Ihm Farbe und Größe geben.
10) Die andere Hand öffnen.
11) Ein Gegengewicht in diese Hand einfüllen und diesem Farbe und Größe geben.
12) Spüren, ob das Gegengewicht stark genug ist. Ansonsten das Gegengewicht verstärken.
13) Spüren, ob ein gutes Gleichgewicht besteht, eventuell die zweite Seite stärken.
14) Zurückkommen.

Hier-und-jetzt-Zustand

15) Die Situation weiterlaufen lassen.
16) Den Prozess eventuell wiederholen, bis die Situation beendet ist.

Anwendung

- Angst
- Zwang
- Ärger
- Schmerzen
- Symptome, Themen, die im Leben zu viel Gewicht haben
- Ressourcen aufbauen, stärken

Störendes in den Hintergrund, das Wichtige in den Vordergrund

Diese metaphorische Intervention – wieder handelt es sich um eine Teilearbeit – hilft Klienten, durch mehrfache Verwandlung des Themas mehr Kontrolle über dominierende Gedanken, Gefühle und Empfindungen zu gewinnen und mehr Selbstwirksamkeit zu erfahren.

Eine Möglichkeit im Umgang mit Störendem besteht darin, es in der Vorstellung aus seinem Körper herauszunehmen, um es besser und zudem räumlich wahrzunehmen. Mit der nächsten Abstraktionsstufe, dem Einfügen in einen Bilderrahmen an der Wand, begrenzt der Klient diesen Teil, der ja im Rahmen Platz finden muss, und verwandelt ihn zur Fläche. Indem er nun das Störende in den Bildhintergrund stellt und etwas Gegenständliches in den Vordergrund rückt, bestimmt er den Prozess weiterhin selbst.

Hier-und-jetzt-Zustand

1) Thema herausarbeiten, das zu stark im Vordergrund steht, z. B. traurige Stimmung, Sorgen, Angst, Zwang, Eifersucht, Tinnitus, Lärm ...
2) Konkrete Situation überlegen, in der das Thema (z. B. Angst) störend wirkt.

Trance

3) In die vorher bezeichnete Situation gehen.
4) Die Situation kurz beschreiben.
5) Die Situation anhalten.
6) Störendes (z. B. Schmerzen) komplett in einem Schritt aus sich herausnehmen (z. B. mit der Spaghettizange).
7) Sich an der Wand einen leeren Bilderrahmen vorstellen.
8) Das, was aus dem Körper herausgenommen wurde, in den Rahmen einsetzen. (Es steht dort meist im Vordergrund.)
9) Den Bildinhalt nun in den Hintergrund stellen (dabei z. B. matter, transparenter, kleiner machen).
10) Etwas Wichtiges, sehr Konkretes, Bildhaftes wie z. B. eine Blume, ein Haus, eine Kuh in den Vordergrund stellen.
11) Das Bild als Ganzes betrachten.
12) Im Gedächtnis bewahren und zurückkommen.

Hier-und-jetzt-Zustand

13) Gibt es noch etwas dazu zu sagen?

Anwendung

- Zwangsgedanken
- Schmerzen
- Tics

- Tinnitus
- Lärm
- Störende Symptome oder Eigenheiten wie zu große Nase, zu kleiner Busen, Legasthenie etc.
- Trauer, die in gewissen Situationen zu stark im Vordergrund ist
- Zwang, Zwangsgedanken
- Angst
- Schmerzen
- Sich kritisieren, abwerten
- ADS, ADHS
- Lärm, Reize
- Arbeits-, Lebenssituation, in der viel Störendes ist
- Blick für andere selbstbestimmte Inhalte frei machen
- Selbstwirksamkeit

Bild mit Hintergrund und Thema gestalten

Hier-und-jetzt-Zustand

1) Das Thema wählen.

Trance

2) Das Thema holen.
3) Rahmen, Leinwand, Farbe bereithalten, um ein Bild zu gestalten.
4) Einen Hintergrund aus Ressourcen malen: Fähigkeiten, Erfahrungen, Eigenschaften, Umgebung, Menschen ...
5) Das Thema ins Bild vor den Hintergrund setzen.
6) Das Bild als Ganzes anschauen.
7) Zurückkommen.

Hier-und-jetzt-Zustand

8) Gibt es noch etwas dazu zu sagen?

Anwendung

- Zwang, Zwangsgedanken
- Angst
- Schmerzen
- Arbeits-, Lebenssituation, in der viel Störendes ist
- Den Blick für andere selbstbestimmte Inhalte frei machen
- Selbstwirksamkeit

Stolpersteine überwinden und weitergehen

Diese Intervention auf der metaphorischen Ebene kann Klienten helfen, etwas anzugehen, durchzuziehen und ihr vorgegebenes Ziel zu erreichen, die eine Aufgabe nicht anpacken und hinausschieben.

Hier-und-jetzt-Zustand

1) Thema, Situation beschreiben lassen, in der etwas bremst oder stockt und in der es nicht vorwärtsgeht. Eine konkrete Situation dazu. Beispiel: »Ich sitze am Schreibtisch und sollte schreiben.«

Trance

2) In diese konkrete Situation gehen (z. B. Schreibtisch), spüren, wie sich das anfühlt.
3) Bild, Metapher erscheinen lassen, schauen, was auftaucht, zum Beispiel ein Weg, ein Fluss.
4) Was kann getan werden, um Widerstände (z. B. Graben, Stein mitten auf dem Weg) zu überwinden?
5) Dies in der Vorstellung tun.
6) Dies »machen«, »anpacken«, Wirksamkeit spüren.
7) Zurückkommen.

Hier-und-jetzt-Zustand

8) Gibt es noch etwas dazu zu sagen?

Anwendung

- Bremse, Schreib-, Arbeitsstau
- Entwicklungsstau
- Anpacken
- ADS, ADHS
- Zwang
- Angst

Fixer Idee den richtigen Platz geben

Manchmal werden Klienten durch eine fixe Idee bei der Lösung ihrer Entwicklungsaufgaben gebremst, da die fixe Idee die Sicht auf andere Themen verbaut. Beispiele:

- »Warum hat sich meine Frau von mir getrennt? Ich will Antworten.«
- »Warum ist der Unfall gerade mir passiert?«
- »Ich will unbedingt ein neues Handy.«

Dieser Umstand wird in der Intervention bildhaft dargestellt. Dies kann zu der Erkenntnis einer fixen Idee führen und dazu verhelfen, mehr Platz für das Wichtige zu schaffen.

Die ganze Intervention wird im Hier-und-jetzt-Zustand durchgeführt.

Material: Klötze, Haftnotizen, (nicht zu großer) Tisch.

1) Eine eigene fixe Idee, die zu viel Platz beansprucht, feststellen (z. B. »Ich will Turnschuhe mit Rädchen.« oder »Ich habe etwas Falsches gesagt.«).
2) Fixe Idee mit Klötzen auf begrenzter Fläche (z. B. Tisch) darstellen.
3) Bewerten: Wie wichtig ist das Thema im Moment, wie viel Platz nimmt es ein? Ergebnis mit einem Stapel aus 1–6 Klötzen darstellen.
4) Andere Gedanken oder Lebensthemen (z. B. gute Leistung bei der Arbeit erbringen, Sorge um Gesundheit der Tochter, Beziehung zu einem Familienmitglied, Freund etc.) aufzählen, ihnen jeweils den richtigen Platz mittels eines Klotzes zuweisen. Jedes Thema mit einem entsprechend großen Stapel aus 1–6 Klötzen bewerten.
5) Alle Gedanken, Themen mittels Haftnotizen betiteln.
6) Sich mit den Augen auf die Höhe des Tisches begeben und von verschiedenen Seiten, Perspektiven betrachten, wie es wirkt, wenn eine Idee oder ein Gedanke oder Thema die Sicht auf andere Themen versperrt.
7) Ausprobieren, was man machen könnte, damit alles stimmiger wird oder das Thema, der Gedanke nicht so störend wirkt. Beispiele: verkleinern, auf die Seite oder nach hinten schieben.

8) Dies dann in der Skulptur aus Klötzen umsetzen.
9) Abschließend die Skulptur in den Hintergrund stellen.

Anwendung

- Fixe Idee
- Sorgen, zu viele Sorgen
- Perfektionismus
- Angst
- Zwang
- Symptome, Diagnosen, Themen, die zu stark im Vordergrund sind

Fallbeispiel

Ein 6-jähriger Junge kann sich in der Schule nicht mehr konzentrieren, kümmert sich nicht mehr um seine Mitschüler, kann sich nicht mehr freuen und wirkt unzufrieden und unglücklich. Er möchte unbedingt Schuhe mit integrierten Fersenrollen haben, sie gehen ihm nicht mehr aus dem Kopf und beeinträchtigen sogar seinen Schlaf. Das Kind bedrängt ständig seine alleinerziehende Mutter, ihm die Schuhe zu kaufen. Weder sein Geburtstag noch sonst ein Anlass steht bevor, außerdem fehlt es der Familie an Geld, weshalb sie sich die Schuhe gar nicht leisten können. In der Vergangenheit hatte der Junge wiederholt fixe Ideen, manchmal materielle Wünsche, manchmal eine Aktivität, beispielsweise der Besuch eines Fußballspiels. Sobald sein Wunsch erfüllt wurde, hat ihn das Objekt oder die Aktivität aber gleich gelangweilt.

In der Therapie berichtet der Junge, selbst unter seinen fixen Ideen zu leiden. Am Tisch bewertet er die Idee der »Rädlischuhe« mit 6 gestapelten Klötzen, da sie momentan seine höchste Priorität darstellen und somit vorne in der Mitte stehen (Abb. 16 *oben*). Nach den Schuhen bewertet er seine anderen wichtigen Themen: das schöne Wetter (5 Klötze), Vermeidung von Streit mit Schulkameraden, der Lehrkraft, den Geschwistern und der Mutter (2), die Vorfreude auf die Ferien (6) und auf den freien Nachmittag (4). Als er sich so weit hinunterbeugt, dass die Tischplatte in Höhe seiner Augen ist, bemerkt er, wie sehr der Stapel aus Rädlischuh-Klötzen seine Sicht versperrt. Daraufhin rückt er diesen Turm ganz nach links (Abb. 16 *unten*). In der Therapie gelingt es dem Jungen, sowohl die Freude in den Vordergrund zu stellen als auch die Streitvermeidung weiter nach vorne zu rücken.

Mit Erwachsenen wird ganz ähnlich gearbeitet.

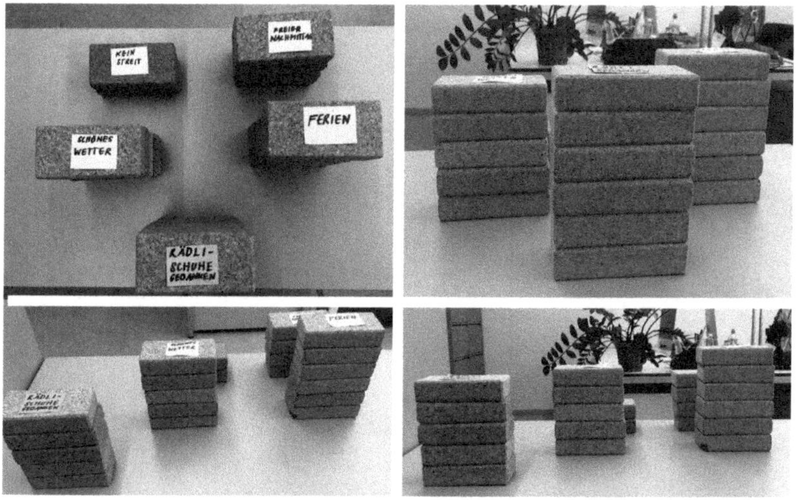

Abb. 16: Veränderungen der Priorisierung im Laufe der Therapie bei 6-jährigem Jungen mit einer fixen Idee (vorher: *obere Reihe mit Ansichten von oben und aus der Perspektive des kindlichen Klienten;* nachher: *untere Reihe)*

Gegenwärtigen, Wunschzustand und ersten Schritt in Richtung Ziel zeichnen

Die folgende Intervention stammt aus der Gestalttherapie (Oaklander 1981, persönliche Mitteilung anlässlich eines Kurses) und arbeitet mit metaphorischen Abstraktionen. Außer dem gegenwärtigen und zukünftigen (Wunsch-)Zustand wird auch der erste Schritt in einer Zeichnung umgesetzt.

Material: Papier, Malstifte, genügend Platz am Boden.

1) Ein Bild malen, das zum gegenwärtigen Zustand, zum Symptom oder zum Problem passt.
2) Das Bild auf den Boden legen.
3) Ein Bild malen, das zum (Wunsch-)Zustand passt, der sich besser anfühlt, weil das Problem behoben ist.
4) Das Bild so weit vom anderen Bild entfernt legen, wie sich der Wunschzustand vom Jetzt anfühlt.

5) Ein Bild malen vom ersten Schritt, der in die Richtung des Wunschzustands führt.
6) Dieses Bild neben das erste Bild in Richtung Zielzustand legen.
7) Eventuell Fotos von Zeichnungen zum Jetztzustand, 1. Schritt und Wunschzustand machen.

Anwendung
- Bei jedem Symptom, Problem, unangenehmen, ungesunden Zustand
- Bei Therapiebeginn
- Ziel erarbeiten
- Metapher für psychotherapeutische Arbeit
- Angst
- Zwang
- Depression
- Sucht

Hinweise
- Die Intervention kann auch in der Vorstellung, in Trance erfolgen.
- Die Intervention mit gemalten Bildern lässt sich mit Tranceeinheiten kombinieren, indem der Klient beispielsweise das Gefühl des Zielzustands in Trance gut spürt.

Ungesunde Selbstgespräche verändern und zugehörige Gedanken in Fahrzeuge verwandeln

Indem der Klient ungesunde Gedanken laut mit der Stimme äußert, mit der er auch die Selbstgespräche führt, wird ihm eventuell bewusst, wie verurteilend, quengelig oder anderweitig ungesund Tonfall und Stimme sind. Manchmal erkennen die Klienten dabei auch, aus welcher Quelle und Zeit diese Form von Selbstgespräch stammt, zum Beispiel von einer Lehrperson oder dem Vater, der mit dem Klienten als Kind so gesprochen hat. Im nächsten Schritt wird nur die Stimme oder der Tonfall verändert. Manchmal reicht dies schon für eine Besserung des Klienten. Wenn nicht, verwandelt dieser die Gedanken in Fahrzeuge, führt also eine Abstraktion durch und gewinnt so mehr Kontrolle, indem er die Fahrzeuge kontrolliert herumfahren lässt.

Hier-und-jetzt-Zustand

1) Gespräch über die Frage: Wie spreche ich mit mir?
   - Auf gute Art: in welcher Situation, wie?
   - Auf ungesunde Art: in welcher Situation, wie?
   - Kreisende Gedanken, Sorgen?
2) Dazu passende Situation finden.

Trance

3) Die Situation durchgehen und dabei die Gedanken laut aussprechen.
4) Ein Merkmal des laut geführten Selbstgesprächs verändern:
   - Ganz schnell sprechen.
   - Mit hoher Stimme sprechen.
   - Inhaltlich alles ins Gegenteil verkehren.
5) Gedanken in Fahrzeuge verwandeln.
6) Fahrzeuge fahren lassen. Alle im Blick behalten, unter Kontrolle haben.
7) Fahrzeuge umleiten, stoppen, parken etc.
8) Zurückkommen.

Anwendung

- Einschlafen
- Kontrolle über kreisende Gedanken
- Gedankenstopp

Schwarz-Weiß-Denken erweitern um etwas anderes (ein Drittes)

Eine weitere Möglichkeit von Klienten, sich selbst zu bremsen, ist Schwarz-Weiß- oder Entweder-oder-Denken. Beispiele:

- »Entweder bekomme ich die Stelle, oder ich bringe mich um!«
- »Entweder kommt er mit mir ans Konzert, oder er liebt mich nicht.«
- »Entweder der Hund oder ich!« (bei einem Paar)

Bei dieser Intervention führen die Klienten im Rahmen von Teilearbeit mittels Stühlen, also außerhalb des Körpers, eine Erweiterung von zwei auf drei Teile herbei. Indem sie die Teile bezeichnen und mit ihnen Figuren darstellen, ihnen also eine Gestalt, einen Namen und einen Platz zuweisen, wird den Klienten klar, dass ihr Denken eingeengt ist, weil sie nur zwei Möglichkeiten zulassen: entweder/oder, schwarz oder weiß. Indem sie zuerst mit zwei, dann mit drei Stühlen arbeiten, gelingt es ihnen oft, sich mit dieser Einengung ihres Denkens zu konfrontieren und das ungesunde Muster zu erweitern.

Material: Zwei Besprechungsstühle, drei Klappstühle oder andere Stühle, die von den Besprechungsstühlen unterscheidbar sind.

Hier-und-jetzt-Zustand

1) Entweder-oder- bzw. Schwarz-Weiß-Situation finden.
2) Diese Situation kurz beschreiben.
3) Aufstehen und das »Entweder« auf ersten Klappstuhl platzieren, ihm eine Gestalt geben.

Trance

4) Sich in die Gestalt hineinversetzen und ihr einen Namen geben. Berichten, wie das ist.
5) Kurz zurückkommen.

Hier-und-jetzt-Zustand

6) Aufstehen, wieder sie selbst werden.
7) Das »Oder« auf den zweiten Klappstuhl legen, ihm eine Gestalt geben.

Trance

8) Sich in die Gestalt hineinversetzen und ihr einen Namen geben. Berichten, wie das ist.
9) Kurz zurückkommen.

Hier-und-jetzt-Zustand

10) Aufstehen und die beiden Gestalten von außen anschauen.
11) Der Therapeut nimmt einen dritten Klappstuhl: Wer ist da drauf? Ihm eine Gestalt geben.

Trance

12) Sich in die Rolle der dritten Gestalt versetzen und ihr einen Namen geben. Berichten, wie das ist.
13) Zu den zwei anderen Teilen schauen. Wie sehen die aus? Was kann ich zu jedem Teil sagen?
14) Zurückkommen.

Hier-und-jetzt-Zustand

15) Aufstehen, die drei Teile/Klappstühle konkret so anordnen, dass die Klienten die Anordnung als stimmig empfinden.
16) Innerlich ein Foto machen.
17) Klient und Therapeut setzen sich auf die ersten Besprechungsstühle.
18) Gibt es noch etwas zu sagen?

Anwendung

- Schwarz-Weiß- bzw. Entweder-oder-Denken überwinden
- Perspektive erweitern, Visionen entwickeln
- Entscheiden, Entscheidungen
- Unangenehme Entweder-oder-Situation
- Ungesunde (versus therapeutische) Doppelbindung (»double bind«)
- Erpressung
- Eigenschaft oder Problem mit zwei Seiten
- Aus Opferrolle herausfinden
- Denken und Möglichkeiten erweitern

Hinweise

- Die Intervention erfolgt auf der metaphorischen Ebene und enthält keine konkreten Lösungsvorschläge.
- Sie darf nur angewendet werden, wenn ausreichend Zeit vorhanden ist, um konkrete Handlungsweisen zu erarbeiten und das »Unbewusste« arbeiten zu lassen.

Anteile eines Themas anordnen und in sich hineinnehmen

Die Aufgabe, sich einem schwierigen Thema zu stellen, wird vereinfacht, indem der Klient das Thema, Symptom oder Problem in Stücke aufteilt, diese aus dem Körper herausnimmt und ihnen eine Gestalt gibt. Außerhalb des Körpers hat der Klient mehr Überblick und kann das Thema auf seine Weise gruppieren, zusammensetzen und so verändern, dass es besser wird. Anschließend kann er es wieder integrieren, indem er die Gruppe wieder in seinen Körper hineinnimmt.

Hier-und-jetzt-Zustand

1) Sich ein Thema vorstellen, eventuell in eine Situation gehen, in der Thema relevant ist.
2) Verschiedene Anteile herauskristallisieren: schwierige und mindestens ein Ressourcenteil.

Trance

3) Zum Thema gehen.
4) Einen Teil nach dem anderen aus dem Körper herausnehmen, jedem eine Gestalt geben.
5) Wenn alle Anteile außerhalb des Körpers sind und eine Gestalt haben, Tier, Comicfigur, Figur aus Film, Buch: → anordnen, eventuell auch miteinander in Verbindung bringen, bis es okay ist.
6) Teile, Gestalten wieder in sich hineinnehmen.
7) Zurückkommen.

Hier-und-jetzt-Zustand

8) Gibt es noch etwas dazu zu sagen?

Anwendung

- Umgang mit komplexen, schweren Themen
- Schmerzen
- Eifersucht
- Wut
- Ärger

Dissoziation: Verschiedene Anteile der Person aufstellen und gegenüber einem Thema oder einer Person positionieren

Hier-und-jetzt-Zustand

1) Ein Thema wählen. Beispiel: »Soll ich meinen Vater anrufen, da er krank ist, ob wohl er mich sehr gequält hat?«
2) Verschiedene Anteile (zuerst meist nur zwei, später mehr) herausarbeiten, die in diesem Zusammenhang relevant sind.
3) Für jeden Anteil beispielsweise ein Tier auswählen und auf den Boden stellen.
4) Die Anteile, hier also die Tiere, so gruppieren, wie sie zueinander stehen.

5) Für das Thema, Problem oder Symptom einen Klotz wählen.
6) Den Klotz, der das Thema symbolisiert, hinzustellen.
7) Die verschiedenen Anteile so anordnen, wie sie zum Thema stehen.
8) Wunschzustand mit Tieren und Klötzen darstellen.
9) Was muss mit den Tieren geschehen, damit sie zum Wunschzustand des Klienten gelangen (z. B. Mauer überhüpfen, weiter von Klotz wegstellen etc.)?

Trance

10) Sich vorstellen, wie es sein wird, wenn dieser Wunschzustand erreicht ist.
11) Zurückkommen.

Hier-und-jetzt-Zustand

12) Gibt noch etwas dazu zu sagen?

Anwendung

- Zu starke Konzentration auf ein Thema
- Schmerzen
- Angst
- Depression

11 Leistung

Menschen erbringen Leistung definitionsgemäß unter Energieaufwand und Einsatz ihrer Fähigkeiten. Damit verbunden ist häufig das Erreichen eines Handlungsziels. Die Handlung ist beabsichtigt, und das Ziel wird, psychologisch gesehen, mit einem Aufwand erreicht.

Die Voraussetzungen dafür, Leistungen zu erbringen, sind: Motivation (intrinsische > extrinsische; langfristige > kurzfristige), Selbstkontrolle, Frustrationstoleranz, Durchhaltevermögen, die selbstbewusste Kenntnis der eigenen Fähigkeiten und Eigenschaften, die Fähigkeit, die eigene Leistung zu analysieren und einzuschätzen, sich realistische Ziele zu setzen, das heißt etwas höher angesetzt als selbstverständlich erreichbar, die Kenntnis und Anerkennung der eigenen Ziele und die Fähigkeit, diese zu erreichen. Dazu gehört auch, Stolpersteine und Bremsen zu identifizieren, und der Wille, die Motivation und die Fähigkeit, Stolpersteine zu überwinden und Bremsen zu lösen.

11.1 Analysieren von Leistungen und Verhalten

Um sich selbst realistisch einschätzen zu können, ist es nötig, sich mit sich selbst, dem eigenen Verhalten und den eigenen Leistungen zu konfrontieren. Für manche Klienten ist dies schwierig. Die eigene Einschätzung von Leistungen und Verhalten ist eng mit dem Selbstbild und dem Selbstwert verknüpft. Um Leistung und Verhalten zu bewerten, müssen sie einer Analyse unterzogen werden.

Rückschau: Was ich zu einer guten Leistung beigetragen habe

In dieser Ressourcenintervention wird eine vergangene Ressourcensituation analysiert und in Assoziation genau angeschaut, welche Faktoren, die zu der guten Leistung beitrugen, eigene Verdienste waren und welche unbeeinflussbare andere Faktoren. Mit diesem Wissen ist es leichter, in zukünftigen Situationen auf die eigene Leistung Einfluss zu nehmen.

Hier-und-jetzt-Zustand

1) Situation berichten, in der man eine gute Leistung vollbracht hat.

Trance

2) Die Situation vom Beginn bis zum Abschluss erleben.
3) Zurückschauen:
4) Welche Faktoren trugen dazu bei, dass ich eine gute Leistung erbracht habe?
   – Äußere Einflüsse wie Wetter, Prüfungsfrage
   – Innere Einflüsse wie gutes Training, Konzentration
   – Was habe ich selbst beigetragen? Sammeln.
5) Sammlung im Gedächtnis so ablegen, dass man sie wiederfindet.
6) Zurückkommen.

Hier-und-jetzt-Zustand

7) Aufzählen, was man selbst beigetragen hat und beim nächsten Mal (wieder) anwenden wird.

Anwendung

- Leistung steigern
- Selbstwirksamkeit, Selbstvertrauen
- Angst

Analysieren eines Misserfolgs mit verschiedenen Faktoren

Sich einem Misserfolg zu stellen und diesen zu analysieren, ist weit schwieriger, als sich mit einem Erfolg zu konfrontieren. Diese Intervention in Dissoziation ohne formale Trance erleichtert die Konfrontation, da sich Gefühle unter diesem Umständen leichter kontrollieren lassen als in Assoziation. Außerdem werden die Elemente der Einflussfaktoren in leichter verdauliche Stücke aufgeteilt.

1) Suche nach einer Situation, in der der Klient einen Misserfolg erlebt hat.
2) Beschreiben der Situation.
3) Welche Faktoren haben zu dem Misserfolg beigetragen?

4) Zu jedem Faktor einen Klotz, Zettel oder eine Haftnotiz legen und mit dem Namen des Faktors beschriften.
5) Den mit »Ich« beschrifteten Klotz in die Mitte legen. Die Klötze mit den Faktoren rund um das »Ich« gruppieren, die Distanz zum »Ich« darstellen, je nachdem wie nahe der »Faktor-Klotz« dem »Ich«-Klotz steht.
6) Klären: Wie nahe liegt mir welcher Faktor?
7) Jeden Faktor gewichten: Für unwichtigen Faktor zum Beispiel nur einen Klotz legen, für sehr wichtigen sechs Klötze stapeln (oder 1–6 Knöpfe zum Faktor legen).
8) Klären: Auf welchen Faktor kann ich Einfluss nehmen?
9) Auf welche Weise?
10) Erfolgreiche zukünftige Variante erzählen, vorwegnehmen.

Anwendung
- Sport
- Soziale Situationen
- Leistung steigern
- Umgang mit Misserfolg
- Identität
- Selbstbild

Deliktanalyse (Analyse einer kriminellen Tat)

Die Analyse von Delikten ist meist eine große Herausforderung. Sie ist häufig notwendig, um Fortschritte in der Entwicklung zu erzielen. Die Analyse sollte in gut kontrollierter Dissoziation erfolgen, möglichst mit einem vorgestellten Bildschirm. Die Dissoziation dient dazu, das Verhalten während der Tat möglichst nicht zu verstärken (was in Assoziation eher geschieht), Gefühle wie Angst, Schrecken, Aggression, Lust besser kontrollieren zu können und die Chance zu erhöhen, dass der Klient einen besseren Überblick über die Situation erhält. Wenn mit einem imaginären Bildschirm gearbeitet wird, kann dieser leichter wieder entfernt werden als im Falle einer Zeichnung oder räumlichen Darstellung. Wird dennoch mit einer räumlichen Darstellung gearbeitet, zum Beispiel mit Figuren, Schnüren, Klötzen, sollen die Gegenstände nach der Analyse wieder weggeräumt werden.

Hier-und-jetzt-Zustand

1) Eine der verübten kriminellen Taten auswählen.
2) Die Tatsituation kurz erzählen lassen.
3) Die Situation begrenzen: Anfang und Abschluss festlegen.

Trance

4) An den Anfang der Situation gehen.
5) Aus der Situation aussteigen, das erste Bild auf einem Bildschirm im Standbild sehen und sich selbst in diesem Standbild erkennen. Dann einen Zuschauerstuhl so in der Vorstellung vor den Bildschirm stellen, dass der Blick auf den Bildschirm frei ist, der Abstand zum Bildschirm ausreicht und dass das Bild gut erkennbar ist. Dann in der Zuschauerposition eine Fernbedienung, Steuerung in die Hand nehmen. So kann die Dissoziation erreicht werden.
6) Das erste Bild auf einem Monitor sehen.
7) Sich auf einen Stuhl mit Armlehnen setzen und in der Zuschauerposition einrichten.
8) Eine Fernbedienung in die Hand nehmen.
9) Die Situation Schritt für Schritt betrachten, analysieren, kommentieren, den Anteil der eigenen Person im Film betrachten.
10) Die Situation bis zum Abschluss aus der Zuschauerposition betrachten, analysieren, eventuell kommentieren, Stellung beziehen. Dabei immer »im Denken bleiben«, um nicht in die kinästhetische Wahrnehmung und »in die Gefühle abzurutschen«. Dazu den Klienten auf dem Bildschirm stets in der dritten Person ansprechen. Beispiel: »Was sehen und hören Sie, was der junge Mann auf dem Bildschirm tut/sagt?« Den Klienten immer wieder bitten, seinen Zuschauerstuhl zu spüren, und nachfragen, wenn der Klient beschreibt, was der Mann im Film auf dem Bildschirm denkt und fühlt, woran er das sieht oder hört.
11) Der Klient legt nun die Fernbedienung beiseite, steht aus seinem Zuschauerstuhl auf und steigt ins Bild, in die Situation ein. Er fügt sich also in seiner Vorstellung wieder zusammen und vollzieht eine kontrollierte Assoziation.
12) Zurückkommen.

Hier-und-jetzt-Zustand

13) Äußern, aufzählen, was man bemerkt hat, warum die Hauptperson im Film sich so verhalten hat, einschätzen, ethisch-moralisch bewerten, Stellung beziehen.

Anwendung

- Deliktanalyse

Hinweise

- Niemals verbesserte Variante entwickeln lassen.
- Intervention in kontrollierter Dissoziation, da andernfalls ein unerwünschtes Verhalten oder Gefühl (z. B. Empfindung von Lust beim Quälen einer anderen Person) verstärkt werden könnte.
- Zuerst die Fertigkeit und Kontrolle der Dissoziation einüben.
- Die Intervention kann später mit der folgenden Intervention »Analyse einer Situation und verbesserte Variante« kombiniert werden.

Vergangene Situation analysieren und verbesserte Variante entwickeln

Diese Intervention in kontrollierter Dissoziation erleichtert es dem Klienten, sich einer unangenehmen Situation zu stellen, da er diese in Dissoziation besser analysieren und seine Gefühle dabei besser kontrollieren kann als in Assoziation und Dissoziation ihm einen besseren Überblick über die Situation erlaubt. Anschließend erfolgt ein Fraktionieren, sodass der Klient kurz ins Hier und Jetzt zurückkommt. Dies erlaubt eine klare Unterbrechung, sodass das analysierte vergangene Verhalten und die damit einhergehenden Gefühle nicht mit der neuen, verbesserten Variante vermischt werden. Abschließend erarbeitet der Klient zuerst in Dissoziation eine verbesserte Variante, deren Wirkung danach in Assoziation verstärkt wird.

Hier-und-jetzt-Zustand

1) Die vergangene (meist soziale) Situation kurz erzählen, in welcher der Klient mit seinem Verhalten nicht zufrieden ist.
2) Die Situation begrenzen: Anfang und Abschluss der Situation festlegen.

Trance

3) An den Anfang der Situation gehen. Die Situation anhalten.
4) Aus der Situation aussteigen: Dissoziation.
5) Das erste Bild auf einem Monitor sehen.
6) Sich auf einen Stuhl mit Armlehnen setzen und in der Zuschauerposition einrichten.
7) Eine Fernbedienung in die Hand nehmen.
8) Die Situation Schritt für Schritt bis zum Schluss ansehen. In der Zuschauerposition betrachten, analysieren, eventuell kommentieren, Ratschläge geben. Dabei darauf achten, dass der Klient nur das erwähnt, was er im Film gesehen oder gehört hat.
9) Sich zusammenfügen, sodass der Klient wieder zu einer Person wird: Assoziation.
10) Kurz zurückkommen.

Hier-und-jetzt-Zustand

11) Sagen, welche Ursachen und Aspekte des eigenen unerwünschten Verhaltens der Klient feststellt.
12) Verbesserte Variante vorbesprechen.

Trance

13) An den Anfang der Situation gehen.
14) Aus der Situation aussteigen: Dissoziation.
15) Das erste Bild auf einem Monitor sehen.
16) Sich auf einen Stuhl mit Armlehnen setzen und in der Zuschauerposition einrichten.
17) Eine Fernbedienung in die Hand nehmen.
18) Eine verbesserte Variante des Films entwickeln bis zum Abschluss.
19) Den Film zurückspulen bis zum Beginn der Situation, hier den Film anhalten.
20) Assoziation: Fernbedienung weglegen, aus dem Zuschauerstuhl aufstehen, ins Bild bzw. in die Situation einsteigen, eins werden.
21) Die verbesserte Situation von Anfang bis zum Abschluss in Assoziation erleben.
22) Zurückkommen.

Hier-und-jetzt-Zustand

23) Gibt es noch etwas dazu zu sagen?

Anwendung

- Sport
- Soziale Situationen
- Leistung steigern
- Umgang mit Misserfolg

Hinweise

- Der Klient kann die vergangene Situation eventuell erst zu einem späteren Zeitpunkt in Assoziation erleben, da der Abschluss der Situation schwer zu ertragen ist. In diesem Fall den Film vorwärtsdrehen bis zu der Stelle, wo Assoziation möglich ist.
- Der Therapeut kann die Dissoziation auf folgende Weise unterstützen:
  - Den Klienten immer wieder den Zuschauerstuhl spüren lassen.
  - Ihn von der Hauptperson in der dritten Person sprechen lassen statt in Ich-Form oder ihr einen anderen Namen geben oder einfach von »dem Mann im Film« sprechen lassen.
  - Nur auf Seh- und Hörwahrnehmungen eingehen. Erwähnt der Klient kinästhetische Wahrnehmungen oder Gefühle (z. B. »Die Person ist ärgerlich.«), dann nachfragen: »Woran siehst oder hörst du das?«

Integration von Erfolg und Misserfolg ins Selbstbild

Dieser metaphorischen Intervention liegt die Annahme zugrunde, dass es nötig ist, sowohl Erfolg als auch Misserfolg ins Selbstbild zu integrieren, um ein gesundes Selbstvertrauen zu entwickeln.

Hier-und-jetzt-Zustand

1) Den Klienten fragen, in welcher Situation oder bei welchem Thema er mehr Erfolg als bisher haben möchte. Nach einem Beispiel einer Misserfolgssituation und einer Erfolgssituation fragen. Ihm erklären, dass er sich den Klienten jetzt als Bild in einem Spiegel vorstellen soll und dass er sich dann darin ganzheitlich betrachten wird.

Trance

2) Sich einen Spiegel vorstellen, der so groß ist, dass man sich darin vollständig sieht. Sich im Spiegel betrachten mit seinen äußeren und inneren Merkmalen und Charakteristiken.
3) Kurz zurückkommen.

Hier-und-jetzt-Zustand

4) Erklären, dass der Klient als Nächstes in die Erfolgssituation geht bis zu der Stelle, an welcher der Erfolg klar ersichtlich und spürbar ist.

Trance

5) Die Erfolgssituation durchleben, das Körpergefühl spüren (wo, wie?) und ein Symbol dafür finden. Das Symbol so im Gedächtnis ablegen, dass man es wiederfindet.
6) Kurz zurückkommen.

Hier-und-jetzt-Zustand

7) Den nächsten Schritt erklären.

Trance

8) Die Misserfolgssituation durchleben, das Körpergefühl spüren, ein Symbol dafür finden und es im Gedächtnis ablegen, sodass man es gut wiederfindet.
9) Kurz zurückkommen.

Hier-und-jetzt-Zustand

10) Erklären, dass die beiden Symbole als Nächstes ins Spiegelbild, ins Selbstbild eingefügt werden.

Trance

11) Beide Symbole ins Spiegelbild einfügen, sodass sie integriert wirken.
12) Zurückkommen.

Hier-und-jetzt-Zustand

13) Gibt es noch etwas dazu zu sagen?

Anwendung
- Integration von Erfolg, Integration von Misserfolg
- Angst vor Erfolg, Angst vor Misserfolg
- Identität
- Selbstbild

Hinweise
- Manchmal klebt der Klient die Symbole nur auf den Spiegel oder tut sie ganz beiseite, statt sie zu integrieren. Möglichst beide Symbole integrieren.

11.2 Leistung und Verhalten verbessern

Eine Leistung oder ein Verhalten zu verbessern erfordert neben der Analyse der vergangenen Situation, dass Klienten ein Ziel festlegen und anerkennen, des Weiteren einen gesunden Umgang mit sich (z. B. gesunde Selbstgespräche) und das Einüben des verbesserten Verhaltens oder eines Verhaltens, das zur verbesserten Leistung führt. Das Üben und Trainieren kann mental in Trance geschehen. So ist es weniger aufwendig, schneller und lässt sich somit häufiger wiederholen.

Gute Selbstgespräche am Ziel

Gesunde Selbstgespräche können Klienten helfen, ihren Selbstwert zu unterstützen. Es ist meist einfacher, einem anderen Lebewesen, zum Beispiel einem Hund, guten Zuspruch zu geben als sich selbst. Darum wird im Vorfeld der Trance das Beispiel des Hundes erarbeitet.

Hier-und-jetzt-Zustand
1) »Hätten Sie gerne einen Hund?«
2) »Wie würde der aussehen, wie heißt er?«
3) »Wie würden Sie mit ihm sprechen, wenn er etwas gut gemacht hat?«
4) »Nun können Sie das mit sich selbst auf eine ähnliche Art tun.«

Trance

5) »Gehen Sie in der Vorstellung in die Situation, in der Sie Ihr Ziel erreicht haben (Prüfungsergebnis erfahren, gute Beurteilung erhalten etc.).«
6) Spüren, wie es sich in dieser Situation anfühlt. Beschreiben.
7) Sich dafür loben, sich Zuwendung geben.
8) Zurückkommen.

Hier-und-jetzt-Zustand

9) Gibt es noch etwas dazu zu sagen?

Anwendung

- Leistung
- Gesunder Umgang mit sich selbst, gesunde Selbstgespräche
- Selbstwert
- Sich abwerten
- Depression
- Perfektionismus

Selbstgespräche nach einer Leistung verbessern

Gesunde Selbstgespräche sind in vielen Situationen enorm wichtig. In Zusammenhang mit Leistung ist es wichtig, dass der Klient sich selbst lobt und seine eigene Leistung anerkennt. Dies kann auch das Selbstvertrauen stärken.

Hier-und-jetzt-Zustand

1) Eine vergangene Situation beschreiben, in der am Ziel ungesunde Selbstgespräche stattgefunden haben.
2) Ungesunde Sätze, Selbstgespräche aufzählen.
3) Welche Gespräche wären gesünder? Mehrere Möglichkeiten aufzählen. Beispiele:
   - »Ich tue mein Bestes.«
   - »Ich gehe Schritt für Schritt.«
   - »Ich bin gut vorbereitet.«

Trance

4) In eine Situation gehen, in der die ungesunden Selbstgespräche vorkommen.

5) Ungesunde Selbstgespräche hören.
6) Alle ungesunden Sätze aus dem Körper herausnehmen (z. B. mit Spaghettizange) und sie von außen hören.
7) Ungesunde Gespräche leiser, schwächer machen (z. B. mit Drehschalter).
8) Gesunde Gespräche von außen hören, die Sätze selbst laut sagen.
9) Stärker, lauter, klarer machen.
10) Die gesunden Gespräche ganz in sich hineinnehmen, sodass sie innen gehört werden.
11) Zurückkommen.

Hier-und-jetzt-Zustand

12) Gibt es noch etwas dazu zu sagen?

Anwendung

- Leistung
- Gesunde Selbstgespräche
- Ziel setzen und erreichen
- Selbstwert

Analyse einer Leistungssituation und Einüben einer guten Variante

Um einen stabilen Selbstwert zu entwickeln, ist es wichtig, fähig zu sein, sich sowohl dem Misserfolg als auch dem Erfolg zu stellen, den eigenen Erfolg anzuerkennen und wertzuschätzen, den Misserfolg zu analysieren und herauszuarbeiten, was ein anderes Mal auf welche Weise besser gemacht werden kann. Um die Misserfolgssituation zu analysieren, ist die Dissoziation mit dem Bildschirm besonders geeignet, da der Klient auf diese Weise unangenehme Gefühle besser kontrollieren kann, einen besseren Überblick erhält und das Verhalten, das zum Misserfolg führte, nicht verstärkt wird. Das erwünschte Verhalten wird darum zuerst in Dissoziation erarbeitet, da es so gefahrlos verändert und verbessert werden kann. Die beste Variante soll dann noch in Assoziation durchlebt werden, um sie zu verstärken und die Chance zu erhöhen, dass sie in der Zukunft tatsächlich angewendet wird.

Hier-und-jetzt-Zustand

1) Eine Situation auswählen, in welcher der Klient unsicher über seine Leistung war oder die er als Misserfolg erlebte.

Trance

2) Zum Beginn der Situation gehen.
3) Die Situation Schritt für Schritt durchgehen, immer wieder beurteilen, ob die Leistung und das Verhalten in Ordnung oder gut waren oder ob daran etwas zu verbessern ist.
4) Dabei werden nur die beiden Kategorien »gut« oder »verbesserungswürdig« zugeordnet. (Falls es für den Klienten nicht möglich ist, dies in der Vorstellung zu tun, können auch zwei reale oder gezeichnete Schachteln als Hilfsmittel dienen.) Dann füllt der Klient die guten Elemente in der Vorstellung in die eine, die verbesserungswürdigen Elemente in die andere Schachtel. So schafft der Klient Ordnung. Im nächsten Trancezustand kann er sich ausschließlich der Schachtel mit den verbesserungswürdigen Elementen widmen.
5) Kurz zurückkommen.

Hier-und-jetzt-Zustand

6) Zusammenfassen, welche Elemente gut sind, also beibehalten werden sollen, und welche Elemente verbessert werden sollen.

Trance

7) Zum Beginn der Situation gehen. Bei jedem Element, das verbessert werden soll, eine bessere Variante konstruieren. Manchmal müssen dazu mehrere Anläufe unternommen werden. »Falsche« Varianten werden in der Vorstellung wie durchgewischt oder ausgeputzt.
8) Die gefundenen »guten« Varianten verstärken, indem der Klient sie so viele Male durchgeht, bis er sagt, dass sie jetzt gut gespeichert sind.
9) Zurückkommen.

Hier-und-jetzt-Zustand

10) Dem Klienten auftragen, weiterhin die guten Varianten in der Vorstellung durchzugehen und in der Realität die guten Varianten anzuwenden.

Anwendung

- Sich einer schlechten Leistung stellen
- Etwas aus einer schlechten Leistung lernen
- Leistung steigern, verbessern
- Ziel erreichen
- Angst vor Misserfolg
- Selbstwert
- Selbstwirksamkeit

Analysieren einer sozialen Situation und verbesserte Variante entwickeln

Hier-und-jetzt-Zustand

1) Die Situation kurz erzählen.
2) Die Situation begrenzen: Anfang und Abschluss festlegen.

Trance

3) An den Anfang der Situation gehen.
4) Aus der Situation aussteigen: Dissoziation.
5) Das erste Bild auf einem Monitor sehen.
6) Sich auf einen Stuhl mit Armlehnen setzen und in der Zuschauerposition einrichten.
7) Eine Fernbedienung in die Hand nehmen.
8) Die Situation Schritt für Schritt bis zum Abschluss in Zuschauerposition betrachten, analysieren, eventuell kommentieren.
9) Sich zusammenfügen, Assoziation.
10) Kurz zurückkommen.

Hier-und-jetzt-Zustand

11) Besprechen, welche Ursachen der Klient festgestellt hat. Eine verbesserte Variante vorbesprechen.

Trance

12) An den Anfang der Situation gehen.
13) Aus der Situation aussteigen: Dissoziation.
14) Das erste Bild auf einem Monitor sehen.
15) Sich auf einen Stuhl mit Armlehnen setzen und in der Zuschauerposition einrichten.

16) Eine Fernbedienung in die Hand nehmen.
17) Eine verbesserte Variante gestalten bis zum Abschluss.
18) Den Film zurückdrehen und zum Beginn der Situation gehen.
19) Ins Bild einsteigen.
20) Die verbesserte Situation von Anfang bis zum Abschluss in Assoziation durchleben.
21) Zurückkommen.

Hier-und-jetzt-Zustand

22) Dem Klienten auftragen, die guten Varianten in der Vorstellung weiterhin durchzugehen und in der Realität die guten Varianten anzuwenden.

Anwendung

- Leistung steigern
- Sich dem Misserfolg stellen
- Selbstwirksamkeit, Selbstvertrauen
- Angst vor Erfolg, Angst vor Misserfolg
- Angst

11.3 Ziele setzen

Sich angemessene Ziele zu setzen, sie zu erreichen und sich dann selbst angemessen wertzuschätzen – das sind Faktoren, die den Selbstwert positiv beeinflussen können.

Das Erreichen eines bestimmten Zieles setzt nach Flammer (1990) Folgendes voraus:

1) Das bestimmte Ziel zu kennen.
2) Das Ziel für sich als aktuelles Ziel anzuerkennen.
3) Den Weg zu kennen, wie das Ziel erreichbar ist.
4) Den Weg gehen zu können und dies zu wissen (Kontrollmeinung).
5) Den Weg tatsächlich zu gehen.

Beim ersten Schritt geht es darum, das Ziel auch in seiner konkreten Umsetzung zu kennen und für sich festzulegen. Ziele sollten stets etwas höher gesteckt werden als die Höhe, die selbstverständlich erreicht werden kann. Sie sollen möglichst konkret und überprüfbar sein. Für den zweiten Schritt ist eine gewisse Entschlossenheit, das Thema anzupacken und sich auf den Weg zu machen, um das Ziel zu erreichen, erforderlich. Dann sind die Fähigkeiten und Fertigkeiten gefragt, die nötig sind, um das Ziel zu erreichen, und der Glaube sowie das Selbstvertrauen, dass dies möglich ist. Das Wichtigste ist schließlich, sich wirklich daran zu machen und in die Handlung zu kommen, um das Ziel zu erreichen.

Sich angemessene Ziele setzen

Indem der Klient das Ziel, das er vorher festgelegt und als angemessen beurteilt hat, abschließend in Trance erreicht, erhöht sich seine Chance, es später in der Realität wirklich zu erreichen.

1) Fähigkeit oder Thema finden, zu dem ich mir ein Ziel stecken möchte oder bei dem ich mich verbessern will.
2) Beschreiben, welche Fähigkeit schon gut entwickelt ist und welche noch nicht so gut.
3) Eigenes Ziel stecken.
4) Beurteilen, ob ich dieses Ziel wirklich erreichen möchte.
5) Habe ich mein Ziel richtig (nicht zu hoch, nicht zu tief) gesteckt? Falls ich es zu hoch gesteckt habe, Zwischenziel definieren auf dem Weg zum großen Ziel.
6) Wie kann ich die Zielerreichung messen und überprüfen? Woran merke ich, dass ich mein Ziel erreicht habe? Beispiele: eine gute Note in der nächsten Matheprüfung; 10 Krankenkassenberichte fertigstellen.
7) Zielerreichung in welchem Zeitraum, bis zu welchem Zeitpunkt?
8) Was brauche ich noch, um mein Ziel zu erreichen? Beispiele: Fähigkeit, Training, Ausrüstung.
9) Die einzelnen Schritte mit konkretem Zeithorizont festlegen.
10) In Trance den Weg gehen.

Anwendung

- Ziele setzen
- Ziele erreichen
- Leistungsbremse
- Leistungsabfall

Sich Ziele mit Klötzen und Haftnotizen setzen

Den in der vorigen Intervention beschriebenen Prozess können Klienten auch mithilfe einer Darstellung am Boden durchlaufen. Die Intervention erfolgt ohne formale Trance.

Material: Filzstift, Haftnotizen, Holzklötze.

1) Fähigkeit bezeichnen, in welcher der Klient sich verbessern will.
2) Beschreiben, welche Fähigkeit schon gut entwickelt ist und welche noch nicht so gut.
3) Sich ein messbares, überprüfbares Ziel stecken.
4) Konkrete Zielformulierung; Beispiele: eine gute Note in der nächsten Matheprüfung erreichen; 10 Krankenkassenberichte fertigstellen.
5) Zielerreichung in welchem Zeitraum, bis zu welchem Zeitpunkt?
6) Klärung: Ist dies ein Ziel, das ich wirklich erreichen möchte?
7) Klärung: Habe ich mein Ziel richtig (nicht zu hoch, nicht zu tief) gesteckt?
8) Wie kann ich die Zielerreichung messen und überprüfen? Woran merke ich, dass ich mein Ziel erreicht habe?
9) Klotz nehmen, Haftnotiz aufkleben und darauf Ziel notieren.
10) Zielklotz so weit entfernt auf den Boden legen, wie das Ziel subjektiv entfernt ist.
11) Was brauche ich alles, um dieses Ziel zu erreichen? Therapeut schreibt jedes benötigte Element auf eine Haftnotiz, klebt sie auf den Klotz und legt diesen wieder auf den Boden.
12) Der Klient legt eine Reihenfolge der verschiedenen Elemente fest.
13) Auf den verschiedenen Haftnotizen werden die genauen Zeiten und Daten notiert.
14) Foto zur Dokumentation der Anordnung auf dem Boden machen.
15) Dem Klienten die Haftnotizen mit Zwischenschritten und Zeitangaben zur Überprüfung mitgeben.
16) Der Klient soll die Haftnotizen zur nächsten Sitzung wieder mitbringen.

17) Ziel exakt festlegen und beschreiben. Woran merke ich, dass ich es erreicht habe? Wie kann ich dies messen? Beispiele:
    - Eine bestimmte Strecke in einer gewissen Zeit laufen
    - Nicht mehr als 5 Fehler in einem 30 Zeilen langen Diktat
18) Einen Holzklotz wählen, eine Haftnotiz mit dem Ziel beschriften und auf den Klotz kleben.
19) Den Holzklotz so weit entfernt auf den Boden legen, wie das Ziel subjektiv wahrgenommen wird.
20) Aufzählen, was alles benötigt wird, um das Ziel zu erreichen. Welche Schritte sind geplant? Wo sind mögliche Stolpersteine? Jeden Faktor auf eine Haftnotiz schreiben, Haftnotiz auf den Klotz kleben, dann den Klotz mit Haftnotiz einfach auf den Boden legen, bis alle Faktoren aufgezählt sind.
21) Festlegen, bis wann das Ziel erreicht werden soll, und dies auf die Ziel-Haftnotiz schreiben.
22) Die Klötze mit den Faktoren nach zeitlichen und anderen Kriterien ordnen und auf den Boden legen.
23) Wenn zeitliche Elemente vorliegen (z. B. ein Telefonat erledigen), genauen Zeitpunkt auf Haftnotiz schreiben.
24) Foto zur Dokumentation machen.

Anwendung
- Leistung
- Ziele erreichen
- Positive selbsterfüllende Prophezeiung ermöglichen
- Pessimismus
- Selbstwert

Hinweise
- Diese Intervention kann mit der nächsten Intervention »Erreichtes Ziel wahrnehmen und spüren« kombiniert werden.

Erreichtes Ziel wahrnehmen und spüren

Für ein gutes Selbstwertgefühl ist es wichtig, dass der Klient fähig ist, sich angemessene Ziele zu stecken, diese zu erreichen und sich dann selbst wertzuschätzen.

Hier-und-jetzt-Zustand

1) Ziel festlegen und dabei genau beschreiben. Woran merke ich, dass ich es erreicht habe? Wie kann ich es messen? Beispiele:
   - Eine Strecke in einer bestimmte Zeit laufen
   - Nicht mehr als 5 Fehler in einem 30 Zeilen langen Diktat

Trance

2) Zeit vorwärtsdrehen, bis zu dem Zeitpunkt, an dem das Ziel erreicht ist. Wo bist du jetzt?
3) Wo im Körper spürst du vor allem, dass du Ziel erreicht hast? Wie fühlt sich das an?
4) Das Gefühl klarer machen und verstärken.
5) Das Gefühl im Gedächtnis ablegen.
6) Zurückkommen.

Hier-und-jetzt-Zustand

7) Was gibt es dazu zu sagen?

Anwendung

- Leistung
- Angemessene Ziele setzen und erreichen
- Positive selbsterfüllende Prophezeiung ermöglichen
- Pessimismus
- Selbstwert

Erreichtes Ziel wahrnehmen, zurückschauen und Weg zum Erfolg durchleben

Hier-und-jetzt-Zustand

1) Ein Ziel festlegen und genau beschreiben:
   - Was ist es genau?
   - Woran merke ich, dass ich es erreicht habe?
   - Wie kann ich es messen (z. B. eine Strecke in einer bestimmte Zeit laufen; nicht mehr als 5 Fehler in einem 30 Zeilen langen Diktat)?

Trance

2) Die Zeit vorwärtsdrehen, bis das Ziel erreicht ist. Wo bist du jetzt?

3) Wo im Körper spürst du vor allem, dass du das Ziel erreicht hast? Wie fühlt sich das an?
4) Zurückschauen: Was habe ich alles gemacht, dass es so gut gelaufen ist?
5) Nochmals spüren, wie es sich anfühlt, dass es so gut gelaufen ist.
6) Das Gefühl klarer machen und verstärken.
7) Das Gefühl im Gedächtnis ablegen.
8) Kurz zurückkommen.

Hier-und-jetzt-Zustand

9) Was habe ich alles gemacht, um das Ziel zu erreichen? Punkte aufzählen.

Trance

10) Beginn der zukünftigen Situation.
11) Situation durchleben.
12) Vor allem die Stellen, an denen man etwas für den Erfolg getan hat, besonders intensiv wahrnehmen, erleben und verstärken.
13) Bis zum Abschluss der Situation gehen.
14) Nochmals spüren, wie gut es sich anfühlt, das Ziel erreicht zu haben.
15) Zurückkommen.

Hier-und-jetzt-Zustand

16) Gibt es noch etwas dazu zu sagen?

Anwendung

- Zielsetzung
- Leistung
- Positive selbsterfüllende Prophezeiung ermöglichen
- Wahrscheinlichkeit für Erfolg erhöhen
- Pessimismus
- Selbstwert

11.4 Widerstände überwinden

Um Widerstände zu überwinden und Bremsen zu lösen, müssen diese zuerst als solche erkannt werden. Manchmal sind Widerstände wie ein Spinnennetz, in dem man sich verfängt. Der Klient muss zuerst feststellen, dass Bremsen, Widerstände vorhanden sind, und diese dann identifizieren. Auf dieser Grundlage kann er sich mit den eigenen Widerständen und Bremsen konfrontieren. Außerdem muss er den Durchhaltewillen und die Frustrationstoleranz entwickeln, die Widerstände zu überwinden, um sein Ziel zu erreichen. Auf diesem Weg muss der Klient sein Ziel immer im Auge behalten.

Bremsen lösen

Die folgende metaphorische Intervention soll das »Es-läuft-Gefühl« des Klienten und dessen Selbstwirksamkeit festigen, selbst etwas unternehmen zu können, sodass es wieder weitergeht.

Hier-und-jetzt-Zustand

1) Eine Situation finden, in der es wichtig ist, die Bremsen zu lösen und loszufahren, zum Beispiel am Beginn einer (neuen) Arbeit.
2) Sich eine Vorstellung von einem Fahrzeug machen, mit dem ich gern losfahren möchte, zum Beispiel eine Limousine, ein Rennwagen etc.

Trance

3) Sich in die Situation begeben, in der die Bremse auftaucht.
4) Die Situation weiterlaufen lassen, bis die Bremswirkung einsetzt.
5) Zum Auto übergehen. Herausfinden, was los ist. Wie behebst du das? Nachdem das Auto repariert ist, setzt sich der Klient in der Vorstellung ans Steuer und fährt weiter.
6) Beim Weiterfahren spürt der Klient: »Es fährt, es läuft!« Er speichert diese Wahrnehmung, um sie nach dem Wechsel zur Arbeitssituation dort zur Verfügung zu haben.
7) Zur konkreten Arbeitssituation wechseln.
8) In der Arbeitssituation weitergehen, bis die Bremswirkung einsetzt.

9) Zum Auto übergehen. Herausfinden, was los ist. Wie behebst du das? Nachdem es repariert ist, sich wieder ans Steuer setzen und weiterfahren.
10) Das Gefühl zu fahren behalten.
11) Zur konkreten Arbeitssituation wechseln, weiterarbeiten.
12) Dies wiederholen bis zum Abschluss der Situation.
13) Zurückkommen.

Hier-und-jetzt-Zustand
14) Gibt es noch etwas dazu zu sagen?

Anwendung
- Leistung
- Ziele setzen, erreichen
- Durchhalten, Widerstand überwinden
- ADS, ADHS
- Vorwärtsgehen, anpacken
- In der Handlung, im Fluss bleiben

Widerstände überwinden

In dieser metaphorischen Intervention stellt der Klient in Dissoziation das Ziel, den Weg zum Ziel und mögliche Stolpersteine und Widerstände zuerst auf dem Boden (mehr Überblick) dar. Dann überwindet er in Trance alle Widerstände und erreicht das Ziel.

Hier-und-jetzt-Zustand
1) Die Situation beschreiben, in welcher der Klient steckt.
2) Das Ziel festlegen, wo er hinwill.
3) Mit einem Gegenstand das Ziel symbolisch auf den Boden legen.
4) Mit einem Gegenstand die Position festlegen, wo der Klient gerade ist.
5) Mit Klötzen oder Stiften den Weg von gegenwärtiger Position zum Ziel legen.
6) Sich ein Bild vom Ziel machen (z. B. Bergspitze, Wiese, Haus etc.).

Trance

7) Sich bildhaft in die Situation hineinversetzen, in welcher der Klient gerade steckt.
8) Von hier aus das Ziel ins Auge fassen.
9) Den Weg in Richtung Ziel gehen.
10) Widerstände (z. B. Mauer, Graben, Klebstoff) erkennen.
11) Widerstände mit speziellen Mitteln überwinden (z. B. Mauer mit Kletterseil, Graben mit Sprung, Klebstoff mit Lösungsmittel aufzulösen).
12) Das Ziel oder einen befriedigenden Zustand erreichen.
13) Zurückkommen.

Anwendung

- Leistung
- Ziele setzen, erreichen
- Durchhalten, Widerstände überwinden
- ADS, ADHS
- Vorwärtsgehen, anpacken
- In der Handlung, im Fluss bleiben

Dissoziieren von einem »Es«

Oft umschreiben Klienten die Bremse beim Anpacken oder allgemein beim In-Aktion-Kommen mit dem Wort »es« (z. B. »Es geht nicht.«, »Es ist zu laut.«) Wenn der Klient das »Es« nun in eine Gestalt verwandelt und sich so von ihm dissoziiert, gewinnt er Abstand und Überblick. Indem er die Bremse aus seinem Körper herausnimmt, lässt sie sich leichter lösen und der Widerstand sich einfacher überwinden.

Hier-und-jetzt-Zustand

1) Eine Situation finden, in der das »Es« auftaucht.

Trance

2) Zum Anfang der Situation gehen und diese bis zum »Es« laufen lassen.
3) Die Situation anhalten.
4) Dem »Es« eine Gestalt geben, zum Beispiel in Form einer Regenwolke, eines Steins, der auf dem Blatt liegt.

5) Etwas mit der Gestalt tun, sodass sie nicht mehr stört, zum Beispiel die Regenwolke vors Fenster nach draußen schicken, den Stein vom Blatt nehmen.
6) Die Situation weiterlaufen lassen und jedes Mal, wenn das »Es« auftaucht, dieses verwandeln, etwas mit der Gestalt machen, sodass der Weg ungestört bis zum Abschluss der Situation weitergegangen werden kann.
7) Zurückkommen.

Hier-und-jetzt-Zustand

8) Besprechen, wie diese Methode in der realen Situation angewendet werden kann.

Anwendung

- Leistung
- Ziele setzen, erreichen
- Durchhalten, Widerstände überwinden
- ADS, ADHS
- Vorwärtsgehen, anpacken
- In der Handlung, im Fluss bleiben
- Frustrationstoleranz erhöhen

Hinweise

- »Es« kann sich auf verschiedene Dinge beziehen; Beispiel: »›Es‹ stinkt mir, die Hausaufgaben zu erledigen.«
- »Es« kann wie ein Spinnennetz wirken, in dem sich der Klient verfangen hat. Dies muss er zuerst erkennen, um sich dann daraus befreien zu können.

Dissoziieren von einem »Aber«

Manchmal taucht ein Widerstand in Form eines Einwandes mit dem Wort »aber« auf (z. B. »Aber ich habe schon versucht, ...« oder »Aber ich habe keine Lust, ...«). Den Klienten kommen oft sehr viele Einwände in den Sinn, warum etwas nicht klappen kann. Es ist zwar gesund, sich jeweils zu überlegen, welche Widerstände auftauchen können. Es geht dann aber darum, die Widerstände, in diesem Fall das »Aber«, zu überwinden und in die Handlung zu kommen.

Hier-und-jetzt-Zustand

1) Situation beschreiben lassen, in der ein »Aber« auftaucht. *Beispiel:* Ein Klient hatte ohne Erfolg versucht, bei seiner Unfallversicherung Ansprüche auf Geldzahlungen geltend zu machen. Nun soll er zu einer Budgetberatungsstelle (gemeinnützigen schweizerischen Non-Profit-Institution, die unter anderem in Finanzenfragen berät) gehen und äußert immer wieder andere Einwände: Er kenne den Weg und die Öffnungszeiten gar nicht und möchte zuerst abwarten, ob er nicht doch noch Geld aus anderer Quelle, etwa von der Unfallversicherung, bekommt etc.

Trance

2) Zum Anfang dieser Situation gehen (z. B. zu Hause, vor dem Aufbruch zur Budgetberatungsstelle) und die Situation schildern (z. B. »Ich bin zu Hause, richte den Rucksack, um mich auf den Weg zu machen.«)
3) Situation weiterlaufen lassen und sagen, wenn das »Aber« auftaucht (z. B. »Aber ich verlaufe mich sowieso!«).
4) Die Situation stoppen und ein Standbild machen.
5) Eine Gestalt (z. B. eine Wolke, ein Nebel, ein Stein auf dem Kopf ...) auftauchen lassen. Sagen, was aufgetaucht ist.
6) Besprechen, was mit der Gestalt gemacht werden kann, etwa die Wolke aus dem Fenster nach draußen lassen, den Stein leichter machen und auf den Tisch legen ...
7) Die Situation weiterlaufen lassen, zum Beispiel weitergehen, bis der Klient bei der Budgetberatungsstelle empfangen wird.
8) Am Schluss schauen, was mit der Gestalt, der Wolke, dem Stein passiert ist.
9) Zurückkommen.

Hier-und-jetzt-Zustand

10) Wenn das »Aber« das nächste Mal kommt, kurz stoppen, abschätzen, ob etwas Reales gemacht werden kann, um den Einwand zu entkräften, sonst das »Aber« verwandeln und etwas damit machen.

Anwendung

- Leistung
- Ziele setzen, erreichen
- Durchhalten, Widerstände überwinden
- ADS, ADHS
- Vorwärtsgehen, anpacken
- In der Handlung, im Fluss bleiben
- Frustrationstoleranz erhöhen

Hinweise

- »Aber« kann sich auf verschiedenste Einwände beziehen, Beispiel: »Aber ich habe keine Lust/aber ich fühle mich schlecht/aber dort wird mir sowieso nicht geholfen/aber es wird nicht funktionieren.«

Es läuft und geht vorwärts

Im Falle eines Bremsens und Stockens während einer Arbeit oder allgemein im Leben geht das körperliche »Es-läuft-Gefühl« verloren. Meist ist es in einem ersten Schritt nötig herauszufinden, was einen hindert. Auf der metaphorischen Ebene kann das leichter sein als auf der realistischen Ebene. Im Folgenden findet der Klient mithilfe der Vorstellung eines Autos zuerst heraus, was los ist, dann wird das Auto repariert, und das körperliche »Es-läuft-Gefühl« wird wieder aktiviert.

Hier-und-jetzt-Zustand

1) Erklärung: Es geht darum, die Körperempfindung zu finden und zu spüren, dass es läuft und vorwärtsgeht, in einem guten Tempo, nicht rasend, aber schnell genug.
2) »Welches Fahrzeug kommt Ihnen dazu in den Sinn?« Möglichst eines, das auf der Straße fährt, zum Beispiel ein Pkw, ein Rennwagen etc. Es kann sich aber auch um etwas anderes handeln, etwa Skier.

Trance

3) Sich das Fahrzeug vorstellen. Einsteigen.
4) Starten.
5) Berichten, wie es weitergeht.

6) Im Falle einer Bremswirkung Bremsen lösen, Widerstände beheben, auf eine Strecke gehen, auf der es gut läuft, zum Beispiel eine Rennstrecke.
7) Wenn die »Es-läuft-Empfindung« stark genug ist, diese gut spüren und im Körpergedächtnis ablegen.
8) Das Fahrzeug anhalten, abstellen, aussteigen.
9) Sich für den Moment verabschieden in dem Wissen, jederzeit in der Vorstellung zurückkehren zu können.

Anwendung

- Lebensübergang
- Langsamkeit
- Langsames Arbeiten
- Entwicklungsaufgaben nicht anpacken
- Allgemein nicht anpacken können
- Prüfungsvorbereitung
- Schreibhemmung, Arbeitshemmung

Hinweise

- Die Trance für sich wiederholen, eventuell am Abend vor dem Einschlafen.
- Im Alltag auf Momente achten, in denen das »Es-läuft-Gefühl« auftaucht, etwa beim Sport, bei der Arbeit, bei Ideen, beim Kochen etc., diese Empfindung verstärken.

Fließendes Gewässer

Diese bildhafte Intervention hilft Klienten dabei, in Fluss zu kommen, den Fluss zu spüren und Blockaden und Bremsen zu lösen. Aber auch im Hinblick auf den Rede- oder Gedankenfluss sowie bei Migräne ist das Thema Stau und somit das Fließen relevant. Die gesamte Intervention wird in einem leichten Trancezustand durchgeführt.

1) In der Vorstellung zu einem fließenden Gewässer gehen, sei es ein Bach, Fluss oder Strom. Das Gewässer fließt hinunter, nach unten.
2) Sich so einrichten, dass man das Fließen wahrnehmen kann, sei es vom Ufer, von einer Brücke oder einem Boot aus (Abb. 17) oder im Wasser schwimmend.

3) Sehen, hören, spüren, wie das Fließen wirkt.
4) Das Gewässer fließt genau in der richtigen Geschwindigkeit, es umfließt Steine und andere Hindernisse.
5) Sich für diese Wahrnehmung Zeit nehmen.

Anwendung

- Stottern
- Gedankenfluss, Schreibfluss (versus Schreibstau, Schreibblockade)
- Kopfschmerzen, Migräne
- Entspannung
- Vortragsangst

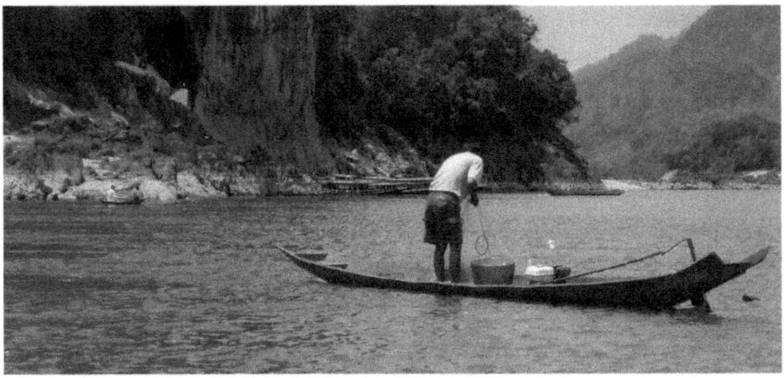

Abb. 17: Im Fluss sein und das Fließen spüren

Sich weniger ablenken lassen

Hier-und-jetzt-Zustand

1) Eine konkrete Situation auswählen, in der das Symptom (z. B. »Es stinkt mir.«) auftritt.
2) Die Situation begrenzen: Anfang und Abschluss definieren.

Trance

3) Zum Beginn der Situation gehen und diese weiterlaufen lassen, bis das Störende auftritt.
4) Die Situation anhalten.
5) Dem Störenden außerhalb des Körpers eine Gestalt zuweisen (z. B. Wolke, Besen, schwerer Stein auf dem Kopf etc.).
6) Etwas mit dieser Gestalt machen (z. B. Wolke aus dem Raum nach draußen schicken, Stein vom Kopf wegnehmen etc.).

7) Die Situation weiterlaufen lassen bis zum Abschluss.
8) Nachprüfen, was mit der störenden Gestalt passiert ist (Beispiel: Wolke hat sich aufgelöst).
9) Eventuell noch etwas mit ihr machen (z. B. Stein liegt am Boden und wird nun in den Garten gelegt).
10) Zurückkommen.

Hier-und-jetzt-Zustand

11) Was gibt es dazu zu sagen?

Anwendung

- Konzentration
- Aufmerksamkeit
- Durchhalten
- Frustrationstoleranz erhöhen

12 Identität und Selbstbild, Selbstwert, Selbstvertrauen

Folgende Elemente können zu einem gutem Selbstwert und gutem Selbstvertrauen beitragen:

- Sicherheit bezüglich der eigenen Identität, Selbsterfahrung
- Kritische Selbstwahrnehmung positiver wie negativer Eigenschaften
- Fähigkeit, sich seinen Schwächen zu stellen
- Fähigkeit, diese ins Selbstbild zu integrieren
- Fähigkeit und Wille, an seinen Schwächen zu arbeiten
- Fähigkeit, Rückmeldungen anderer kritisch zu betrachten und, wenn berechtigt, anzunehmen
- Fähigkeit, sich angemessene Ziele zu setzen, leicht höher als selbstverständlich
- Fähigkeit, diese Ziele zu erreichen
- Angemessene Anerkennung eigener Leistungen
- Gesunde Selbstgespräche
- Fähigkeit, sich eigenen Schwierigkeiten zu stellen und an diesen zu arbeiten
- Zuversicht, realistische Selbstermutigung
- Angemessene Selbstwirksamkeit
- Angemessene Übernahme von Selbstverantwortung

Indem der Klient sich kennenlernt, mehr über sich erfährt und weiß, Identität kennt, ein Selbstbild entwickelt, kann er positiv auf seinen Selbstwert einwirken.

Eigener Name

Hier-und-jetzt-Zustand

1) Bedeutung des eigenen Vornamens herausfinden.
2) Dem Therapeuten berichten.

Trance

3) Der Therapeut erzählt dazu eine Geschichte, ausgeschmückt mit der Bedeutung des Namens und eigenen Assoziationen, Handlungen, z. B.: »Deine beiden Vornamen sind Julia Aurelia. Julia Aurelia Zenobia war eine große Herrscherin um das Jahr 200 n. Chr. in Rom. Sie war eine selbstbewusste, starke Frau ...«
4) Zurückkommen.

Anwendung

- Selbstbild
- Identität
- Selbstsicherheit

Identität erraten

Diese spielerische Intervention im Hier und Jetzt kann den Klienten anregen, aufmerksamer gegenüber den Faktoren der Identität zu sein. Arbeit in der Zweiergruppe (als »A« und »B«); auch größere Gruppen sind möglich. Die gesamte Intervention wird im Hier-und-jetzt-Zustand durchgeführt.

1) A und B überlegen je für sich den Namen einer berühmten Persönlichkeit, über die sie jeweils einiges wissen.
2) Jeder schreibt den Namen der ausgewählten Persönlichkeit auf Malerband und klebt es auf die Stirne seines Gegenübers, ohne dass der den Namen sehen kann.
3) Jeder muss erraten, wer er ist.
4) Dazu werden Fragen gestellt, die sich mit ja oder nein beantworten lassen.
5) Ziel ist es, mit möglichst wenigen Fragen die eigene Identität herauszufinden.

Anwendung
- Gruppen
- Identität

Selbstbild

Unser Selbstbild ist ein wesentlicher Teil unserer Identität. Im Folgenden geht es sowohl um die äußeren als auch um die inneren Eigenschaften. Indem der Klient sich quasi mit den ausgeliehenen Augen einer anderen Person, die dem Klienten Gutes will, betrachtet, entsteht ein zweites Bild von sich. Kombiniert es dieses mit seinem eigenen (Selbst-)Bild, wie er sich bisher mit eigenen Augen sah, kann ein drittes Bild, eine Kombination der beiden Ansichten, entstehen, das erweitert und vollständiger ist.

Hier-und-jetzt-Zustand
1) Das Vorgehen erklären.
2) Nach einer Person fragen, die der Klient liebt. (Auch imaginäre Figuren oder bereits verstorbene Personen dürfen genannt werden.)

Trance
3) Sich einen Spiegel vorstellen, in dem man sich ganz sehen kann.
4) Sich als Ganzes anschauen mit seinen äußeren und inneren Merkmalen und Eigenschaften.
5) Sich vorstellen, die geliebte Person oder Figur trete von hinten an einen heran und schaue ebenfalls in den Spiegel.
6) Sich die Augen der Person, von welcher der Klient glaubt, dass sie ihn liebt, ausleihen.
7) Sich mit den Augen dieser Person betrachten.
8) Die Augen wieder zurückgeben.
9) Sich nochmals als Ganzes anschauen. Hat sich am Bild etwas verändert?
10) Sich vom Spiegel verabschieden und zurückkommen.

Hier-und-jetzt-Zustand
11) Gibt es noch etwas dazu zu sagen?

Anwendung
- Identität
- Selbstbild
- Wahrnehmen, wie andere mich sehen könnten
- Selbstvertrauen
- Leistung

Integration von Stärken und Schwächen ins Selbstbild

Das Selbstbild ist ein wesentlicher Teil der Identität. Die Fähigkeit, eigene Stärken und Schwächen zu erkennen und ins Selbstbild einzufügen, ist ein wichtiges Element eines guten Selbstwerts.

Hier-und-jetzt-Zustand
1) Nach einer Eigenschaft oder Schwäche fragen, an der der Klient arbeiten und die er ins Selbstbild integrieren möchte.
2) Nach Stärken und Schwächen des Klienten fragen und nach je einer Situation, in der diese zutage treten.
3) Den Ablauf der nachfolgenden Intervention erklären.

Trance
4) Sich einen Spiegel vorstellen, der so groß ist, dass man sich darin vollständig sieht. Sich in diesem Spiegel betrachten mit seinen äußeren und inneren Merkmalen und Charakteristiken.
5) Kurz zurückkommen.

Hier-und-jetzt-Zustand
6) Erklären, dass der Klient jetzt in die Situation geht, in der die Stärke zum Tragen kommt. Er geht bis zu der Stelle, an der er die Stärke gut spürt.

Trance
7) Die Stärkesituation durchleben, das zugehörige Körpergefühl spüren (wo, wie?) und ein Symbol dafür finden. Im Gedächtnis das Symbol so ablegen, dass man es rasch wiederfindet.
8) Kurz zurückkommen.

Hier-und-jetzt-Zustand
9) Den nächsten Schritt erklären.

Trance

10) Die Situation, in der die Schwäche spürbar ist, durchleben, das zugehörige Körpergefühl spüren, ein Symbol dafür finden und es im Gedächtnis so ablegen, dass man es gut wiederfindet.
11) Kurz zurückkommen.

Hier-und-jetzt-Zustand

12) Erklären, dass der Klient jetzt die beiden Symbole ins Spiegelbild, ins Selbstbild einfügen wird.

Trance

13) Beide Symbole ins Spiegelbild einfügen, sodass sie integriert wirken, also nicht nur aufgeklebt.
14) Zurückkommen.

Hier-und-jetzt-Zustand

15) Gibt es noch etwas dazu zu sagen?

Anwendung

- Identität
- Selbstbild
- Wahrnehmen, wie andere mich sehen (könnten)
- Selbstvertrauen
- Leistung
- Selbstwert
- Umgang mit Stärken und Schwächen

Äußeres Selbstbild

Bei dieser Spiegelbildmetapher kann der Klient sich seinem gegenwärtigen Selbstbild sowie seinem Idealbild stellen. Oft empfinden Klienten nur, ihr Bild sei nicht schön, ohne dabei genauer hinzuschauen. Es kann auch hilfreich sein zu wagen, einmal ein ideales Bild von sich zu entwerfen in dem Wissen, dass es ideal und nicht realistisch ist.

Hier-und-jetzt-Zustand

1) Den Ablauf der Trance erklären.

Trance

2) Zu einem Spiegel gehen, in dem der Klient sich vollständig sehen kann.
3) Das äußere Erscheinungsbild im Spiegel anschauen. Eventuell mit Kleidern, eventuell nackt.
4) Einen zweiten Spiegel holen und sich wieder darin betrachten. Überlegen, bei welcher Körperpartie man gerne schöner wäre (z. B. Bauch kleiner, Hüfte schmaler etc.).
5) Das zweite Bild in der Vorstellung Stück für Stück verändern, sodass ein Idealbild entsteht.
6) Das Idealbild als Ganzes innerlich wahrnehmen und darauf achten, wie es wirkt (Ausstrahlung).
7) Das Idealbild neben das echte Spiegelbild stellen und vergleichen.
8) Vorteile des echten Spiegelbildes finden, zum Beispiel ungekünsteltes, natürliches Aussehen, natürliche Ausstrahlung.
9) Das reale Selbstbild in der Vorstellung beschriften (z. B. mit »Das bin ich!«).
10) Zurückkommen.

Hier-und-jetzt-Zustand

1) Gibt es noch etwas dazu zu sagen?

Anwendung

- Identität
- Selbstbild
- Selbstsicherheit
- Wahrnehmung von Selbst und Fremdbild

Selbstbild – Fremdbild

Indem der Klient von einer anderen Person befragt wird, bemerkt er, was er von sich preisgeben möchte und was die andere Person interessiert. Im zweiten Schritt erfährt er, wie die befragende Person die erhaltenen Informationen verarbeitet und wie der Klient gesehen wird.

Jeder Teilnehmer beschreibt zunächst sich selbst im Plenum. Dazu fertigt man Notizen an, so als ob man in eine Art »Freundschaftsbuch« schreibt oder ein Profil von sich in einem sozialen Netzwerk anlegt.

In Zweiergruppen (als »A« und »B«):

1) A fragt B 3 Minuten lang und versucht so, möglichst schnell möglichst viele für A relevante Infos über B zu erhalten.
2) A gibt B ein Feedback über die Persönlichkeit (das Fremdbild) von B. Er kann dabei so tun, als ob er B aus der Hand liest. Dabei geht B in eine leichte, spontane, nicht formale Trance.
3) Nun holt B seine Notizen hervor und beide vergleichen das Fremd- und Selbstbild von B.
4) A erklärt B, aufgrund welcher Kriterien A zu dem Urteil über B gekommen ist.
5) Rollentausch und Schritte 1–4 erneut durchlaufen.

Anwendung

- Gruppen
- Identität
- Selbstbild
- Fremdbild

Ich und jemand ganz anderes

Indem der Klient sich eine Person vergegenwärtigt, die ganz anders ist als er, überlegt er sich, wie eine Person ist, die sich von ihm unterscheidet. Beim Vergleich mit dieser Person werden ihm im zweiten Schritt die eigenen Eigenschaften und Fähigkeiten noch bewusster.

Hier-und-jetzt-Zustand

1) Kurz zusammenfassen: Wer bin ich?
2) Sich gut spüren, bei sich sein.

Trance

3) Sich eine Person vorstellen, von der man sich möglichst stark unterscheidet, sie kann auch dem anderen Geschlecht angehören.
4) Ihr Aussehen beschreiben, z. B. Haare, Augen, Gestalt, Größe etc.
5) Vorlieben, Tätigkeiten, Beruf, Fähigkeiten der anderen Person beschreiben.
6) Diese andere Person nun von außen betrachten, ihr zuhören, sie erleben.

7) Fühlt es sich für den Klienten richtig an, sich in die Rolle der ganz anderen Person zu versetzen? Falls ja, versetzt er sich in die Rolle der anderen Person. (Falls nein, wird die Intervention nicht weitergeführt, sondern Therapeut und Klient stellen im Hier-und-jetzt-Zustand Überlegungen zum Unterschied der Personen an.)
8) Wie ist das? Wie erlebe ich das?
9) Aus dieser Rolle wieder heraus- und in die eigene Person hineinschlüpfen. Wieder ganz ich selbst sein.
10) Eventuell Fraktionieren: kurz aus der Trance heraus- und wieder hineinführen, um diese beispielsweise zu vertiefen.
11) Die andere Person nochmals von außen erleben. Hat sich etwas verändert?
12) Sich verabschieden.
13) Zurückkommen.

Hier-und-jetzt-Zustand

14) Gibt es noch etwas dazu zu sagen?

Anwendung

- Selbstbild
- Identität
- Wahrnehmung des Fremdbildes
- Wahrnehmen des Unterschieds von Selbst- und Fremdbild

Würde und Stolz wiederherstellen

Oft fühlt man sich hilflos, wenn die eigene Würde verletzt wurde. Indem der Klient sich in Dissoziation vorstellt, wie er die verletzte Würde wiederherstellt, gewinnt er Überblick und Kontrolle. So gelingt es ihm, auf seine Würde Einfluss zu nehmen, die sonst schwer zu beeinflussen ist. Indem der Klient wieder assoziiert, sobald seine Würde wiederhergestellt ist, kann er spüren, wie sich die intakte Würde anfühlt, und kann das Gefühl der intakten Würde in seinem Gedächtnis bewahren.

Hier-und-jetzt-Zustand

1) Eine Situation erzählen, in der die eigene Würde, der eigene Stolz verletzt wurde, zum Beispiel weil etwas Peinliches oder

Schambesetztes passierte (z. B. Ausgelacht-Werden, Mobbing).

2) Welche Vorstellung hast du von der Würde? Manche stellen sie sich vor wie einen Lichtschein, -schimmer, -kranz oder -hülle (Aura) um die Person, eine zweite Haut, einen Mantel oder Schutzschild oder dergleichen, das in dieser Situation verletzt wurde.

Trance

3) Zum Beginn der Situation gehen, in der die Kränkung stattgefunden hat.
4) Möglichst nur bis zu der Stelle gehen, an der das Selbst noch intakt ist. (Ist man bereits zu weit in die schambesetzte Situation hineingeraten und das Selbst nicht mehr intakt, dann schnell dissoziieren.)
5) Aus dem Bild aussteigen.
6) Dissoziation: Sich die Situation mit dem eigenen Ich auf einem Bildschirm vorstellen.
7) Sich eine konkrete, bildhafte Vorstellung von seiner Würde, seinem Stolz machen.
8) Mittels Fernbedienung im Schnellvorlauf zum Ende der Situation gehen.
9) Sehen, in welcher Weise die Würde verletzt ist; Beispiel: Der Schild ist matt geworden, die Hülle ist zerrissen, der Schein ist matt.
10) Nun die Würde wieder reparieren, flicken, instand setzen (z. B. polieren, wenn der Schutzschild matt geworden ist, flicken, wenn der Mantel Löcher hatte oder dünn war, erstrahlen lassen, wenn das Licht um den Körper verblasst ist).
11) Wieder in die Situation einsteigen, assoziieren.
12) Die Hülle, Würde, den Stolz spüren.
13) Zurückkommen.

Hier-und-jetzt-Zustand

14) Gibt es noch etwas dazu zu sagen?

Anwendung

- Würde und Stolz wiederherstellen
- Selbstbild

- Traumatisierung
- Mobbing
- Vergewaltigung
- Folter

Der kleine Lederbeutel: Alles, was ich brauche, trage ich darin mit mir

Diese Intervention verlangt vom Klienten, sich zu überlegen, über welche Ressourcen er verfügt und welche ihm auf seinem weiteren Lebensweg besonders hilfreich sein können. Der Klient sammelt die entsprechenden Elemente, verwandelt sie gestalterisch in seiner Vorstellung und legt sie in einen Lederbeutel.

Hier-und-jetzt-Zustand

1) Der Therapeut erzählt die Geschichte eines Jungen, der mit seiner Mutter in einem Land lebte, in dem Krieg herrschte. Der Mutter eröffnete sich nun die Möglichkeit, ihren Sohn einer Person mitzugeben, die in die Schweiz fliehen konnte. Sie musste sich für immer von ihm verabschieden, da sie ihn auf den Weg in die Schweiz unmöglich begleiten konnte, und gab ihrem Sohn einen kleinen Lederbeutel mit, der alles enthielt, was er für seinen weiteren Lebensweg brauchte. Seither trägt der Junge diesen Lederbeutel immer mit sich.
2) Der Klient denkt sich nun aus, was sein Überlebensgepäck beinhalten muss. Je nach Situation kann dies zum Beispiel eine Tasche, ein Lederbeutel etc. sein.

Trance

3) Der Therapeut schlägt vor, zuerst ein Gepäckstück auszuwählen. Es kann auch ein Lederbeutel sein oder ein Rucksack, ein Briefumschlag, eine Segeltasche ... In der Vorstellung lässt sich später alles komprimieren.
4) Beispiele für den Inhalt des Überlebensgepäcks:
   - Identität: Pass, Ausweis
   - Wärme: Jacke, Decke, Überlebensdecke
   - Nahrung: Trinken, Astronautennahrung
   - Orientierung: Kompass

- Kommunikation: Smartphone, Papier, Stifte
- Gesundheit: Pflaster, Bachblüten-Notfalltropfen
- Ausrüstung: Gummiboot, Klettergurt, Taucheranzug
- Für Unterhaltung, gute Stimmung: Lieder, Geschichten, Sprüche
- Abstraktes: Selbstsicherheit, Humor, Gelassenheit, körperliche Kraft

5) Der Klient kann dieses Gepäck in seiner Vorstellung komprimieren und immer mit sich tragen.
6) Zurückkommen.

Hier-und-jetzt-Zustand

7) Gibt es noch etwas dazu zu sagen?

Anwendung

- Trauma
- Schwierige, herausfordernde Situation meistern
- Lebensübergang
- Ressourcenaktivierung
- Schwieriges Lebensereignis
- Selbstwirksamkeit
- Trennung oder Abschied von (Tod) einer nahestehenden Person, einer Arbeitsstelle, von Fähigkeiten (durch Altern, Unfall etc.), vom Wohnort, Heimatland
- Sich von Ballast der Vergangenheit trennen

13 Lebenslauf

Um eine Zufriedenheit über den eigenen Lebenslauf zu entwickeln, kann Verschiedenes unternommen werden. Ein Teil der Ereignisse lässt sich nicht beeinflussen. In diesem Fall kann der Klient nur seinen Umgang mit solchen Ereignissen, seine Sichtweise auf sie und die Art ihrer Interpretation beeinflussen: Für Ereignisse, die er als gut bewertet, kann er dem Schicksal danken und sie als Glück empfinden, Schicksalsschläge kann er als Herausforderung betrachten, die einfach zu ihm und zum Leben dazugehören und die ihn stärker gemacht haben. Doch die meisten Ereignisse im Leben lassen sich nicht eindeutig als positiv oder negativ, als Glück oder Pech bewerten. Hat ein Klient den Eindruck, im Leben immer Pech gehabt zu haben, führt das meist zu Unzufriedenheit und gar zu Hilflosigkeit.

Einen anderen Teil der Ereignisse kann der Klient durchaus beeinflussen. Oft ist es hilfreich, wenn dem Klienten klar wird, welche Ereignisse seines Lebens er in welcher Weise mit welchem Erfolg beeinflusst hat oder zu beeinflussen vermag.

Ein Überblick über seinen bisherigen Lebenslauf kann Ordnung schaffen, eventuell Ressourcen aufzeigen helfen und den Klienten dabei unterstützen, seine Gegenwart anders wahrzunehmen und positiver in die Zukunft zu blicken, vielleicht eine Vision zu entwickeln.

13.1 Lebenslauf allgemein

Für den Lebenslauf als Ganzes sind verschiedene Metaphern geeignet, etwa ein Haus oder Museum oder begehbare Schränke. So können allgemeine Lebensthemen, wie der Umgang mit der Vergangenheit und Selbstwirksamkeit, bearbeitet werden.

Jahrmarkt des Lebens

Krafteinsatz, Zielgerichtetheit und eine eigene Vision sind Elemente, die dem Klienten helfen, seine Zukunft und den eigenen Lebenslauf selbst zu beeinflussen. Mit der Metapher des Jahrmarkts lässt sich häufig einfacher als in direkten Gesprächen betonen, wie wichtig Krafteinsatz und Zielgerichtetheit sind. Oft gelingt es den Klienten im Rahmen von Teilearbeit auch besser, mithilfe einer »weisen Person« ihre persönliche Vision zu entwickeln.

Hier-und-jetzt-Zustand

1) Erklären, was auf den Klienten zukommt. Sinn und Zweck der Intervention gemeinsam erarbeiten: gezieltes und kraftvolles Handeln, sich konzentrieren, zentrieren, Kraft und Energie gut einsetzen, Ressourcen mobilisieren, in die Zukunft schauen, eventuell Wünsche wahrnehmen.

Trance

2) Zu einem Jahrmarkt gehen, sich die verschiedenen Stände und Attraktionen ausmalen und die Atmosphäre spüren.
3) Einen Stand finden, an dem man seine Kraft einsetzen muss (z. B. »Hau den Lukas«). Dabei spüren, wie gut es gelingt, die eigene körperliche Kraft zu mobilisieren.
4) Beim nächsten Stand geht es ums Zielen (z. B. Büchsenschießen). Dabei beobachten, was wichtig ist, um gut zu treffen (z. B. hohe Konzentration).
5) Beim nächsten Stand geht es um die Zukunft. Beispielsweise in einem Zelt, wo eine weise Frau mithilfe einer Kristallkugel oder durch Kartenlegen in die Zukunft sehen kann. Der Klient hört aufmerksam zu, was diese Gestalt ihm sagen will.
6) Auf eine Anhöhe gehen und alles überblicken.
7) Zurückkommen.

Hier-und-jetzt-Zustand

8) Gibt es noch etwas dazu zu sagen?

Anwendung

- Entscheidung
- Lebensübergänge

- Schwierige, herausfordernde Situation meistern
- Die eigene Zukunft gestalten
- Kräfte, Energien gut einsetzen
- Sich angemessene Lebensziele setzen, seinem Leben eine Richtung geben

Das leere Museum

Mit der Metapher vom leeren Museum kann der Klient das Museum selbst gestalten und erfährt dadurch, dass er Einfluss auf das eigene Leben, die Umgebung und die Persönlichkeit auszuüben vermag.

Hier-und-jetzt-Zustand

1) Den Ablauf der Trance erklären.

Trance

2) In der Vorstellung zu einem Museum gehen. Es kann sein, dass das Gebäude altehrwürdig oder modern ist.
3) Zum Eingang gehen (z. B. zu einem Tor).
4) Sobald man im Eingangsbereich angekommen ist, soll der Klient spüren, wie es sich dort anfühlt. Den Unterschied zwischen draußen und drinnen spüren.
5) Überflüssiges Gepäck/Ballast an der Garderobe abgeben.
6) Eine Eintrittskarte kaufen.
7) In den ersten Raum gehen. Bemerken, dass dieser leer ist. Spüren, wie sich das anfühlt.
8) Die Leere so gestalten, dass sie angenehm wird.
9) Darauf achtgeben, was dabei in der Leere entsteht (z. B. Bilder, Erinnerungen, Gefühle).
10) So viele weitere leere Räume besuchen, wie man es als angemessen empfindet.
11) Den Ausgang suchen.
12) Im Ausgangsbereich darauf achten, was und wie viel man vom abgegebenen Gepäck mitnehmen will.
13) Aus dem Museum heraustreten und den Übergang nach draußen spüren.
14) Sich vom Museum verabschieden und ins Hier und Jetzt zurückkommen.

Hier-und-jetzt-Zustand

15) Gibt es noch etwas dazu zu sagen?

Anwendung

- Lebensgestaltung
- Lebensübergang
- Selbstwirksamkeit
- Selbstverantwortung
- Herausforderung
- Gefühl von Leere
- Gefühl von Sinnlosigkeit
- Burn-out
- Energieverlust

Schränke mit verschiedenen Welten

Die Metapher der verschiedenen Schränke, in der verschiedene Welten oder Aspekte des Lebens zur Schau gestellt werden, kann den Klienten anregen zu erkennen, dass es diverse Sichtweisen und Möglichkeiten gibt, wie er das Leben zu betrachten und zu gestalten vermag.

Hier-und-jetzt-Zustand

1) Auf der Schweizerischen Landesausstellung Expo.02 in Murten im Jahr 2002 gab es begehbare Schränke. Man konnte sie betreten und von innen schließen. In jedem Schrank war eine andere kleine Welt.
2) In der folgenden Trance geht es darum, verschiedene innere Welten, Fähigkeiten, Möglichkeiten, Zukünfte zu erkunden.

Trance

3) In der Vorstellung zu einem Gelände gehen, auf dem verschiedenartige Schränke aufgestellt sind.
4) Den Schrank wählen, der zuerst betreten werden soll. Den Schrank erkunden, entdecken.
5) In der Folge so viele Schränke betreten und erkunden, wie man wünscht.
6) Sich verabschieden und zurückkommen.

Hier-und-jetzt-Zustand

7) Was ist eventuell aufgefallen? Was im Gedächtnis bewahren?

Anwendung

- Ressourcen erkunden
- Lebensübergänge
- Nach einschneidendem Lebensereignis
- Depression
- Angst
- Zwänge
- Zukunftsvision entwickeln
- Entscheidung
- Möglichkeiten des Lebens erfassen und erweitern

Buch des eigenen Lebens

Hier-und-jetzt-Zustand

1) »Einmal habe ich an einem Ferienort ein Buch gefunden. Es enthielt die Geschichte einer Person, die ein Buch gefunden hat, darin gelesen hat und dabei bemerkt, dass es die eigene Lebensgeschichte ist, nur ein wenig anders dargestellt, als die Person bisher dachte.«
2) In der Folge wird der Klient gebeten, in der Vorstellung sein eigenes Lebensbuch zu finden.

Trance

3) In der Vorstellung ein Buch finden, sei es altehrwürdig oder ganz modern.
4) Das Buch bei der Gegenwart aufschlagen: Was ist da zu sehen, zu erkennen? Manchmal ist es ein Bild, ein Text, ein Cartoon, eine Musik, ein Film oder etwas ganz anderes.
5) Dann rückwärts blättern und eine Seite in der Vergangenheit aufschlagen. Achtgeben, was jetzt auftaucht.
6) Vorwärtsblättern zur Zukunft und darauf achten, was nun auftaucht.
7) Nochmals zur Gegenwart zurückblättern. Hat sich etwas verändert?
8) Sich für den Moment vom Buch verabschieden im Wissen, jederzeit dorthin zurückgehen zu können, und ins Hier und Jetzt zurückkommen.

Hier-und-jetzt-Zustand

9) Gibt es noch etwas dazu zu sagen?
10) »Anschließend habe ich das Buch, das ich am Ferienort gefunden hatte, wieder verloren.« Den Klienten eventuell dazu anregen, achtsam zu sein, ob er ebenfalls ein Buch findet.

Anwendung

- Lebenslauf als Ganzes
- Entscheidung
- Angst
- Selbstwirksamkeit
- Einschneidende Lebensereignisse
- Traumatische, schlimme Kindheit

Hinweise

- Wird mit einem bestimmten Symptom, Problem, Thema gearbeitet, kann von einer aktuellen Situation ausgegangen werden, dann direkt zum Buch gehen.

Im Fluss (des Lebens) schwimmen

In Lebenssituationen geht es oft darum herauszufinden, was überhaupt beeinflusst werden kann und was nicht. Mit dem, was nicht beeinflusst werden kann, versucht man einen möglichst guten Umgang zu finden. Und was beeinflusst werden kann, versucht man zu beeinflussen. Oft lassen sich nur gewisse Elemente beeinflussen.

Der Fluss kann eine Metapher für den Fluss des Lebens oder des Alltags, der Lebensumwelt sein. Die Klienten entscheiden, wo sie einsteigen, wo im Fluss sie sich bewegen und somit, wie schnell sie vorwärts kommen und wo und wann sie wieder aussteigen. Der Fluss selbst kann nicht beeinflusst werden.

Hier-und-jetzt-Zustand

1) Besprechen, was auf den Klienten zukommt. Sinn und Ziel der Trance erarbeiten.

Trance

2) In der Vorstellung einen Fluss finden.
3) Einstiegsstelle auswählen, vorbereiten, sich ausrüsten.
4) In den Fluss steigen.
5) Darauf achten, wie der Fluss fließt und wie schnell.
6) Ausprobieren zu schwimmen, entweder am Ufer entlang oder in der Mitte des Flusses.
7) Eine Ausstiegsstelle wählen, anlanden.
8) Das, was nicht gebraucht wird, dem Fluss überlassen und das, was man mitnehmen will, mitnehmen.
9) Duschen, abtrocknen, anziehen und ins Hier und Jetzt zurückkommen.

Hier-und-jetzt-Zustand

10) Gibt es noch etwas dazu zu sagen?

Anwendung

- Stocken
- Entscheidung
- Schreibstau
- Bremse
- Seinen Rhythmus finden
- Selbstwirksamkeit

Hinweise

- Diese Intervention ist bei Angst vor Wasser nicht geeignet.

Handtaschentrance

Im Leben trägt man häufig über längere Zeit Gepäck mit sich, das schon lange nicht mehr überprüft wurde, was man davon wirklich noch braucht. Die folgende Metapher der Handtasche oder des häufig mitgetragenen Gepäckstücks verhilft dazu, dieses Thema zu bearbeiten. Es ist erlaubt, dass der Klient die Intervention auch mit einer realen Handtasche ausführt.

Hier-und-jetzt-Zustand

1) Besprechen, was auf den Klienten zukommt, und gemeinsam herausfinden, welches Ziel der Klient bei der Intervention verfolgen kann.

2) Das Gepäckstück wählen; möglichst eines, dass häufig auch in der Realität mit sich geführt wird, wie Handtasche oder Rucksack.

Trance

3) Das Gepäckstück in der Vorstellung auspacken, und den gesamten Inhalt vor sich legen. Zuerst kommen die erwarteten Dinge wie Geldbeutel, Ausweise, Kreditkarten, Mobiltelefon. Doch können auch ganz andere Dinge zum Vorschein kommen, wie Pflaster, Quittungen, ein altes Stück Zucker ...
4) Alle Sachen vor sich ausbreiten.
5) Alles wahrnehmen und überlegen, wofür man das braucht.
6) Nur das wieder einpacken, was der Klient weiter mit sich führen will, um ausreichend Kontrolle und Freiheit (Leichtigkeit) zu haben. Richtiges Gewicht, richtige Größe, Balance und Handlichkeit prüfen, auch im übertragenen Sinne.
7) Liegen gebliebene Dinge: entscheiden, was damit geschehen soll, eventuell einen Teil wegwerfen, für anderes einen anderen Ort zum Aufbewahren finden.
8) Gibt es etwas, das noch fehlt? Wenn ja, das Fehlende noch einpacken.
9) Zurückkommen.

Hier-und-jetzt-Zustand

10) Besprechen, was das Erlebte für den Klienten bedeutet.
11) Anregen, das entsprechende Gepäckstück auch real so zu behandeln, auszuräumen und wieder einzuräumen.

Anwendung

- Verantwortlichkeiten
- Sich von Erlebnissen, Symptomen, Haltungen distanzieren
- Opferhaltung
- Traumatisierung
- Selbstbild
- Selbstwirksamkeit

Schatzsuche

Die folgende Trance erhöht die Chance, dass Klienten tief in Trance gehen, da sie metaphorisch tief in eine Höhle eindringen und darin durch mehrere Räume gehen, bis sie in einem speziellen Raum einen Behälter (z. B. eine Kiste) finden, der etwas Besonderes enthält. Indem in der Metapher gesucht und gefunden wird, kann die Intervention aktives Suchen der Klienten unterstützen und dabei helfen, das Gefundene bewusst wahrzunehmen. Die Bedeutung wird den Klienten meist erst später klar.

Hier-und-jetzt-Zustand

1) Erklären, was auf den Klienten zukommt. Das Ziel und den Sinn der Intervention für den Klienten herausarbeiten.

Trance

2) Darauf achten, welcher Weg in der Vorstellung auftaucht. Diesen Weg gehen.
3) Darauf achten, was auftaucht. Dies kann eine Höhle sein.
4) Das Höhle betreten. Sich umschauen. Irgendwo eine Abwärtstreppe finden und nehmen, sich dann umschauen, bis eine Türe auftaucht, diese öffnen, eventuell mit einem Schlüssel oder Code. Einen besonderen Raum finden.
5) Den Raum betreten. Irgendwo befindet sich ein Koffer oder eine Schachtel.
6) Den Behälter öffnen: Was ist drin? Auch »Leere« ist etwas, nämlich Raum. »Nichts« gibt es nicht. Die Bedeutung des Gefundenen wird manchmal erst später klar.
7) Entscheiden, ob man den Inhalt mitnimmt oder dalässt.
8) Entsprechend handeln.
9) Den Behälter wieder schließen, den besonderen Raum verlassen, die Tür zum Raum verschließen, die Treppe wieder hochgehen und die Höhle verlassen.
10) Den Weg weitergehen.
11) Sich verabschieden und ins Hier und Jetzt zurückkommen.

Hier-und-jetzt-Zustand

12) Gibt es noch etwas dazu zu sagen?

Anwendung
- Lebenslauf als Ganzes
- Entscheidung
- Angst
- Selbstwirksamkeit
- Einschneidende Lebensereignisse
- Traumatische Kindheit
- Lebensthema

Koffer im Schaulager

Auch diese Trance enthält metaphorische Elemente des Erkundens und fördert genaues Wahrnehmen. Sie kann als Metapher genutzt werden, verschiedene Ressourcen und Aspekte der Person oder der Lebensumgebung zu entdecken.

Hier-und-jetzt-Zustand

1) Der Therapeut erzählt: »Ich war im ›Museum Schaulager‹. Das ist kein richtiges Museum und kein richtiges Lager, sondern hat von beidem etwas.«

Trance

2) »Zuerst kommen wir zu einem Gebäudeeingang. Da ist aber kein richtiges Gebäude, sondern eher ein Durchgang.
3) Wenn wir hinten wieder aus dem Gebäude herauskommen, gelangen wir auf einen freien Platz. Es folgen eine Glastür, ein Zwischenraum mit Kokosteppich und wieder eine Glastür.
4) Die Kasse steht nicht am Eingang der Ausstellung.
5) Wenn die Eintrittskarte gekauft ist, sucht man nach dem Beginn der Ausstellung.
6) Heute sind Modelle bekannter Architekten ausgestellt. Wir gehen eine Treppe hinunter und betrachten die interessanten Modelle, erinnern uns und lesen auf Täfelchen, wo diese Gebäude stehen: ein Museum, ein Bankgebäude, eine Musikhalle, ein Theater etc.
7) Dann erreichen wir über eine kleine Mauer und einen Zwischenraum einen Raum, aus dem ein Rauschen zu hören ist. Wir betreten diesen Raum. Geradeaus ist eine Holztreppe zu sehen, über die ein Bach rauscht.

8) Neben der Treppe steht ein offener Koffer. Voller Neugierde nähere ich mich ihm. Zuerst sehe ich das innere Polster, dann bemerke ich, dass der Koffer in die Tiefe reicht. Je nach Winkel, unter dem ich hineinschaue, sehe ich Unterschiedliches. Ich kann mich dazu auch niederknien.
9) Ich weiß nicht, was Sie jetzt in Ihrer Vorstellung sehen. Dort waren Wasser, Wasserpflanzen und ein Mensch zu sehen.«
10) Sich Zeit lassen.
11) Sich verabschieden.
12) Der Weg zurück über Zwischenraum, kleines Mäuerchen, Raum mit Architekturmodellen, Treppe, Eingangshalle. Glastür, Zwischenraum, Glastür, Zwischenplatz, Eingangsgebäude zur Straße.
13) Zurückkommen ins Hier und Jetzt.

Hier-und-jetzt-Zustand

14) Abschlussfrage: Gibt es noch etwas dazu zu sagen?

Anwendung

- Lebenslauf als Ganzes
- Entscheidung
- Angst
- Selbstwirksamkeit
- Einschneidende Lebensereignisse
- Lebensthema
- Ressourcen

Hinweise

- Jede Art von »Museumstrance« kann für verschiedene Lebensthemen angewendet werden.

Metapher des Webens – Prioritäten setzen

Die Metapher des Webens kann für den Umgang mit Gegebenheiten und Ereignissen des Lebens oder auch für Aspekte der eigenen Persönlichkeit genutzt werden. Es gibt verschiedene Techniken, die der Therapeut im Hier-und-jetzt-Zustand mit dem Klienten besprechen kann.

Das Weben und seine verschiedenen Methoden eignen sich als Metapher dafür, wie der Klient Eigenes (in der Metapher ein Muster) in den Lauf des Lebens einfügen kann.

- Ein Muster kann von Beginn an eingewoben werden. Dann muss der Vorgang allerdings im Voraus geplant werden und ist aufwendig. Der Stoff hält dann gut.
- Es kann ein Stück ausgespart werden oder ein Loch in den gewobenen Stoff gemacht werden, und im Nachhinein können gewisse Fäden gehoben werden. Dann wird dieses Stück bearbeitet. Der Rest des Stoffes bleibt, wie er ist. Bei dieser Methode werden die Fäden gehoben, und diesem Stück wird besondere Aufmerksamkeit gegeben. Dies erlaubt es, Muster auch im Nachhinein einzufügen. Der Stoff ist dann allerdings weniger reißfest.

Die folgende Intervention erfolgt in einer leichten Trance, in welcher der Therapeut den Klienten bittet, die Augen zu schließen, und ihm dann wie folgt von den verschiedenen Arten zu weben erzählt:

1) Der Therapeut spricht über die aktuelle Lebenssituation und die Ereignisse, die den Klienten beschäftigen.
2) Er leitet zum Thema Weben über und erzählt beispielsweise von den »Webschulen« im Toggenburg (einer schweizerischen Tallandschaft) oder in Laos (oder irgendwo anders), in denen junge Leute lernen, Webstühle zu bauen und die verschiedenen Webarten erlernen.
3) Wenn das Weben eines Stoffes und dessen Muster geplant wird, wird das vorhandene Material in die Planung einbezogen und über die Machart entschieden.
4) Es kann sein, dass das Muster von Beginn an eingewoben wird, dann müssen die Fäden entsprechend gespannt werden. Oder das Muster wird erst später eingefügt, was weniger aufwendig, dafür aber auch weniger stabil ist.
5) Dann kann der Klient sich fürs Weben Zeit nehmen.
6) Später kommt dann der Klient ins Hier und Jetzt zurück.

Anwendung
- Lebenslauf als Ganzes
- Entscheidung
- Dem Leben den eigenen Stempel aufdrücken
- Selbstwirksamkeit
- Ressourcen

Horoskop

Oft lassen sich Klienten ein Horoskop anfertigen. Manchmal enthält es negative Voraussagen oder ist mehrdeutig und nicht genau auf die Person zugeschnitten. Indem der Klient für verschiedene Lebensgebiete eine realistische Wunschvorstellung und damit eine Art Horoskop erstellt, befasst er sich mit seinen Wünschen und mit dem Weg, wie er sich diese erfüllen kann. Indem er in Trance in die Zukunft bei Wunscherreichung geht, erhöht sich die Chance, dass der Wunsch auch eintrifft.

Hier-und-jetzt-Zustand
1) Besprechen, was der Klient im nächsten Jahr (oder im nächsten Zeitabschnitt) gerne erleben bzw. fühlen möchte.
2) Themen zur Unterteilung des Horoskops bestimmen (z. B. Geld, Liebe, Beruf).

Trance
3) Mithilfe einer Zeitmaschine ein Jahr in die Zukunft reisen.
4) Sich dort in der Zukunft einrichten.
5) Zurückschauen: ein Thema nach dem anderen betrachten und alle Ereignisse, die das Thema betreffen, erleben.
6) Sich nochmals hier in der Zukunft spüren.
7) Die Zeit wieder zurückdrehen und in die Gegenwart reisen.
8) Zurückkommen.

Hier-und-jetzt-Zustand
9) Alles, was erlebt wurde, in Form eines Horoskops aufschreiben/zeichnen.

Anwendung
- Entscheidung
- Trauma
- Angst
- Selbstwirksamkeit
- Zukunft

Hinweise
- Die Intervention kann gut zu Beginn des neuen (Lebens-)Jahres angewendet werden.
- Sie kann gut bei negativen oder unpassenden Horoskopen von Astrologen angewendet werden.
- Das gezeichnete/geschriebene Horoskop kann alternativ schon vor der Trance erstellt werden.
- Kinder oder Personen, die ungern schreiben, können das Horoskop auch dem Therapeuten diktieren.
- Das Horoskop kann nach Ablauf des (Lebens-)Jahres wieder hervorgeholt und mit den nun zurückliegenden tatsächlichen Erlebnissen verglichen werden.

Altersprogression: Wunschvariante einer Zukunftsvision

In verschiedenen Lebenssituationen, wie bei Lebensübergängen, Entscheidungen und wichtigen Lebensereignissen, fühlen sich viele Menschen hilflos, und diese Hilflosigkeit kann Angst auslösen.

Um die Chance zu erhöhen, dass die Wunschvariante einer Zukunftsvision eintritt, und um selbst aus der Hilflosigkeit herauszufinden und wieder das Gefühl zu bekommen, Einfluss nehmen zu können, entwickelt der Klient zunächst diese Vision, geht dann in Trance zum Ziel, spürt, wie gut sich dies anfühlt, und schaut dann zurück, was er dazu beigetragen hat, dass es so gut ausgegangen ist. In dieser Intervention nutzt der Klient somit den Mechanismus der selbsterfüllenden Prophezeiung im positiven Sinne. Die Selbstwirksamkeit wird unterstützt, indem der Klient überblickt, was er selbst zum guten Gelingen beigetragen hat.

Hier-und-jetzt-Zustand

1) Besprechen, was der Klient gerne im nächsten Jahr (oder im nächsten Zeitabschnitt) erleben möchte, wie er sich in einem Jahr fühlen möchte, was er erreicht haben will. Es geht um eine realistische Vision oder Wunschvariante (also nicht um einen Lottogewinn).

Trance

2) Vom heutigen Datum ausgehen.
3) Zu einem Instrument (Zeitmaschine, Zeitrad etc.) gehen, mit dem sich die Zeit gezielt vorwärtsdrehen lässt, zum Beispiel ein Jahr weiter.
4) Sich dort in der Zukunft einrichten.
5) Spüren, wie gut es sich hier in der Zukunft anfühlt, nachdem das Jahr so gut verlaufen ist. Der Therapeut kann die verschiedenen Lebensgebiete ansprechen, wie zum Beispiel körperliche und seelische Gesundheit, und fragen, wie gut sich der Klient mit seinen Lieben, Freunden, Bekannten, Beruf, Arbeitsplatz, Freizeitaktivitäten etc. fühlt.
6) Zurückschauen und das vergangene Jahr überblicken. Darauf achten, wer und was alles dazu beigetragen hat, dass das Jahr so gut gelaufen ist.
7) Herausarbeiten, was der Klient selbst dazu beigetragen hat, dass es so gut gekommen ist. Die Elemente sammeln und bewahren.
8) Nochmals spüren, wie gut es sich hier in der Zukunft anfühlt. Das Gefühl bewahren. Sich von dem Ort und der Zeit in der Zukunft für den Moment verabschieden.
9) Zeit zurückdrehen.
10) Zurückkommen.

Hier-und-jetzt-Zustand

11) Nochmals aufzählen, was die Person selbst zum guten Verlauf des kommenden Jahres beigetragen hat.
12) Nochmals das gute Gefühl in der Zukunft spüren.
13) Was gibt es noch dazu zu sagen?

Anwendung
- Entscheidung
- Trauma
- Das eigene Leben selbst beeinflussen, Selbstwirksamkeit
- Selbstverantwortung
- Wünsche, Visionen, Ziele
- Befürchtungen, Zukunftsangst
- Selbstgespräche

Hinweise
- Die Intervention kann auch auf bestimmte Themen (z. B. Hochzeit, Wohnortwechsel, Operation) bezogen werden.
- Die Wunschvariante soll realistisch sein.

Überblick von oben

Die folgende metaphorische Intervention enthält das Element des »Überblicks« und somit auch das Element des »Auf-Distanz-Gehens«. Damit erhöht sich die Chance, mehr Kontrolle über eigene Gefühle, etwa Ängste, zu gewinnen.

Hier-und-jetzt-Zustand
1) Erklären und besprechen, auf welche Weise der Klient mehr Überblick gewinnen will und was auf ihn zukommt.
2) Überlegen, welches Mittel dazu wohl passt: ein Heißluft- der Gasballon, eine Anhöhe, ein Turm ...

Trance
3) Sich in der Vorstellung auf die Ballonfahrt, auf den Turm begeben.
4) Herunterschauen, beobachten, wie alles von hier oben aussieht, wie klein Autos, Häuser, Tiere, Menschen sind, was wirklich von Bedeutung ist.
5) Wieder auf den Boden zurückkommen.
6) Ins Hier und Jetzt zurückkommen.

Hier-und-jetzt-Zustand
7) Gibt es noch etwas dazu zu sagen?

Anwendung

- Überblick
- Wichtiges von Unwichtigem unterscheiden
- Sorgen
- Angst
- Alltagsärger

Hinweise

- Kann in ähnlicher Form auch für den Weitblick angewendet werden, zum Beispiel mit der Vorstellung, den Serengeti-Nationalpark in Tansania mit seiner endlosen Weite zu überblicken und dabei genau hinzuschauen, wie die Giraffe frisst und der Leopard sich erst bewegt und dann entspannt liegt.

Lebensläufe vergleichen

Wahrnehmen bedeutet immer auch vergleichen, sei es mit früheren oder gleichzeitig wahrnehmbaren Erfahrungen. Die meisten Menschen vergleichen sich mit anderen. Indem der Klient eine Metapher für den Lebenslauf wählt, abstrahiert er und kann so mehr vom Vergleich mit einer anderen Person profitieren. Diese Intervention kann in einer leichten Trance durchgeführt werden. Den Klienten bitten, sich seinen Lebenslauf in Form einer Metapher vorzustellen, zum Beispiel als Weg, Bach, Fluss etc.

1) Eine Person auswählen, die etwas mit dem Klienten zu tun hat, die ihn interessiert (z. B. seine Mutter) und mit der er sich vergleichen will.
2) Sich den zu dieser Person gehörenden Lebenslauf vorstellen und beschreiben.
3) Was ist im beschriebenen Lebenslauf gleich wie im eigenen Lebenslauf und daher als Ressource zu gebrauchen?
4) Worin unterscheidet sich der beschriebene Lebenslauf der anderen Person? Wie soll zum Beispiel der Bach korrigiert werden, um im Bild der Metapher zu bleiben.
5) Die Aufmerksamkeit wieder auf den eigenen Lebenslauf richten. Sieht er noch immer so aus wie vor dem Vergleich? Oder etwas klarer, größer etc.?

Anwendung

- Verständnis für sich und andere (Familie, Partner, Freunde etc.)
- Perspektivenwechsel
- Überblick
- Sozialverhalten
- Gemeinsamkeiten und Unterschiede
- Ressourcen

Timeline (vereinfachte Form)

Dies ist eine Kurzversion der klassischen Timeline-Intervention, bei der auf alle Ereignisse eingegangen wird, die der Klient erinnert. Die ausführliche Variante erfordert jedoch sehr viel Zeit und kann sich über mehrere Sitzungen erstrecken. Diese vereinfachte Intervention ohne formale Trance kann zu mehr Überblick über das eigene Leben führen, indem nur auf drei Aspekte fokussiert wird: positive und negative Aspekte sowie solche, die sich nicht einordnen lassen. So gelingt es besser, sich den verschiedenen Aspekten zu stellen, wahrzunehmen, dass selbst in dem Fall, dass sehr viele negative Erlebnisse erinnert werden, Ressourcen vorhanden waren. Durch die Darstellung der Lebenslinie am Boden, den Überblick und den Abstand, den der Klient gewinnt, lassen sich Zusammenhänge besser erkennen. Das kann in einem späteren Schritt Lebensperspektiven eröffnen und dabei helfen, in die Zukunft zu schauen. Bei negativen Ereignissen kann überlegt werden, wie der Klient sie gemeistert hat, und bei den positiven Ereignissen kann herausgeschält werden, inwiefern sie ihm geholfen haben und unterstützend wirkten.

Material: Faden/Garn, Haftnotizen in 3 Farbvarianten, Tacker (Heftpistole), Stifte.

Hier-und-jetzt-Zustand

1) Ein Schnurknäuel nehmen und die Schnur so auf den Boden legen, wie man sich seinen Lebenslauf vorstellt (gerade, gewunden etc.). Der Anfang der Schnur soll bei der Geburt liegen. Für Gegenwart und Zukunft wird eine ausreichend lange Schnur benötigt. Das Knäuel liegt in der Gegenwart.

2) Haftnotizen in drei Farben, Stifte, Tacker (Heftpistole) bereithalten; eine Farbe für eher positive, eine andere für eher negative, eine dritte für eher neutrale Lebensereignisse.

Trance

3) Altersregression des Klienten im Stehen.
4) Der Klient geht mit geschlossenen Augen aus der Gegenwart die Schnur entlang in Richtung Vergangenheit.
5) Immer, wenn etwas auftaucht, bleibt er stehen und beschreibt die erinnerte Situation.
6) Der Therapeut beschriftet einen Zettel in der entsprechenden Farbe mit dem Namen des Ereignisses und klebt oder tackert ihn an die passende Stelle im Lebenslauf des Klienten.
7) Der Klient geht weiter die Schnur entlang, hält immer wieder an.
8) Der Klient geht so weit zurück, wie er möchte.
9) Zurückkommen ins Hier und Jetzt und Augen öffnen.

Hier-und-jetzt-Zustand

10) Den ganzen Verlauf nochmals überblicken.
11) Wie sind die Farben der Zettel verteilt?
12) Gibt es noch etwas dazu zu sagen?
13) Das Knäuel mit den festgetackerten Haftnotizen einpacken, sodass sie zu einem späteren Zeitpunkt wiederverwendet werden können.

Anwendung

- Überblick über den Lebenslauf
- Ressourcen erkennen
- Konfrontation mit schwierigen Themen
- Entscheidung
- Zeitdruck

Hinweise

- Das Knäuel kann immer wieder hervorgeholt werden, um daran weiterzuarbeiten.
- Später kann es auch für die Altersprogression genutzt werden.

Stellenwert von Lebensthemen räumlich darstellen

Indem das gerade dominante Thema in Zusammenhang mit und im Vergleich zu anderen Themen konkret mit Klötzen dargestellt wird, wird bildlich klar, welche eventuell ebenfalls wichtigen Themen durch das Problem im Vordergrund verdrängt werden. Oft gelingt es den Klienten in der Folge, Einfluss zu nehmen und den wirklich relevanten Themen wieder mehr Gewicht zu geben. Die Intervention wird im Hier-und-jetzt-Zustand durchgeführt. Sie kann auf dem Boden oder auf einem Tisch erfolgen.

Material: Klötze, Haftnotizen, Filzstift, Tischfußball, Handy oder Fotoapparat.

1) Aufzählen der Themen, Lebensthemen, die im Moment aktuell sind.
2) Thema, Ereignis (oder Sorge etc.) bestimmen, das zu viel Platz im Leben einnimmt oder sich gerade in den Vordergrund drängt (z. B. »Ich bin zu dick/meine Mutter liebt mich nicht/meinem Kind passiert etwas Schlimmes/ich will Schuhe mit Fersenrollen« etc.).
3) Dann die Themenbereiche erweitern: alle gegenwärtigen Lebensthemen (z. B. »Ich möchte für meine Partnerschaft, Familie sorgen/im Beruf bestehen) jeweils auf eine Haftnotiz schreiben, diese auf einen Klotz kleben und den Klotz hinstellen.
4) Jedes Thema, Ereignis bewerten (Skala von 1–3: 1–3 Klötze hoch), wie wichtig es im Moment ist.
5) Sich selbst mit einer Figur darstellen.
6) Die Themen jeweils in entsprechender Entfernung zur Figur stellen, wie nah sie wahrgenommen werden. Ergebnis fotografisch festhalten.
7) Wunschzustand darstellen: Welche Themen sollen wie nahe stehen und wie viel Platz einnehmen?
8) Dieses Bild im Gedächtnis ablegen und fotografisch festhalten.

Anwendung
- Überblick
- Ordnung im Leben herstellen
- Prioritäten setzen

- Lebensübergang
- Entscheidung
- Depression
- Trauma
- Einschneidende Lebensereignisse
- Themen, die zu viel Raum einnehmen (z. B. Angst, Schmerz)

Metaphorisch in der Vorstellung den Stellenwert der Lebensthemen erkennen

Indem die Themen benannt und in Form von Gestalten vorgestellt werden, abstrahiert der Klient sie. So gelingt es ihm meist leichter, eine Wunschvariante zu entwickeln und dann im realen Leben auf diese hinzuarbeiten, als wenn er das Thema ganz konkret und direkt angehen würde.

Hier-und-jetzt-Zustand

1) Thema (Sorge, Essen, Zwang etc.) bestimmen, das zu viel Platz im Lebenslauf einnimmt.
2) Andere Themen aufzählen, die im aktuellen Leben wichtig sind.

Trance

3) Die verschiedenen Lebensthemen in der Vorstellung vor sich anordnen.
4) Jedem Thema eine Gestalt (Tier, unterschiedlich beschaffener/großer/farbiger Gegenstand) geben.
5) Die Themen um sich herum anordnen, so wie sie im Moment erlebt werden: Wie nahe sind sie? Stehen sie eher vorne, seitlich, hinten?
6) Wunschbild machen: Die Themen anordnen wie gewünscht, mit Wunschgröße und Wunschabstand. Eventuell Themen sehr weit weg in den Hintergrund stellen, andere eventuell neue dazu nehmen.
7) Spüren, wie sich die Wunschanordnung anfühlt.
8) Zurückkommen.

Hier-und-jetzt-Zustand

9) Besprechen, was man beobachtet hat.

10) Eventuell besprechen, wie Themenanordnung verändert werden kann.

Anwendung

- Fixierung auf bestimmtes Thema
- Mehr Überblick bekommen
- Thema, Problem, Symptom in Zusammenhang stellen
- Entscheidung
- Lebensübergänge
- Trauma
- Lebensereignis

Lifttrance: Themen im Lebenslauf

Manchen Lebensthemen begegnen wir im Laufe des Lebens immer wieder, auf jeder Entwicklungsstufe, bei jedem Übergang. Indem man mit einem Lift in die Tiefe, in die Vergangenheit fährt, besteht auch die Chance zur Vertiefung der Trance. So können die Themen im Lebenslauf erkundet werden. Dabei findet man meist auch die Ressourcen, wie man mit einem Thema (besser) umgehen kann.

Hier-und-jetzt-Zustand

1) Der Klient sammelt mithilfe des Therapeuten Lebensthemen. Manche sind im Leben immer wieder aktuell, etwa der Eindruck permanenter Benachteiligung oder das Empfinden starker Aggressionen gegenüber Mitmenschen, andere sind eher in einer bestimmten Lebensphase wichtig, beispielsweise die Anerkennung als guter Sportler oder beruflicher Erfolg.
2) Der Therapeut erklärt dem Klienten, dass er in der folgenden Trance in seiner Vorstellung in einen großen Aufzug einsteigt, hinunter- und hinauffahren und dabei seinen Lebensthemen begegnen kann. Meist befinden sich die Geburt und der Beginn des Lebens am Fuß des Aufzugs. Der Klient kann den Lift an verschiedenen Stationen anhalten lassen, dort aussteigen, in einen Raum gehen und diesen erkunden.

Trance

3) Den Atem tief in den Körper hinein fließen lassen. Alle Körperteile erwähnen.

4) Zum Lift gehen. Einsteigen, die Leichtigkeit beim Runterfahren spüren (Liftgefühl).
5) Erster Halt. Die Fahrstuhltür öffnet sich zu einem Raum: Was wird dort angetroffen?
6) Weiterfahren.
7) Zweiter Halt. Nächster Raum. Was ist dort?
8) Weiterfahren.
9) Dritter Halt: Nächster Raum. Was ist dort. Etwas mitnehmen?
10) Wieder in den Lift einsteigen und hinauffahren.
11) Aus dem Lift aussteigen.
12) Ins Hier und Jetzt zurückkommen.

Hier-und-jetzt-Zustand

13) Abschlussfrage: Gibt es noch etwas dazu zu sagen?

Anwendung

- Wichtiges vs. Unwichtiges
- Gewichtung von Problemen
- Zusammenhang herstellen
- Überblick

Gutes Gleichgewicht finden (Zwei-Hände-Intervention)

Oft bremsen Klienten sich selbst, gerade auch solche mit einer guten Begabung. Diese besondere Fähigkeit oder Begabung empfinden sie häufig als etwas, das nicht im Gleichgewicht ist, mit der Folge, dass sie sich auf destruktive Weise im Weg stehen. Diese Zwei-Hände-Intervention kann dazu beitragen, mehr Balance zu finden und sich weniger ungesund zu bremsen.

Hier-und-jetzt-Zustand

1) Konkrete Situation finden, in der man zwar spürt, dass man über eine besondere Begabung verfügt, ein Teil aber bremst, verhindert und stört (z. B. Langeweile in der Schule).

Trance

2) In der Vorstellung in diese Situation gehen, in der man seine Begabung spürt.
3) Spüren, wie sich das anfühlt.

4) Eine Hand öffnen und dieses Gefühl in die Hand einfüllen.
5) Ihm eine Gestalt geben (z. B. Tier, Gegenstand etc.).
6) Die andere Hand öffnen.
7) Darauf achten, welche Gestalt sich in dieser Hand entwickelt.
8) Beide Hände vom Oberschenkel lösen.
9) Ein gutes Gleichgewicht herstellen, zum Beispiel indem man etwas von der schwereren, größeren Seite wegnimmt und der leichteren Seite hinzufügt.
10) Das gute Gleichgewicht spüren.
11) Dieses Gefühl in den Körper hineinnehmen und die Hände locker wieder auf den Schoss fallen lassen.
12) Zurückkommen.

Hier-und-jetzt-Zustand

13) Gibt es noch etwas zu sagen?

Anwendung

- Gleichgewicht, Balance finden
- Erkenntnis, dass alles seinen Preis hat
- Langeweile, Ungeduld
- Überheblichkeit
- Angemessene Dankbarkeit
- Umgang mit Langeweile
- Unverständnis für andere Menschen
- Hochbegabung

Pech-und-Glück-Variante eines Ereignisses oder Lebensabschnitts

Die meisten Situationen im Leben enthalten Anteile von Glück und Pech, gute und schlechte Anteile. Es hängt davon ab, wie der Klient die Situation sieht, interpretiert, empfindet und im Gedächtnis ablegt. Meist ist es gesünder, vor allem die guten Elemente im Gedächtnis zu bewahren. Der Prozess kann wie ein Kippbild angeschaut werden. Ein bekanntes Beispiel ist die Kippfigur der jungen und der alten Frau (ursprünglich »Meine Frau und meine Schwiegermutter«) – je nachdem wie man das Bild betrachtet (oder wie es das Gehirn wahrnimmt und verarbeitet), wird entweder die junge oder die alte Frau erkannt (Abb. 18).

Bis auf den letzten Schritt wird die ganze Intervention im Hier-und-jetzt-Zustand durchgeführt.

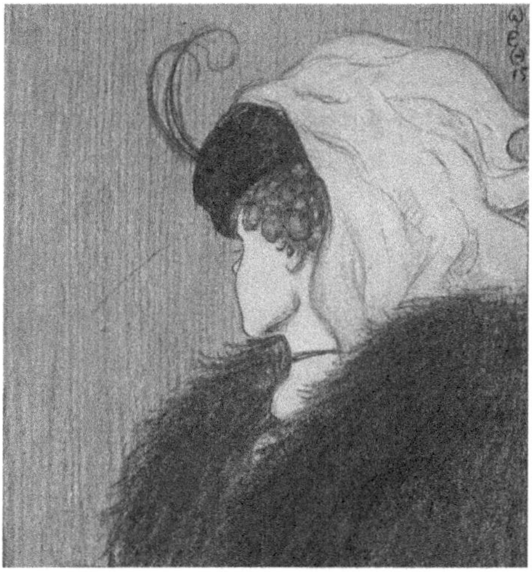

Abb. 18: Die berühmte optische Täuschung »My wife and my mother-in-law« (Kippfigur des englischen Cartoonisten William Ely Hill von 1915)

1) Lebensabschnitt oder Ereignis, eventuell Misserfolg beschreiben lassen. Beispiel: verpasste Chance auf den Chefposten.
2) Negative oder Pechvariante (ausschmückend) erzählen. Beispiel: »Es war so ein Pech für mich, dass der andere Bewerber besser wirkte, weil er besser reden konnte, dabei war ich der qualifiziertere Bewerber. Weil er diesen gut bezahlten Job bekommen hat, habe ich weniger verdient und konnte mir nur ein bescheidenes Auto leisten.«
3) Dasselbe Ereignis nun wesentlich ausführlicher als Glücksvariante erzählen. Beispiel: »Weil ich diesen Chefposten nicht erhielt, hatte ich mehr Zeit für die Familie, konnte mehr Zeit mit meinen Kindern und meiner Frau verbringen, konnte mich meinem Hobby, der Imkerei intensiv widmen, bin deshalb entspannt und fühle mich wohl.«
4) Sich die Glücksvariante in Trance vergegenwärtigen.

Anwendung

- Pessimismus
- Perfektionismus

Ein Jahr im Leben von verschiedenen Seiten beleuchten

Auch wenn der Klient einen Zeitabschnitt, etwa ein Jahr, als vorwiegend negativ erlebt hat, lohnt es sich, verschiedene Anteile und Aspekte genauer wahrzunehmen, solche, die eher positiv waren, solche, die Hoffnung enthalten, und solche, die eine Weiterentwicklung erlauben. Es kann den Prozess erleichtern, den Elementen Farben und andere Qualitäten zuzuordnen. Die gesamte Intervention kann in einer leichten Trance erfolgen.

1) Das Jahr mit seinen verschiedenen Situationen, Erlebnissen als Ganzes anschauen.
2) Der Klient wählt eine passende Metapher für das Jahr (z. B. Perlen auf einer Schnur, ein Tagebuch, ein Computerbildschirm, bei dem sich ein Fenster nach dem anderen immer wieder öffnen und schließen lässt).
3) Dann betrachtet er einzelne Episoden dieses Jahres, so als öffne er Bildschirmfenster am Computer oder betrachte Bühnenbilder oder Perlen, die auf einem roten Faden des Befindens zur Perlenschnur aufgereiht sind.
4) Der Klient betrachtet das Jahr aus allen Perspektiven, als würde er es umkreisen.
5) Er beleuchtet das Jahr auf verschiedene Weise. Beispiel: Die einzelnen Fenster am Bildschirm von verschiedenen Seiten, mit verschiedenen Farben, Stärken, Qualitäten anschauen.
6) Das Jahr ausleuchten, eventuell auch von innen her.

Anwendung

- Jahresrückblick
- Silvester, Geburtstag
- Lebensübergang
- Schwierige Ereignisse
- Verlust

Dissoziation für mehr Überblick

Indem eine Situation in kontrollierter Dissoziation mit einem Bildschirm analysiert wird, kann der Klient mehr Überblick und mehr Verständnis für die Situation und vor allem für sich selbst entwickeln und sich so in Zukunft in ähnlichen Situationen eventuell anders verhalten.

Hier-und-jetzt-Zustand

1) Welche konkrete Situation interessiert den Klienten?
2) Diese Situation erzählen lassen.
3) Die Situation begrenzen, Anfang und Abschluss festlegen.

Trance

4) Assoziation: zum Anfang der Situation gehen und diese dort stoppen.
5) Dissoziation: Aus der Situation aussteigen wie aus einem Film, einer Filmleinwand.
6) Sich in die Zuschauerposition versetzen, zum Beispiel auf einen Kino- oder Theatersitz, ein Fernsehsofa. Den Stuhl, Sessel mitsamt Armlehnen spüren.
7) Das erste Bild, bei dem man ausgestiegen ist, von außen betrachten, zum Beispiel wie auf einer Filmleinwand, Theaterbühne, einem Bildschirm. Bildschirmrand oder Bühnenvorhang erkennen.
8) Erst dann die Situation weiterlaufen lassen. Immer wieder überprüfen, ob die Dissoziation noch anhält, ob es möglich ist, die Situation von außen zu betrachten. Nur visuelle und auditive Reize werden wahrgenommen, kinästhetische Wahrnehmungen und Gefühle sind von außen nicht feststellbar. Was geschieht, was wird beobachtet? Wie geht es weiter? Was denkt der Klient darüber?
9) Die Situation im Film bis zum Ende verfolgen.
10) Assoziation: wieder ins Bild einsteigen und ganz werden.
11) Sich vom Ort und der Zeit verabschieden und ins Hier und Jetzt zurückkommen.

Hier-und-jetzt-Zustand

12) Wie sah das Ereignis von außen aus? Was denkt der Klient darüber? Was hat er bemerkt, was er vorher nicht gewusst hat?

Anwendung
- Überblick
- Perspektivenwechsel

Dissoziation: Eine andere Perspektive einnehmen

Bei der Arbeit im Raum und mit Stühlen lassen sich verschiedene Perspektiven einnehmen. Indem der Klient nur eine andere Hauptperson und nur einen Moment auswählt, vereinfacht er und ermöglicht eine Analyse. So kann er mehr Verständnis für sich selbst und für die andere Hauptperson in der damaligen Situation entwickeln.

Material: Vier Stühle, zwei normale und zwei Klappstühle.

Hier-und-jetzt-Zustand
1) Eine Situation finden, die verwirrend, beängstigend war.
2) Die Situation kurz beschreiben, begrenzen.
3) Darin den wichtigsten Moment festlegen.
4) Wenn mehrere andere Personen beteiligt sind, die wichtigste andere Person festlegen.
5) Aufstehen.
6) Dritten Klappstuhl nehmen für das »Ich von damals« und den vierten Stuhl, einen Klappstuhl, für die wichtigste andere Person.

Trance
7) Sich auf den dritten Stuhl, den Klappstuhl, der das »Ich-von-damals« darstellt, setzen und sich in die Rolle des »Ich von damals« versetzen.
8) Sich aus dieser Position und in dieser Rolle umschauen, beschreiben, was der Klient sieht und hört, und spüren, wie ihm dabei zumute ist.
9) Kurz zurückkommen.

Hier-und-jetzt-Zustand
10) Erklären, wie es weitergeht.

Trance
11) Sich auf vierten Stuhl, einen Klappstuhl, setzen und in die Rolle der wichtigsten anderen Person versetzen.

12) Sich aus dieser Position und in dieser Rolle umschauen, beschreiben, was der Klient sieht und hört, und spüren, wie ihm dabei zumute ist.
13) Aus dieser Position und in dieser Rolle zum »Ich von damals« schauen: Was denkt der Klient über diese Person? Ratschlag geben?
14) Zurückkommen.

Hier-und-jetzt-Zustand

15) Aufstehen, nochmals von außen auf die Szene mit den zwei Personen schauen, dem »Ich von damals« und der anderen wichtigen Person. Was denkt der Klient jetzt darüber?
16) Die Klappstühle wegräumen.
17) Klient und Therapeut setzen sich auf die ersten beiden normalen Stühle: Was gibt es dazu zu sagen?

Anwendung

- Situationen analysieren
- Sich Situationen stellen, Konfrontation
- Perspektivenwechsel
- Autismus-Spektrum-Störungen (ASS)
- ADS, ADHS

Wendepunkte und wichtige Lebensereignisse

Wendepunkte – als entscheidend empfundene Richtungsänderungen im Leben – können besser wahrgenommen und verstanden werden, wenn Klienten mehr Überblick und Distanz gewinnen. Dies betrifft sowohl von außen kommende Richtungsänderungen als auch selbst bewirkte, wie die Wiederaufnahme der Berufstätigkeit nach längerer Arbeitslosigkeit, die Wiederaufnahme des Gesprächs mit dem Partner nach langem Schweigen oder eine andere grundlegende Änderung in der Beziehung.

Hier-und-jetzt-Zustand

1) Beachten, welche Vorstellung für den Lebenslauf auftaucht: Schnur, Fluss etc.

Trance

2) Eine Vorstellung des eigenen Lebenslaufs entstehen lassen.
3) Dabei auf Knoten, Verdichtungen achten.
4) Auf Wendepunkte (Richtungsänderungen) achten.
5) Darauf achten, welche Knoten, Wendepunkte genauer angeschaut werden sollen.
6) Diese Stellen nacheinander heranzoomen, die Ereignisse näherkommen lassen.
7) Darauf achten, was damals half, den Knoten zu lösen oder den Wendepunkt zu meistern.
8) Die Situation im großen Zusammenhang sehen.
9) Zurückkommen.

Hier-und-jetzt-Zustand

10) Was gibt es zu sagen (eventuell andere Perspektive auf Ereignisse)?
11) In nächster Zeit darauf achten, wie das erinnerte Ereignis jetzt die Gegenwart beeinflusst.

Anwendung

- Lebenslauf
- Lebensübergang
- Selbstwirksamkeit
- Hindernisse
- Zukunftsangst

Wendepunkte und Knotenpunkte

Linien, Wege, Bäche und andere Vorstellungen entsprechen einem linearen Zeitverständnis, im Gegensatz zum zirkulären Zeitverständnis, das sich eher mit einer Wendeltreppe oder Spirale darstellen lässt. Indem das Leben mit einer linear empfunden Metapher dargestellt wird, können ein besserer Überblick und ein tieferes Verständnis entstehen.

Hier-und-jetzt-Zustand

1) Sich eine Vorstellung des eigenen Lebenslaufs machen (z. B. als Weg, Bach, Fluss).

Trance

2) Den Lebenslauf als Ganzes überblicken.
3) Auf Wendepunkte, verdichtete Stellen, Knotenpunkte und andere Besonderheiten wie etwa deren Verteilung und Häufigkeit achten
4) Eine Stelle auswählen, heranzoomen, genauer anschauen.
5) Dabei beachten, welche Einflüsse in einer Phase oder Situation mitgespielt haben.
6) Auf welche Aspekte habe ich selbst Einfluss genommen, sodass der Lebenslauf oder die Situation eine gute Wendung genommen hat.
7) Dann wieder zurück zum Überblick.
8) Zur Gegenwart zurückgehen.
9) Einen Blick in die Zukunft werfen. Wie sieht der Lebenslauf dort aus?
10) Ins Hier und Jetzt zurückkommen.

Hier-und-jetzt-Zustand

11) Frage besprechen: Was ist an eigenen Einflüssen hilfreich gewesen?
12) Der Klient überlegt, worauf er in der Zukunft achtet, nachdem er herausgefunden hat, was in der Vergangenheit für ihn hilfreich war.

Sich verabschieden

Um sich von einem Menschen, einer Fähigkeit, einem Ort, einem Traum, einem Lebensabschnitt oder von etwas anderem verabschieden zu können, ist zunächst das Wahrnehmen positiver und negativer Aspekte des zu Verabschiedenden notwendig. Selbst wenn man den zu verabschiedenden Teil als negativ erlebt hat, sollen auch Anteile wahrgenommen werden, die wertzuschätzen sind. Oft ist das leichter in metaphorischer Form möglich.

Hier-und-jetzt-Zustand

1) Thema, Inhalt, Symptom bezeichnen.
2) Vor- und Nachteile des Themas aufzeichnen.

Trance

3) Zum Thema gehen.
4) Das Thema aus sich herausnehmen.
5) Dem Thema eine Gestalt / einen Namen geben.
6) Seine Wertschätzung für das Thema (die Gestalt) ausdrücken.
7) (Neuen) Ort oder Platz für das Thema (die Gestalt) finden.
8) Überprüfen, ob dieser Ort der Gestalt richtig ist.
9) Sich verabschieden und zurückkommen.

Hier-und-jetzt-Zustand

10) Gibt es noch etwas dazu zu sagen?

Anwendung

- Abschied
- Lebensübergang
- Umgang mit schwierigen Lebensereignissen, Symptomen oder Themen
- Trennung, Scheidung
- Verlust

Abschied nehmen mithilfe einer Landschaftsmetapher

Einen Abschied kann man auch metaphorisch vollziehen. So kann das Wahrnehmen positiver und negativer Aspekte beispielsweise anhand einer Metapher erfolgen. Anschließend ist es notwendig, sich vom Vergangenen abzuwenden (statt wie in der biblischen Geschichte von Lots Frau, die sich dem Vergangenen zuwandte und dabei zur Salzsäule erstarrte) und der Zukunft zuzuwenden. Findet diese Hinwendung zum Neuen, dieses Öffnen gegenüber dem, was kommt, nicht statt, kann Erstarrung und Bremsen die Folge sein. Die Metapher der Landschaft vermag den Prozess zu erleichtern.

Hier-und-jetzt-Zustand

1) Thema, Inhalt, Symptom bezeichnen, von dem es Zeit ist, sich zu verabschieden.
2) Vor- und Nachteile, gute und schwierige Seiten davon herausfinden.

Trance

3) Sich eine Landschaft vorstellen.
4) Gute Seiten wertschätzen, sich bedanken.
5) Schwierige, hässliche Aspekte feststellen, aufzählen.
6) Sich von der Landschaft verabschieden, sich umdrehen, sodass die alte Landschaft im Rücken ist und der Weg vor dem Klienten liegt.
7) Auf diesem Weg weitergehen.
8) Ins Hier und Jetzt zurückkommen.

Hier-und-jetzt-Zustand

9) Gibt es noch etwas dazu zu sagen?

Anwendung

- Trennung und Abschied
- Vorbereitung für einen Lebensübergang

Hinweise

- Anstelle einer Landschaft kann auch eine Gestalt gewählt werden (z. B. ein Tier, Baum etc.).

Ressource aus einer bewältigten vergangenen Lebenssituation für eine zukünftige finden

Steht eine Lebensaufgabe an verbunden mit der Unsicherheit, diese zu bewältigen, kann es hilfreich sein, eine notwendige Ressource in der Vergangenheit zu finden, in einer Situation, die man schon gemeistert hat.

Hier-und-jetzt-Zustand

1) Die zukünftige Lebensaufgabe beschreiben.
2) Die Elemente herausschälen, die als Herausforderung in der zukünftigen Situation relevant sind (z. B. Abschied nehmen, loslassen etc.).
3) Eine gemeisterte vergangene Lebensaufgabe mit den gleichen Elementen finden.
4) Anfang und Abschluss der vergangenen Situation definieren.

Trance

5) Zum Beginn der vergangenen Lebenssituation gehen. Die Situation im Schnelldurchlauf durchgehen und dabei die Ressourcen finden.
6) Der Therapeut schreibt die konkreten Strategien auf einen Zettel, um sie nachher dem Klienten zu übergeben.
7) Am Schluss der Situation sich anhand einer Metapher, eines Bildes (z. B. Kalenderbild, Landschaft) einen Überblick verschaffen.
8) Darin die Ressourcen wahrnehmen, zum Beispiel indem im Kalenderbild die Ressourcen blinken oder indem in der Landschaft die Ressourcen Erhebungen sind etc.
9) Ein Körpergefühl finden, das beim Betrachten des Überblicks entsteht.
10) Kurz zurückkommen.

Hier-und-jetzt-Zustand

11) Den nächsten Schritt erklären.

Trance

12) Zum Beginn einer zukünftigen Lebenssituation, die eine Herausforderung darstellt, gehen.
13) Sich mit der gleichen Metapher wie in der vergangenen Situation einen Überblick über die gesamte Situation verschaffen (z. B. Kalenderbild mit blinkenden Ressourcen).
14) Zugehöriges Körpergefühl spüren.
15) Zurückkommen.

Hier-und-jetzt-Zustand

16) Gibt es noch etwas dazu zu sagen?

Anwendung

- Ressourcenaktivierung
- Hindernisse
- Depression
- Lebensübergang

Zukünftige Lebensaufgabe mit Ressourcen einer bewältigten vergangenen Situation meistern

Nimmt man eine Ressource, die in einer vergangenen Lebenssituation geholfen hat, wahr, kann diese Fähigkeit in Trance in einer zukünftigen Situation eingesetzt werden und so die Chance erhöhen, dass die Ressource in der Zukunft tatsächlich verfügbar ist.

Hier-und-jetzt-Zustand

1) Eine zukünftige Lebensaufgabe beschreiben.
2) Die Elemente herausschälen, die als Herausforderung in der zukünftigen Situation relevant sind (z. B. Abschied nehmen, loslassen etc.)
3) Gemeisterte vergangene Lebensaufgabe mit den gleichen Elementen finden.
4) Anfang und Abschluss der vergangenen Situation definieren.

Trance

5) In die bewältigte vergangene Situation zu der Stelle gehen, wo die gesuchte, geforderte Ressource spürbar war.
6) Die Situation anhalten und spüren, wie es sich anfühlt. Wo im Körper ist die Empfindung spürbar? Dieses Gefühl klarer und stärker werden lassen. Vielleicht kommen Handlungen dazu oder eine Mischform von Gefühlen und Handlungen, zum Beispiel das Fällen einer Entscheidung.
7) Die Empfindung im Gedächtnis bewahren.
8) Kurz zurückkommen.

Hier-und-jetzt-Zustand

9) In der zukünftigen Lebenssituation herausfinden, an welcher Stelle die Ressource zu deren Bewältigung gebraucht wird.

Trance

10) Zu dieser Stelle in der zukünftigen Situation gehen.
11) Die Ressource aktivieren: das Körpergefühl aus dem Gedächtnis holen.
12) Den Übergang mithilfe der Ressource bewältigen.
13) Zurückkommen.

Hier-und-jetzt-Zustand

14) Gibt es noch etwas dazu zu sagen?

Anwendung

- Lebensübergang
- Ressourcenaktivierung
- Hindernisse
- Depression

Lebensübergang in der Vorstellung anhand eines Bildes bewältigen

Lebensübergänge können Angst machen, die blockierend oder bremsend wirkt. Die folgende metaphorische Intervention enthält das Element des Sich-Verabschiedens, des Sich-Umdrehens, Sich-der-Zukunft-Zuwendens, worauf der eigentliche Übergang in Form einer Brücke, eines Passes etc. folgt. Indem sich die Person im Voraus ausrüstet, zum Beispiel mit Windjacke und Picknickutensilien, bereitet sie sich auf den Übergang vor. Beim Übergang selbst ist es wichtig durchzuhalten, eventuell eine Pause zu machen und dann wieder weiterzugehen. Hat man »die andere Seite« erreicht, besteht häufig das Bedürfnis, sich an einem Ort auszuruhen.

Hier-und-jetzt-Zustand

1) Besprechen, welcher Lebensübergang ansteht.
2) Sich den Übergang bildlich vorstellen, zum Beispiel als Brücke oder Pass.

Trance

3) Sich in der Vorstellung, eventuell mit geschlossenen Augen, zur gegenwärtigen Seite des Übergangs begeben.
4) Sich auf dieser Seite umschauen, deren Vor- und Nachteile erkennen und aufzählen; die guten Seiten wertschätzen (z. B. »schönes grünes Gras«).
5) Sich dem Übergang zuwenden.
6) Sich passend ausrüsten (z. B. mit Wegzehrung, Kleidung, Schuhwerk, Schwimmweste).
7) Sich nun auf den Weg machen und dabei mit den Widrigkeiten umgehen (z. B. Gegenwind, Löcher im Weg).

8) Auf der anderen Seite des Übergangs beobachten, was es dort zu sehen gibt.
9) Einen Platz zum Ausruhen finden.
10) Zurückkommen.

Hier-und-jetzt-Zustand

11) Gibt es noch etwas dazu zu sagen?

Anwendung

- Lebensübergang
- Abschied von einer Person, Lebensphase, von Fähigkeiten, Wohnort, Arbeit
- Ressourcenaktivierung
- Durchhalten

Altersprogression: Zukunfts-Ich unterstützt gegenwärtiges Ich

Ressourcen zur Bewältigung einer Situation können auch in der Zukunft gefunden werden. Der Blick aus der Zukunft zurück in die Gegenwart ermöglicht einerseits eine Vision und andererseits einen Blick auf die Gegenwart aus der Distanz. Die Intervention wird in einer leichten Trance durchgeführt.

1) Sich ein Instrument auswählen, um die Zeit vorwärtszudrehen (z. B. Zeitrad, Film, Zukunftsmaschine).
2) Die Zeit in der Vorstellung wie gewünscht um 1, 5, 10, 30 oder 50 Jahre vorwärtsdrehen.
3) In der Zukunft angekommen, darauf achten, wo und in welcher Situation man sich befindet (z. B. im Büroraum, auf einem Berg, im Ohrenlehnstuhl am Feuer).
4) Sich so einrichten, dass die Möglichkeit, zu sinnen und nachzudenken, besteht.
5) Darauf achten, wie es einem in den verschiedenen Lebensbereichen geht, zum Beispiel bezüglich Gesundheit, Partnerschaft, Familie, Kinder, Freunde, Beruf, Freizeitinteressen.
6) Von dieser Stelle und diesem Zeitpunkt aus zurückblicken zum damaligen Ich (dem in der Gegenwart). Dazu das heutige Datum erwähnen.
7) Was erkennt der Klient in der Zukunft bei Betrachtung seines »Ich von damals« (z. B. »Wirkt verspannt.«)? Was denkt er

über die Person (z. B. »Regt sich zu sehr auf.«)? Was kann er ihm sagen, raten (z. B. »Nimm es ruhiger! Vertraue auf dein Urteil.«)?

8) Nochmals in der Zukunft spüren, wie es sich hier in der Zukunft anfühlt.
9) Die Zeit zur Gegenwart zurückdrehen.

Hier-und-jetzt-Zustand

10) Abschlussfrage: Was gibt es noch zu sagen?

Anwendung

- Burn-out
- Hindernisse
- Schwere Zeiten
- Abschied, Trennung, Tod von Bezugsperson
- Lebensübergang
- Vision entwickeln
- Zuversicht gewinnen

Hinweise

- Bei dieser Intervention wird mit Dissoziation gearbeitet: Das Zukunfts-Ich unterstützt das gegenwärtige Ich.

Einen glücklichen Tag in der Zukunft erleben

Oft wünschen Klienten, glücklich zu werden, ohne sich eine genaue Vorstellung zu machen, wie sich das anfühlt und wie genau das ist. Indem der Klient sich in dieser von Steve de Shazers »Wunderfrage« inspirierten Intervention möglichst konkret einen solchen Alltag vorstellt und durcherlebt, kann der glückliche Tag in die Nähe rücken.

Hier-und-jetzt-Zustand

1) Therapeut und Klient besprechen, wie ein glücklicher Tag sein könnte, und setzen so ein realistisches Ziel.

Trance

2) In der Vorstellung zu einem glücklichen Tag in der Zukunft gehen.
3) Zum Beginn des Tages gehen. Womit beginnt er?

4) Den Tag in der Vorstellung durchleben.
5) Zurückkommen.

Hier-und-jetzt-Zustand

6) Im Gespräch herausfinden, was alles dazu beigetragen hat, dass der Tag als glücklich empfunden wird.
7) Herausfinden, welche Elemente die Person selbst beeinflusst.

Anwendung

- Sinnsuche
- Herausfinden, was Glück ist
- Ansprüche angemessen gestalten
- Dankbarkeit
- Vision entwickeln
- Selbstwirksamkeit
- Schwere Zeiten
- Unzufriedenheit
- Schmerzen
- Angst, Zwänge, Schlafprobleme
- Depression

Bewältigte vergangene Lebensübergänge betrachten und herausfinden, wie man sie bewältigt hat

Manchmal ist es für Klienten einfacher, den Überblick mit einer konkreten Darstellung zu erhalten als mit einer formalen Trance.

Material: Schnur, Haftnotizen, Holzklötze.

1) Den eigenen Lebenslauf mithilfe einer Schnur am Boden darstellen.
2) Die Zeitabschnitte mit Haftnotizen bezeichnen (z. B. Alter 10, 20 Jahre etc.).
3) Lebensübergänge mit Holzklötzen bezeichnen.
4) Einige Lebensübergänge auswählen, die genauer analysiert werden sollen.
5) Analysieren der Übergänge: Wie war die Situation? Was hat bei der Meisterung geholfen? Was habe ich dazu beigetragen?
6) Diese Ressourcen zusammentragen.

7) Überlegen, welche eigenen Ressourcen beim gegenwärtig anstehenden Übergang hilfreich sind.
8) Sich (eventuell in Trance) vorstellen, wie die Ressourcen eingesetzt werden.

Anwendung
- Lebensübergang meistern
- Schuleintritt, Heirat, Elternschaft, Pensionierung, Rente
- Ressourcen
- Überblick erhalten
- Selbstwirksamkeit

Hinweise
- Die Bewältigung kann in Trance schon vorausgenommen werden.

In die Zukunft blicken

Diese Intervention umfasst Teilearbeit und enthält mehrere Abstraktionsebenen: Zuerst erstellt der Klient eine Zeichnung, die zu einem Gefühl in der Zukunft passt. Dann wählt er zwei Teile der Zeichnung, den wichtigsten und unwichtigsten Teil, aus. Später arbeitet er in Trance mit den zwei Teilen:

Hier-und-jetzt-Zustand
1) Ein Gefühl in der Zukunft auswählen.
2) Eine Zeichnung anfertigen, die zu diesem Gefühl in der Zukunft passt.
3) Die Zeichnung genau betrachten.
4) Den Klienten nach dem interessantesten Aspekt seiner Zeichnung fragen und diesen zeigen lassen.
5) Den Klienten nach dem uninteressantesten Aspekt seiner Zeichnung fragen und diesen zeigen lassen.

Trance
6) Sich in den wichtigsten Teil versetzen. Wie fühlt sich das an?
7) Den Teil benennen.
8) Kurz zurückkommen.

Hier-und-jetzt-Zustand

9) Den unwichtigsten Teil nochmals zeigen lassen.

Trance

10) Sich in den unwichtigsten Teil versetzen. Wie fühlt sich das an?
11) Den Teil benennen.
12) Nun zum wichtigsten Teil hinüberblicken. Was kann der Klient diesem Teil raten?
13) Zurückkommen.

Hier-und-jetzt-Zustand

14) Die Zeichnung wieder anschauen und die Eindrücke vergleichen sowie Veränderungen wahrnehmen.
15) Gibt es noch etwas zu sagen?

Anwendung

- Erweitern eines Teils zu zwei Teilen
- Zu starke Fokussierung auf einen Teil, ein Problem oder Symptom
- Blickwinkel/Perspektive erweitern

Anwendung

- Bremse
- Stocken
- Schwarz-Weiß-Denken
- Verdrängung

Hinweise

- Dies ist eine metaphorische Intervention. Sie wird innerhalb einer Therapie meist nur einmal verwendet.
- Die Intervention kann gut mit der Intervention »Horoskop« (Kap. 13.1) kombiniert werden.
- Jede Zeichnung des Klienten ist geeignet.
- Es können auch andere Gegensatzpaare, wie interessant – uninteressant, schön – am wenigsten schön verwendet werden.
- Das Ziel besteht darin, einem kaum beachteten Teil mehr Aufmerksamkeit zu schenken.

Magischer Weg: Eine Gestalt, ein Tier, einen Menschen antreffen

In der folgenden metaphorischen Intervention wird mit der Ressource, dem »Teil, der schon weiß« gearbeitet, in Form einer weisen Gestalt, die dem Klienten Rat gibt.

Hier-und-jetzt-Zustand

1) Besprechen, welche Landschaft (z. B. Wiese, Wald) und welcher Weg (z. B. auf der Wiese, im Wald, in den Bergen) wohl in der Vorstellung des Klienten auftauchen wird.
2) Besprechen, dass der Klient dann eine Gestalt antreffen wird (z. B. Fee, weiser Mann, Tier ...).
3) Überlegen, ob der Klient der Gestalt eine Frage stellen oder ihr einfach zuhören will.
4) Besprechen, dass Kommunikation nicht nur mit Worten erfolgen kann, sondern auch mit Gesten oder anderen Mitteln.

Trance

5) Dem Klienten Zeit geben, sodass eine Gegend, Landschaft auftauchen kann. Sich dort zurechtfinden. Seinen Weg finden und diesem folgen.
6) Eine Gestalt antreffen.
7) Mit ihr Kontakt aufnehmen.
8) Ihr eine Frage stellen oder einfach zuhören, was sie sagt.
9) Das Gesagte, den Ratschlag im Gedächtnis bewahren.
10) Zurückkommen.

Hier-und-jetzt-Zustand

11) Den Ratschlag nochmals vergegenwärtigen.

Anwendung

- Entscheidung
- Schwierige Lebenssituation
- Lebensübergang

Traum der nächsten Nacht vorträumen

Manchmal ist es gut, sich zu überlegen, was man träumen möchte. Indem man den Traum am Abend einige Male vorträumt, erhöht man die Chance, ihn auch in der Nacht zu träumen. Die meisten Klienten berichten, dass sich ihre Träume dadurch allgemein verbessern.

Hier-und-jetzt-Zustand

1) Welchen Traum möchte der Klient in der nächsten Nacht träumen? Einen Traum entwickeln.

Trance

2) Den Traum der nächsten Nacht träumen.
3) Sich überraschen lassen, welche guten Elemente auftauchen.
4) Zurückkommen.

Hier-und-jetzt-Zustand

5) Gibt es noch etwas dazu zu sagen?

Anwendung

- Schlafprobleme
- Albträume
- Befürchtungen
- Angst

Wünsche

Der Therapeut führt mithilfe eines Teebeutels und von Zündhölzern die kleine Geschichte vor. (Diese wird unten in Klammern schrittweise erklärt.) Die konkrete Darstellung, natürlich mit einem Schmunzeln gedacht, kann dem Klienten dabei helfen, seine Wünsche besser zu entwickeln. Zusätzlich enthält die Intervention Teilearbeit: Der Klient übergibt die Aufgabe, seine Wünsche zu erfüllen, einer weisen Gestalt.

Material: Teebeutel, Zündhölzer.

Hier-und-jetzt-Zustand

1) Erklären, was auf den Klienten zukommt.
2) Der Therapeut begleitet seine Erzählung der folgenden Teebeutel-Geschichte mit einer kleinen Handlung.

3) »Eine gute Fee auf einem anderen Planeten will auf der Erde die Wünsche der Menschen erfüllen. (Der Therapeut zeigt den Teebeutel, mit dem die Fee zur Erde kommen will.)
4) Ihre Gegenspielerinnen sind drei böse Feen: Die erste nimmt den Zünder weg. (Er schneidet das Etikette am Ende der Schnur ab.) Die zweite entfernt die Zündschnur. (Er schneidet die Teebeutelschnur ab.) Die dritte entfernt den Brennstoff. (Der Therapeut entfernt die Metallklammer, öffnet den Teebeutel und leert den Tee aus.)
5) Die gute Fee lässt sich nicht entmutigen, steigt trotz allem in ihre Rakete und startet. (Der Therapeut zündet den leeren, auseinander gefalteten und aufrecht hingestellten Papierschlauch an seiner Oberseite an, der von oben nach unten abbrennt, bis er plötzlich abhebt und raketenartig aufsteigt.) Die gute Fee fliegt zur Erde und erfüllt dort die Wünsche der Menschen.
6) »Welche deiner Wünsche sollen erfüllt werden?«
7) Der Klient zählt seine Wünsche auf.
8) Der Therapeut bereitet den Klienten auf die Trance vor, in der er einer Gestalt begegnen wird, der er seine Wünsche der Reihe nach kundtun kann.

Trance

9) Der Klient begibt sich auf einen Weg.
10) Eine Gestalt, eine Fee taucht auf und sagt zum Klienten, er habe drei Wünsche frei.
11) Der Klient soll sich zuerst für den wichtigsten der drei Wünsche entscheiden.
12) Um die richtige Entscheidung zu treffen, geht er in seiner Vorstellung in der Zeit vorwärts bis zu dem Zeitpunkt, an dem der wichtigste Wunsch erfüllt ist.
13) Der Klient spürt genau nach, wie sich das anfühlt.
14) Er behält dieses Gefühl in Erinnerung.
15) Der Klient verabschiedet sich, dreht die Zeit zurück und kommt zurück.

Hier-und-jetzt-Zustand

16) Wie fühlt sich das an?

Anwendung

- Wünschen lernen
- Resignation
- Depression
- Durchhalten
- Selbstwirksamkeit
- Glück finden
- Schwieriges Lebensereignis
- Ressourcentrance

Hinweis

- Wenn der Klient zustimmt und noch über ausreichend Konzentration verfügt, kann der Prozess mit den anderen beiden Wünschen weitergeführt werden.

Happy Island

Die folgende wahre Geschichte ist gleichzeitig eine Metapher dafür, in einer schwierigen, scheinbar ausweglosen Situation das Beste aus den Umständen zu machen, die wenigen verbleibenden Freiheitsgrade zu nutzen, indem man sich eine eigene Glücksinsel schafft.

Hier-und-jetzt-Zustand

1) Der Therapeut erzählt eine kleine Begebenheit: »Auf einer Segelreise in der Karibik habe ich einen Mann kennengelernt, der für sich eine kleine Insel gebaut hat, die er ›Happy Island‹ nannte.
2) Eigentlich hätte er für den Staat den Strand aufräumen sollen. Dafür konnte ihm der Staat aber kein Geld zahlen. Da überlegte der Mann, was er jetzt machen kann. Er fand es wichtig, dass der Strand aufgeräumt wird, und gleichzeitig musste er seinen Lebensunterhalt verdienen.
3) Also räumte der Mann den Strand auf und verwendete das dabei anfallende Material (z. B. Muscheln) dazu, sich eine kleine Insel zu bauen, die er ›Happy Island‹ taufte.
4) Indem er auf der Insel wohnte und dort eine kleine Bar betrieb, hatte der Mann eine eigene Einkommensquelle. Er bringt seine Kunden mit seinem Boot zur Insel, wenn sie das wünschen (Abb. 19), die anderen Kunden, die sich nicht vom Boot begleiten lassen, müssen den Weg selbst finden.

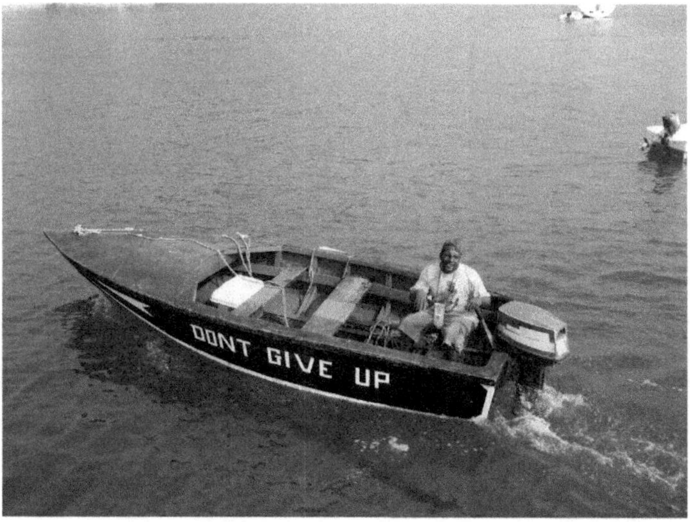

Abb. 19: Mit diesem Boot bringt der Begründer von »Happy Island« seine Kunden zur Insel, um sie in seiner Bar zu bedienen

5) Es ist sehr schwierig, diese Insel zu finden und zu ihr zu gelangen. Bei Dunkelheit ist es eine besondere Herausforderung, die richtige Richtung einzuschlagen und das empfindliche Riff nicht zu beschädigen.«
6) Dann wendet sich der Therapeut wieder seinem Klienten zu und fragt ihn: »Welches ist deine Insel? Kennst du deine Kunden und kennen sie den Weg zu dir? Holst du sie mit deinem Boot ab?«

Trance

7) In der Vorstellung in ein Boot einsteigen und seine eigene Glücksinsel finden.
8) Der Klient macht sich auf den Weg.
9) Wie kann der Klient seine Glücksinsel finden? Woran kann er erkennen, dass es seine Glücksinsel ist?
10) Wie fühlt es sich auf der Glücksinsel an? Dort ein wenig verweilen. Spüren.
11) Das Gefühl behalten, auch wenn der Klient die Insel verlassen muss, um wieder aufs Festland zurückzukehren.
12) Ins Hier und Jetzt zurückkommen.

Hier-und-jetzt-Zustand

13) Was gibt es dazu zu sagen?

Anwendung

- Glück finden
- Depression
- Schwieriges Lebensereignis
- Selbstwirksamkeit
- Ressourcentrance

Abb. 19 zeigt das Boot mit seiner magischen Beschriftung, das damals, als ich Happy Island in der Karibik besuchte, den Leuten den Weg zur Insel zeigte. Das Boot kam unserem Segelkatamaran entgegen. Die Beschriftung leitet nahtlos über zur gleichnamigen nächsten Intervention: »Don't give up«.

Don't give up

Oft ist es im Leben so, dass es darauf ankommt durchzuhalten, die Zuversicht zu bewahren. Die folgende Geschichte kann Klienten helfen, sich daran zu erinnern.

Hier-und-jetzt-Zustand

1) Der Therapeut berichtet: »Als ich auf einem Segelschiff durch die Karibik fuhr, begegnete ich einem Motorboot mit der Beschriftung: ›Don't give up‹ (Abb. 19). In vielen Situationen habe ich mir immer wieder überlegt, dass die Aufforderung mir persönlich gilt.«
2) In welchen Situationen gilt die Aufforderung für den Klienten? Aufzählen lassen.
3) In welchen Situationen lohnt es sich, dass der Klient sich vergegenwärtigt, wie dieses Boot an ihm vorbeifährt und ihn erinnert?

Trance

4) In eine der vom Klienten benannten Situationen gehen.
5) Das Boot rufen. Spüren, wie der Mut, die Hoffnung zurückkehrt.
6) Zurückkommen.

Hier-und-jetzt-Zustand

7) Gibt es noch etwas dazu zu sagen?

Anwendung

- Resignation
- Depression
- Durchhalten
- Selbstwirksamkeit
- Hoffnung

13.2 Entscheidungen fällen

Ein Denkprozess, bei dem ein Individuum eine Wahl zwischen mindestens zwei Optionen treffen kann, wird als *Entscheidung* definiert. Entscheidungen müssen immer wieder getroffen werden, ein Leben lang. Auch die Entscheidung, sich nicht zu entscheiden, ist eine Entscheidung. Man kann somit nicht nicht entscheiden. Manchmal trifft man besser eine nicht ganz richtige Entscheidung als gar keine. Viele Menschen haben Angst vor Entscheidungen.

Wird die Verantwortung für Entscheidungen weitergereicht, passiert es oft, dass gar keine Entscheidungen getroffen werden. Ist beispielsweise die Zuständigkeit für eine Entscheidung nicht geklärt, wird von den verschiedenen Instanzen die Verantwortung jeweils auf die nächste abgeschoben (z. B. Sozialamt, Kindes- und Erwachsenenschutzbehörden, Gericht etc.). Auch in der Wirtschaft kommt dieses Phänomen häufig vor: Vorstandsvorsitzende übernehmen für eine Entscheidung keine Verantwortung, da sie im Falle einer Fehlentscheidung die Schuld für fatale Folgen nicht auf sich nehmen wollen. Anders sieht es bei Firmeneigentümern aus, die eher willens und fähig sind, Entscheidungen zu fällen. Auch Politiker wälzen Entscheidungen gerne auf andere ab oder schieben sie zeitlich hinaus.

Sind meine Wege bis hierhin richtig gewesen? Möchte ich etwas an meinem Weg ändern, beruflich oder privat? Wie würde sich mein Leben dann verändern? Ist dieser Schritt zu riskant? Was will ich wirklich? Welche Optionen habe ich eigentlich, und wie kann ich meine Zukunft aktiv gestalten? Soll ich überhaupt etwas verändern? All diese Fragen beschäftigen die heutige (junge) Generation.

Junge Menschen stehen heutzutage vor vielen Möglichkeiten, Herausforderungen und Entscheidungen. Diese große Auswahl kann in ihrer Masse Jugendliche blockieren, beunruhigen und beängstigen.

In einer Zeit, in der einem alles offensteht, steht man unter einem besonderen Druck, die richtige Entscheidung zu treffen, um auch ja den bestmöglichen »Output« zu erzielen. Auf der Suche nach der eigenen Zufriedenheit und nach dem »perfekten Lebensweg« kommen unzählige Optionen und Chancen ins Spiel, die im Entscheidungsprozess zu beachten sind. Eine Begleitung bei der Entscheidungsfindung kann eine große Hilfe sein.

Einer der wesentlichen Aspekte von Entscheidungen ist, dass sie einen Konflikt zwischen den Zielen einer Person hervorrufen. Die Wahl einer Option geht mit dem Verlust der anderen Option einher, die Person muss also Prioritäten setzen. Die verschiedenen Konsequenzen, deren Erwünschtheit und Eintrittswahrscheinlichkeit müssen bewertet und gegeneinander abgewogen werden. Schlussendlich kann bestimmt werden, welche der beiden Alternativen man als nützlicher empfindet.

Fast jede Entscheidung beinhaltet eine Vorhersage über die Zukunft. Vor einer Entscheidung stellen wir uns vor, welche emotionalen und materiellen Auswirkungen die eine oder die andere Entscheidung haben wird. Wir entscheiden uns oft für die Option, von der wir glauben, sie werde uns am glücklichsten machen. Solche »affektiven Prognosen« – obwohl theoretisch sinnvoll – bergen Probleme in sich. Denn wir liegen mit solchen Prognosen oft daneben. Wir überschätzen die Auswirkungen unserer Entscheidungen auf unser Leben, sowohl im positiven als auch im negativen Sinn. Daniel Gilbert (2006) meint hierzu, die Folgen der meisten Ereignisse seien kurzlebiger und weniger intensiv, als wir in der Regel meinen.

Ein großer Einflussfaktor für schlechte Prognosen ist die menschliche Abneigung gegenüber Verlusten. Wir meinen oft, ein Verlust schmerze mehr als ein gleich großer Gewinn uns Vergnügen bringe. Obschon die Abneigung gegen Verluste die Entscheidungsfindung beeinflusst, empfanden Versuchspersonen einen tatsächlich eingetretenen Verlust als wesentlich weniger schmerzlich, als sie früher vorausgesagt hatten.

In der Entscheidungsforschung haben Gefühle, Affekte und Emotionen einen hohen Stellenwert. Gefühle treten im Gegensatz zu Kognitionen unmittelbar auf und sind weitgehend unabhängig von den Argumenten aus dem Bereich der Kognition. Dies kann dazu führen, dass man bei einer Entscheidung trotz ausschließlich positiver Argumente ein schlechtes Gefühl hat.

In folgenden Lebenssituationen sind Entscheidungen relevant:

- Alltagssituationen:
  - Welche Lebensmittel will ich essen (z. B. Natur- oder Fruchtjoghurt)?
  - Welches Kleidungsstück soll ich kaufen oder tragen?
  - Wie will ich meine Ferien verbringen?
    Beispiel: Ein 15-Jähriger wird von seinem Vater bedrängt, die Ferien mit ihm und ausschließlich anderen Erwachsenen in Berlin zu verbringen; er selbst möchte lieber mit seinen Freunden ins Skilager. Soll er den Wünschen des Vaters entgegenkommen oder seiner Präferenz, mit Gleichaltrigen zusammenzusein, nachgeben?
- Jugend: Welcher Schultyp bei Übergang in höhere Schule? Lehre oder weiterführende Schule? Studien- und Berufswahl
- Jobwahl
- Vereinbarkeit von Beruf und Familie, Karriere oder Babypause: Wie weit lassen sich Kinder planen? Sollen wir noch abwarten?
- Selbstverwirklichung und/oder Kinder: Wie schaffe ich es, eine gute Mutter/ein guter Vater zu sein und mich ohne schlechtes Gewissen gleichzeitig selbst zu verwirklichen?
- Wie gehe ich mit gesellschaftlichem Druck um? Wie finde ich meine eigenen Vorstellungen und Werte? Immer wieder bei Lebensübergängen wie vom Jugendlichen zum Erwachsenen; Berufseinstieg, Karriere, Familienzeit, Partnerschaft, Auszug der erwachsenen Kinder, Pensionierung

Vermag sich jemand nur schlecht zu entscheiden, können folgende Faktoren verantwortlich sein (Interventionen sind jeweils unter diesen Themen im Buch zu finden):

- Angst vor Erfolg/Misserfolg
- Angst vor Reue nach getroffener Entscheidung
- Mythos der »richtigen Entscheidung«
- Falsche Perspektive: nach außen statt nach innen
- Fehlende Vorstellung vom Streben nach Glück und Zufriedenheit
- Fehlende Fähigkeit, dranzubleiben

- Bequemlichkeit: Entscheiden ist anstrengend, auf eine Entscheidung sollten meist Handlungen, Taten folgen
- Depressive und/oder zwanghafte Symptome
- Scheu, den nächsten Lebensübergang anzugehen
- Angst vor dem nächsten Lebensübergang
- Angst vor Entscheidungen oder davor, falsch zu entscheiden
- Fehlende Übung, Entscheidungen zu treffen
- Sinnlosigkeit, sich zu entscheiden, da bislang immer andere die Entscheidung abgenommen haben
- Schwierigkeiten, für sich und andere, für eine Aufgabe Verantwortung zu übernehmen
- Überfordernde Auswahlmöglichkeiten
- Systemische Komponente – Entscheidungsschwierigkeiten können helfen, sich im System besser zurechtzufinden.
  Beispiel: Ein Jugendlicher, der einen Loyalitätskonflikt mit seinen getrennt lebenden Elternteilen erlebt, »löst« diesen, indem er sich nicht konkret entscheidet. Der Vater übt viel Druck auf ihn aus und will unbedingt, dass sein Sohn zu ihm in die weit entfernte Stadt zieht, um dort eine Ausbildung zu absolvieren und später sein Geschäft zu übernehmen. Die Mutter, bei der der Jugendliche wohnt, übt keinen Druck aus und rät ihm, zuerst das Gymnasium anzustreben und abzuschließen und sich erst dann bezüglich seines Berufswunsches zu entscheiden. Der Jugendliche erfüllt zwar den Wunsch seines Vaters, schulbegleitend ein Praktikum in Teilzeit (ein Tag pro Woche) zu absolvieren, engagiert sich dabei aber nicht und beantwortet nicht die Frage des Vaters, ob er dessen Plänen zustimmt. Während des Praktikums vernachlässigt er die Schule und sammelt schlechte Noten, sodass die Realisierung des Plans, auf das Gymnasium zu wechseln, unsicher ist. Mit diesem Verhalten will der Jugendliche dem Druck des Vaters ausweichen, bremst sich aber zugleich selbst in seiner Entwicklung.

Deshalb sollte mit dem Klienten an folgenden Themen gearbeitet werden:

- Selbstwertgefühl oder Lernen, sich zu akzeptieren
- Seine Stärken, Ressourcen und Potenziale entdecken
- Aufbau von Leistungsfähigkeit und Motivation
- Abbau von Leistungs-, Kreativitäts- und Motivationsblockaden

- Eigene Wünsche aufspüren, definieren und daraus Ziele definieren
- Zielfindung und Zielstrategien
- Gesunder Umgang mit Ambivalenz und Zweifeln
- Unterstützung bei akuten Konflikten (z. B. Beziehungskonflikten), Mediation
- Work-Life-Balance
- Selbstwirksamkeit
- Herausfinden, welche Art von Entscheidungen man treffen kann und welche nicht; Konzentration der eigenen Kräfte auf beeinflussbare Aspekte
- Achtsamkeit, genaues Wahrnehmen

Weggabelung

Die Metapher des Weges und der Weggabelung mit mehreren Möglichkeiten kann helfen, verschiedene Optionen metaphorisch zu durchleben, und damit eine Entscheidung erleichtern.

Hier-und-jetzt-Zustand

1) Die Entscheidungssituation beschreiben.

Trance

2) Sich einen Weg vorstellen und beschreiben.
3) Den Weg bis zur Weggabelung gehen.
4) Dort alle Wege (mindestens zwei, Maximum fünf, wobei – wenn zu wenig Kraft da ist – nur drei begangen werden) kurz beschreiben lassen.
5) Den ersten Weg hinter der Gabelung bis zum Ziel/Endpunkt gehen.
6) Zur Weggabelung zurückgehen.
7) Den zweiten Weg bis zum Ziel/Endpunkt gehen.
8) Zur Weggabelung zurückgehen.
9) Den dritten Weg bis zum Ziel/Endpunkt gehen (wenn mehr als drei Wege da sind, entweder nur drei ausgewählte begehen oder – wenn genug Kraft da ist – alle begehen).
10) Zurückkommen.

Hier-und-jetzt-Zustand

11) Gibt es noch etwas dazu zu sagen?

Anwendung
- Widerstand
- Unklarheit
- Entscheidungsprozess

Hinweise
- Bei metaphorischen Interventionen können Symbole verschiedene Bedeutungen haben, eine rigide Interpretation ist kontraindiziert.

Entscheidung (Ideomotorik, Wissen – Nichtwissen)

Die Ideomotorik kann als Metapher für das Unbewusste, das Bescheid weiß, dienen. Dazu wird im ersten Teil »geeicht«, also überprüft, was die Finger sagen wollen.

Hier-und-jetzt-Zustand
1) Der Therapeut erkundigt sich, welche Fragen der Klient an ein Thema/eine Entscheidungssituation hat (z. B. Jobwechsel: Wie wird es mir bei Stelle A gefallen?).
2) Der Therapeut erklärt dem Klienten, dass jeder Mensch einen unbewussten Teil in sich hat. Dieser kann auch als tiefe Seite oder Bauchgefühl beschrieben werden.
3) Der Therapeut erklärt nun, wie das Unterbewusste mithilfe der Finger kommunizieren kann. In einem ersten Schritt gilt es, einzelnen Fingern bestimmte Antwortmöglichkeiten zuzuordnen (»ja«, »nein«, »weiß nicht«).

Trance
4) Eine Frage (z. B. »Heißen Sie XY?«) stellen, die klar mit »ja« beantwortet wird.
5) Den reagierenden Finger entsprechend als »Ja-Finger« notieren.
6) Kurz zurückkommen.

Hier-und-jetzt-Zustand
7) Fraktionieren.

Trance

8) Eine Frage stellen, die klar mit »nein« beantwortet wird.
9) Den reagierenden Finger entsprechend als »Nein-Finger« notieren.
10) Den Klienten kurz zurückkommen lassen.

Hier-und-jetzt-Zustand

11) Fraktionieren.

Trance

12) Eine Frage (z. B. nach dem Wetter in drei Wochen) stellen, die mit »weiß nicht« beantwortet wird.
13) Den reagierenden Finger entsprechend als »Weiß-nicht-Finger« notieren.
14) Den Klienten kurz zurückkommen lassen.

Hier-und-jetzt-Zustand

15) Fraktionieren.

Trance

16) Die Frage zu der vom Klienten zuvor genannten Entscheidung stellen (eventuell umformulieren).
17) Die Antwort abwarten und notieren.
18) Den Klienten zurückkommen lassen.

Hier-und-jetzt-Zustand

19) Ist die Antwort stimmig?

Anwendung

- Zwang
- Essstörung
- Zwanghaftes Haareausreißen
- Entscheidung
- Ablösung

Hinweise

- Das Fraktionieren dient der Vertiefung der Trance und verhindert gleichzeitig eine Vermischung der Antwortmöglichkeiten.
- Das Gefühl nach dem Antworten kann stimmig oder unstimmig sein, was seinerseits einen Hinweis darstellt.

- Es ist sinnvoll, sich die Zuordnung der Finger zu den Antworten und Fragen zu notieren.

Vor- und Nachteile gewichten

Eine Form von Unterstützung ist das Gewichten, das im ersten Teil durchgeführt wird. Indem der Klient anschließend in Trance spürt, ob seine Entscheidung stimmig ist, kann das zu mehr Sicherheit führen.

Hier-und-jetzt-Zustand

1) Nach einer Entscheidung fragen, die ansteht.
2) Wie viele Möglichkeiten gibt es?
3) Die zwei wichtigsten Optionen auswählen.
4) Eine Tabelle mit Vor- und Nachteilen für beide Optionen erstellen (Tabelle 5).
5) Die Tabelle ausfüllen. In jedes der vier Felder für die Vor- und Nachteile sollen gleich viele Argumente eingetragen werden.
6) Die einzelnen Argumente mit den Faktoren 1 bis 3 gewichten, Vorteile erhalten ein Plus, Nachteile ein Minus.
7) Für jedes der vier Felder die Punkte zusammenzählen und rechts die Zwischensumme notieren. Ausrechnen, welche der beiden Optionen in der Berechnung favorisiert wird.

Trance

8) Spüren, ob sich die Entscheidung gut anfühlt.
9) Zurückkommen.

Hier-und-jetzt-Zustand

10) Ist die Antwort stimmig?
11) Gibt es noch etwas dazu zu sagen?

Fallbeispiel

Ein junger Erwachsener und begeisterter Hobbywintersportler kann sich nicht entscheiden, welche Ausbildung er machen soll.

- *Option 1:* Physiotherapie in einer Stadt in einem anderen Land, nahe bei den geliebten Bergen
- *Option 2:* Pflege in der Nähe des Wohnorts der Eltern

	Vorteile	Faktor	Nachteile	Faktor
Option 1	– Nähe der Berge	3	– Muss angstbesetzte Prüfung ablegen	–2
	– Notwendigkeit und Chance, zu Hause auszuziehen	1	– Angstbesetzte Selbstständigkeit	–1
	– Physiotherapie mit vielen Sportanteilen	2	– Ausland, Fremde	–1
	– Viele Kameraden studieren am Ort	1	– Kennt am neuen Wohnort kaum Leute	–1
Zwischensumme		**7**		**–5**
Option 2	– Muss sich zu Hause um nichts kümmern	1	– Weniger attraktiver Beruf	–3
	– Hat schon alle Freunde	2	– Eltern reden in alles hinein	–2
	– Ausbildung ohne Aufnahmeprüfung	1	– Berge weit weg	–2
	– Einfache Stellensuche nach Ausbildung	1	– Ausbildungsort nahe dem Heimatort ist eine »Bünzlistadt« (Stadt voller Spießer)	–2
Zwischensumme		**5**		**–9**
SUMME		**7–5 = 2**		**5–9 = –4**

Tabelle 5: Anhand der Auflistung und Gewichtung der Vor- und Nachteile beider Optionen ergibt sich, dass der Klient die Option 1 mit dem Gesamtergebnis +2 gegenüber Option 2 mit –4 klar favorisiert

Gewichten mithilfe der Hände

Je mehr Optionen für eine Entscheidung zur Verfügung stehen, desto schwieriger ist sie zu fällen. Indem man die Optionen auf zwei Möglichkeiten reduziert und diese anschließend in Trance mit den Händen kinästhetisch abwägt, kann die Intervention die Entscheidungsfindung unterstützen.

Hier-und-jetzt-Zustand

1) Den Klienten nach einer zukünftigen Entscheidung fragen.
2) Wie viele Möglichkeiten gibt es?
3) Die Zahl auf zwei Möglichkeiten reduzieren.

Trance

4) Eine Gestalt zu der ersten Möglichkeit finden.
5) Eine Hand öffnen.
6) Die Gestalt in diese Hand legen.
7) Eine Gestalt zu der zweiten Möglichkeit finden.
8) Die zweite Hand öffnen und die Gestalt in diese Hand legen.
9) Beide Hände von den Oberschenkeln lösen.
10) Welche Hand hat mehr Gewicht?
11) Zurückkommen.

Hier-und-jetzt-Zustand

12) Ist die Entscheidung stimmig?

Anwendung

- Zukunft
- Blockade

Hinweise

- Die Intervention ist metaphorische Arbeit, die keine eindeutige Lösung liefert.
- Dem Klienten erlauben, beide Möglichkeiten auszuprobieren, sodass ein Abwägen stattfindet.

13.3 Übergänge

Übergänge in einen neuen Lebensabschnitt sind immer eine Herausforderung und beinhalten oft folgende Themen:

- Einfluss
- Angst, Altes, Vertrautes zu verlassen, Angst vor Neuem
- Perspektivlosigkeit
- Verlust
- Wunsch, Entwicklung zu bremsen
- Sorge um mögliche Verschlechterung
- Fehlende Garantie für Verbesserung
- Geht darum, das Beste daraus zu machen
- Entscheiden; sich nicht zu entscheiden ist auch eine Entscheidung

Für Lebensübergänge können unterschiedliche Metaphern gewählt werden, etwa ein Bergpass oder ein bogenförmiger Durchgang. Abb. 20 illustriert zwei Metaphern zum Thema Lebensübergang.

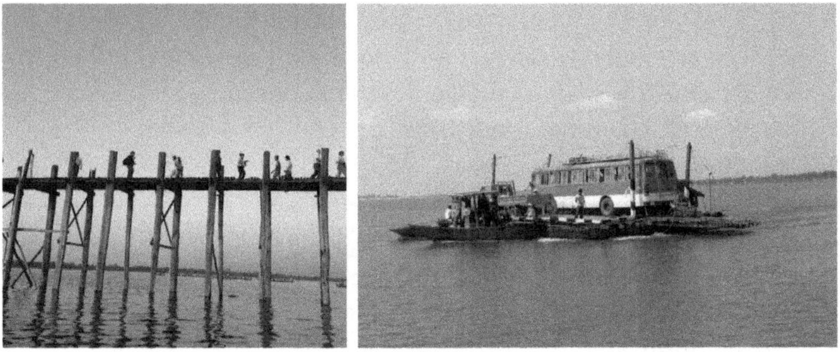

Abb. 20: Lebensübergänge können unterschiedlich gestaltet sein, manchmal passt die Metapher der Brücke oder der Fähre

Lebensübergang meistern, Entscheidung fällen

Die Ressource eines vergangenen Ereignisses lässt sich mithilfe einer bildlichen Darstellung leichter finden und reaktivieren. Die gesamte Intervention findet in Zweiergruppen im Hier-und-jetzt-Zustand statt.

1) Jeweils bestimmen, wer der Klient und wer der Berater ist.
2) Der Klient wählt einen von ihm gemeisterten Lebensübergang oder eine eigene Entscheidung aus.
3) Die Situation genau anschauen und beschreiben:
   - Wie wurde der Lebensübergang gemeistert oder die Entscheidung gefällt?
   - Was hat alles zum Erfolg beigetragen?
   - Was hat die betroffene Person selbst beigetragen?
   - Alle Elemente aufzählen.
4) Auf Haftnotizen schreiben, was der Klient selbst zum Erfolg, zur Entscheidung beigetragen hat.
5) Diese Haftnotizen nach Wichtigkeit ordnen.
6) Für welche Art von Übergangssituationen kann ich die Informationen brauchen?

Anwendung
- Lebensübergang
- Entscheidung
- Kritische Lebensereignisse
- Zukunft

Jetzt reicht es – Ich packe es an!

Die Ressource aus einer vergangenen Situation lässt sich in Trance mittels eines Gefühls und einer Metapher reaktivieren und so für die Gegenwart und Zukunft verfügbar machen.

Hier-und-jetzt-Zustand
1) Eine gegenwärtige Situation oder ein aktuelles Thema wählen, das der Klient nun anpacken will.
2) Eine Situation in der Vergangenheit finden, in welcher der Klient merkte, dass »es jetzt genug ist« (z. B. bei Konflikten in der Schule oder am Arbeitsplatz).
3) Der Klient beschreibt, wie er die Situation gelöst und das Problem angepackt hat.

Trance
4) In die vergangene Situation gehen bis zu der Stelle, an welcher der Klient das Anpacken spürt. Dieses Gefühl im ganzen Körper fühlen.
5) Ein passendes Bild, eine Gestalt oder Metapher dazu finden, zum Beispiel den Anlasser im Auto starten, eine Schleuse öffnen oder Ähnliches.
6) Kurz zurückkommen.

Hier-und-jetzt-Zustand
7) Den nächsten Schritt erklären.

Trance
8) In die gegenwärtig zu ändernde Situation gehen.
9) Die Zeit weiterdrehen und die Metapher hervorholen. Im Körper spüren, wie sich das anfühlt.
10) Die Situation weiterlaufen lassen.
11) Zurückkommen.

Hier-und-jetzt-Zustand

12) Was gibt es noch dazu zu sagen?

Anwendung

- Blockade, Schreibblockade, Arbeitsblockade
- ADS, ADHS
- Hinausschieben
- Anpacken
- Entscheidung

Altersprogression und zurückblicken

Indem der Klient in Trance eine Altersprogression vornimmt und »unterwegs« jeweils eine Zeit lang verweilt, um zu sinnen und zu spüren, wie es ihm in den verschiedenen Lebensgebieten geht, entwickelt er eine konkrete Vorstellung von einem Zukunftsgefühl. Dies kann die Angst vor der Zukunft nehmen. Indem der Klient dann in zeitlicher Dissoziation aus der Zukunft auf die gegenwärtige Person, das »Ich von damals«, schaut, ist es mit dieser Distanz und anderen Perspektive häufig einfacher, wahrzunehmen, was er braucht, und sich selbst Rat zu geben.

Hier-und-jetzt-Zustand

1) Der Klient soll ein aktuelles Thema festlegen, das ihn im Moment beschäftigt. Das kann beispielsweise eine anstehende Entscheidung oder ein Wohnorts- oder Anstellungswechsel sein.

Trance

2) In eine aktuelle Situation gehen, in der das Thema relevant ist.
3) Altersprogression: Die Zeit in der Vorstellung vorwärtsdrehen, sei es mit einem Zeitrad, der Vorstellung eines Films oder einer anderen Methode.
4) Darauf achten, in welcher Situation man ankommt.
5) Sich in dieser Situation so einrichten, dass man sinnen kann.
6) Sinnen, wie es einem geht. Wie ist meine Lebenssituation: Arbeit, Familie, Privates, Hobby etc.?
7) Wie geht es meinen Lieben (Familienmitgliedern, Freunden etc.)?

8) Zurückblicken zum »Ich von damals« (Klient in der Gegenwart).
9) Dem »Ich von damals« etwas sagen, eventuell einen Ratschlag geben.
10) Zeit wieder zurückdrehen.
11) Zurückkommen.

Hier-und-jetzt-Zustand
12) Was gibt es noch dazu zu sagen?

Anwendung
- Entscheidung
- Blockade
- Kritische Lebensereignisse
- Resignation, Gefühl, es wird nie besser, es geht nicht voran

13.4 Einfluss auf den Lebenslauf nehmen

Es geht darum, auf die Elemente im Leben, die beeinflussbar sind, tatsächlich Einfluss zu nehmen und einen Umgang mit denjenigen zu finden, die nicht beeinflussbar sind.

Einem Thema den richtigen Platz im Leben einräumen

Oft nimmt ein vergangenes Ereignis, wie ein Unfall, eine Operation, eine Erkrankung, ein Bankrott oder ein Jobverlust eine zu große Bedeutung im Leben ein – andere Aspekte und vor allem eigene Ressourcen und mögliche Freiheitsgrade zur Einflussnahme werden dann nicht mehr gesehen. Mehrfache Dissoziation, der Wechsel von konkreter Darstellung und Trancearbeit kann dem Klienten ermöglichen, Ressourcen wieder wahrzunehmen und Selbstwirksamkeit zu entwickeln.

Hier-und-jetzt-Zustand
1) Der Klient soll ein Ereignis, das zu viel Platz im Lebenslauf einnimmt, bestimmen.
2) Für die eigene Person eine Holzfigur auf den Tisch stellen. Mit Klötzen auf einer Skala von 1 bis 6 darstellen, wie wichtig und wie nahe das Ereignis im Moment ist, indem er den Klotzsta-

pel so nahe der Holzfigur hinstellt, wie er die Nähe empfindet.
3) Andere Ereignisse, Themen, die wichtig sind, darstellen (maximal sechs).
4) Eine Situation, in der das Thema aktuell war, bestimmen und deren Anfang und Abschluss begrenzen.

Trance
5) In der Vorstellung zum Beginn der Situation gehen.
6) Dissoziation: aus dem Bild heraustreten.
7) Die Situation in Dissoziation betrachten, beurteilen und neue Aspekte in ihr erkennen.
8) Kurz zurückkommen.

Hier-und-jetzt-Zustand
9) Besprechen, wie man das Ereignis auch noch aus anderen Perspektiven heraus beurteilen kann und welche wichtigen Elemente man vorher vielleicht übersehen hat.
10) Die Themen mit den Klötzen so darstellen, wie man sie in der Vorstellung wahrgenommen hat.
11) Ein inneres Bild dieser Neuordnung machen.

Trance
12) In Trance nochmals dieses neue Bild in sich hineinnehmen.
13) Zurückkommen.

Hier-und-jetzt-Zustand
14) Gibt es noch etwas dazu zu sagen?

Anwendung
- Jedes Thema, Lebensthema
- Entscheidung
- Blockade

Lebensthemen das richtige Gewicht und den richtigen Platz geben

Auch in konkreten Lebenssituationen, im Alltag können Probleme und Themen im Alltagsleben bremsen. Indem der Klient die Situation mithilfe einer konkreten Darstellung genauer analysiert und betrachtet, kann eine gesunde Gewichtung erreicht werden.

Hier-und-jetzt-Zustand

1) Situation im Alltag finden (z. B. am Schreibtisch sitzen und einen Bericht schreiben), in welcher der Klient nicht richtig bei der Sache war, durch andere Themen gestört wurde.
2) Mit je einem Klotz alle Themen darstellen, die wichtig sind und den Klienten beschäftigen, und die Klötze mit Stichwörtern beschriften.
3) Die Themen in der gegenwärtigen Situation gewichten. Jeweils so viele Klötze aufschichten, wie das Thema Gewicht hat.
4) Eine Figur für das »Ich« in jener Situation wählen und ins Bild stellen.
5) Die Themen um das »Ich« herum mit dem Abstand gruppieren, wie es der gegenwärtigen Situation entspricht.
6) Das Ergebnis fotografisch festhalten.
7) Wunschbild mit richtiger Gewichtung und richtigem Abstand vom »Ich« konkret entwickeln und das Ergebnis wieder fotografisch festhalten.

Trance

8) Sich in die Wunschsituation begeben und spüren, wie sich das anfühlt.
9) Zurückkommen.

Hier-und-jetzt-Zustand

10) Was ist erforderlich, um das zu realisieren?

Anwendung

- Gewichtung von Themen
- Überblick
- Entscheidung
- Vision entwickeln

- Bremse
- Einfluss auf sein Leben nehmen
- Selbstwirksamkeit

Vordergrund und Hintergrund: Was stand oder steht in Vergangenheit und Gegenwart im Vordergrund, was soll in der Zukunft im Vordergrund stehen?

Mithilfe der Metapher eines Bachs oder Weges kann oft leichter als in der konkreten Situation erkannt werden, welche Themen im Vordergrund stehen sollen.

Hier-und-jetzt-Zustand

1) Besprechen, welches Thema, Lebensthema (z. B. Angst, Trauer) der Klient bearbeiten will.
2) Erklären, was auf den Klienten zukommt.

Trance

3) Eine Metapher finden (z. B. Landschaft, Bach, Weg).
4) Von der Gegenwart nun in Vergangenheit schauen: Was ist in welchem Zeitabschnitt im Vordergrund, was im Hintergrund? Die Vergangenheit landschaftlich beschreiben.
5) Zur Gegenwart und in die Zukunft schauen und Wunschvorstellung entwickeln: Was soll im Hintergrund, was im Vordergrund stehen? Auch die Zukunft landschaftlich beschreiben?
6) Zurückkommen.

Hier-und-jetzt-Zustand

7) Gibt es noch etwas zu sagen?
8) Beobachten, wie sich das Thema in nächster Zeit entwickelt.

Anwendung

- Prioritäten setzen
- Lebensübergang
- Trauma
- Entwickeln von Perspektiven, Wünschen, Visionen
- Entscheidung
- Selbstwirksamkeit
- Widerstand

- Misserfolg
- Depression
- Grübeln
- Hadern

Timeline mit Systemen im Gruppensetting

Diese Intervention in der Gruppe (z. B. Familie, Arbeitsteam) kann jedem Mitglied Erkenntnisse bringen und Zusammenhänge klären helfen. Die Darstellung macht klar, dass die einzelnen Mitglieder einander im positiven und negativen Sinne beeinflussen. Ebenfalls wird verdeutlicht, an welchen Stellen Übergänge stattfinden und welche Übergänge bewältigt werden sollen. Die Intervention findet im Hier-und-jetzt-Zustand statt.

Material: Schnurknäuel in verschiedenen Farben; für jede Person ein Knäuel, verschiedenfarbige Haftnotizen, Tacker (Heftpistole); fakultativ: andere kreative Materialien.

1) Zeitlichen Anfang bestimmen:
   - Bei Familien zum Beispiel Familiengründung, Paarfindung, Geburt des ersten Kindes, Geburt des ältesten Mitglieds
   - Bei Teams zum Beispiel Firmengründung, nach Neustrukturierung etc.
2) Jedes Mitglied wählt sein Knäuel.
3) Das erste Mitglied (z. B. die älteste Person) beginnt und legt seine Schnur.
4) Ein weiteres Mitglied legt seine Schnur so, wie es die Situation wahrnimmt, begleitet von Erläuterungen.
5) Nach und nach kommen alle Mitglieder (meist nach Alter gegliedert) an die Reihe.
6) Jedes Mitglied ergänzt wichtige Ereignisse mit einer Haftnotiz und notiert das jeweilige Ereignis auf die Haftnotiz. Die Ereignisse können qualitativ bezeichnet werden (eine Farbe für Ressourcen oder positive Auswirkungen, eine zweite Farbe für negative Auswirkungen, eine dritte Farbe bei neutralen Ereignissen).
7) Alle schauen das Gesamtbild an.
8) Jedes Mitglied sagt, was ihm auffällt, zum Beispiel Gemeinsamkeiten, Unterschiede.

9) Einschneidende Ereignisse (im positiven, im negativen oder neutralen Sinn) werden gemeinsam besprochen, zum Beispiel die Fragen:
   - »Was hat bewirkt, dass das Ereignis so einschneidend war?«
   - »Was machen wir jetzt damit?« Eventuell die Interpretation und den Umgang mit einem Ereignis ändern.
10) In die Zukunft blicken. Jeder führt seine Wunschvariante aus. (Dabei kann parallel gearbeitet werden.)
11) Die Unterschiede bezüglich Wahrnehmung, Wünschen etc. besprechen, etwa anhand der Frage »Wie können möglichst alle Wunschvarianten realisiert werden?«
12) Abschlussfoto des Gesamtbildes machen.
13) Jeder Teilnehmer behält seinen Knäuel.

Anwendung

- Überblick verschaffen über die Entwicklung des Betriebs oder der Familie
- Für den Betrieb, die Familie kritische Ereignisse bewusst machen
- Trauma (Familie)
- Übergänge von einer Phase zur anderen unterstützen (z. B. betriebliche Pilotphase; Schuleintritt, -wechsel oder -abschluss)
- Zusammenhänge erkennen

Timeline mit Systemen (Gruppe, Arbeitsteam etc.) im Einzelsetting

Muss in der Familientherapie ohne Familie oder in systemischer Therapie oder Beratung ohne System gearbeitet werden, kann diese Intervention für den Klienten als anwesenden Teil des Systems hilfreich sein, um systemische Zusammenhänge zu erkennen und eigene Handlungsmöglichkeiten zu erarbeiten. Die gesamte Intervention wird im Hier-und-jetzt-Zustand durchgeführt.

Material: Schnüre (Knäuel) in verschiedenen Farben oder für jede Person einen Knäuel; verschiedenfarbige Haftnotizen, Tacker (Heftpistole); fakultativ: andere kreative Materialien.

1) Zeitlichen Anfang bestimmen:
   - Bei Familien zum Beispiel Familiengründung, Paarfindung, Geburt des ersten Kindes, Geburt des ältesten Mitglieds
   - Bei Teams zum Beispiel Firmengründung, Neustrukturierung etc.
2) Der Klient wählt für jedes Mitglied einen Knäuel.
3) Der Klient legt für das erste Mitglied (z. B. die älteste Person) die Schnur.
4) Für jedes weitere Mitglied dessen Schnur so legen, wie der Klient die Situation wahrnimmt, dazu Erläuterungen geben.
5) Wichtige Ereignisse mit Haftnotizen ergänzen und das jeweilige Ereignis auf die Haftnotiz notieren. Die Ereignisse können qualitativ bezeichnet werden (eine Farbe für Ressourcen oder positive Auswirkungen, eine zweite Farbe für negative Auswirkungen, eine dritte Farbe bei neutralen Ereignissen).
6) Das Gesamtbild anschauen.
7) Sagen, was auffällt, zum Beispiel Gemeinsamkeiten, Unterschiede.
8) Im positiven, im negativen oder neutralen Sinn einschneidende Ereignisse werden besprochen, zum Beispiel anhand der Fragen:
   - »Was war ausschlaggebend dafür, dass es sich so einschneidend auswirkte?«
   - »Was mache ich jetzt damit?« Eventuell die Interpretation und den Umgang mit dem Ereignis ändern.
9) In die Zukunft blicken und Wunschvariante ausführen.
10) Das Gesamtbild nochmals anschauen: meine Rolle in der Vergangenheit. Wie kann ich meine Rolle aufbauend, konstruktiv in der Zukunft ausfüllen?
11) Abschlussfoto des Gesamtbildes machen.
12) Eventuell eigenen Knäuel behalten.

Anwendung
- Überblick verschaffen
- Lebenslauf bewusst machen
- Kritische Lebensereignisse
- Trauma
- Lebensübergang

Hinweise

- Die Linie/Schnur macht den Zusammenhang von Ereignissen deutlich, etwa wenn man als Schüler in der Schule gemobbt wurde und später am Arbeitsplatz ähnliche Erfahrungen gemacht hat.
- Die Zeitlinie verdeutlicht, dass es sowohl positive wie auch negative Ereignisse gab.
- Die Intervention im Gruppensetting ist sehr zeitaufwendig, deshalb wird am besten jeweils nur ein kleiner Lebensabschnitt fokussiert.
- Darauf achten, dass die Schnur immer lang genug ist.

Es läuft

Bei Bremsen im Lebenslauf kann das körperliche »Es-läuft-Gefühl«, das der Klient mittels der Fahrzeugmetapher gewinnt, hilfreich sein.

Hier-und-jetzt-Zustand

1) Die Lebenssituation beschreiben, in der man ein Stocken erlebt oder sich nicht entscheiden kann oder in der es schwerfällt, eine Sache anzupacken.
2) Ein Fahrzeug wählen.

Trance

3) Sich das Fahrzeug vorstellen.
4) Einsteigen und losfahren.
5) Fahren, bis sich das Es-läuft-Gefühl einstellt; dabei folgende Optionen nutzen:
   - Eine alternative Strecke wählen, zum Beispiel aus der Stadt herausfahren.
   - Das Fahrzeug reparieren.
   - Das Fahrzeug wechseln.
6) Das Gefühl des Vorwärtskommens im ganzen Körper ausbreiten lassen und spüren.
7) Dieses Gefühl abspeichern.
8) Sich von Ort und Zeit verabschieden und ins Hier und Jetzt zurückkommen.

Anwendung

- Entscheidung
- Zu viel Zweifel, Bedenken
- ADS, ADHS
- Konzentration
- Zwänge

Hinweise

- Die Trance soll in der nächsten Zeit im Alltag und in der Therapie wiederholt werden.
- Der Klient soll sich beobachten, wann das Es-läuft-Gefühl in ihm spontan auftaucht.

13.5 Umgang mit schwierigen Lebensumständen und -ereignissen

Ereignisse in der Vergangenheit können weder ungeschehen gemacht noch verändert werden. Hingegen können Klienten einen Umgang mit ihnen finden, der möglichst gesund für sie ist. Manchmal ist es sogar möglich, dass sie aus ihren Erfahrungen Stärke und Widerstandskraft für das weitere Leben entwickeln.

Zwei Teile einer Zeichnung: Das Wichtigste und das Unwichtigste

In dieser Intervention wird mehrfach abstrahiert: Zuerst erstellt der Klient eine Zeichnung, die zu einem Thema passt, zum Beispiel zur Wunschvariante der Zukunft oder dazu, wie er sich gerade fühlt. Dann achtet er auf zwei Aspekte der Zeichnung und zeigt mit dem Finger auf die wichtigste Stelle sowie auf deren Gegenstück, die unwichtigste Stelle. Auf der nächsten Abstraktionsstufe versetzt sich der Klient in Trance mittels Teilearbeit in die Rolle des wichtigsten Teils der Zeichnung, spürt, wie sich das anfühlt, und erkundet diesen Teil und lernt ihn so kennen. Nach dem Fraktionieren, das die Chance für eine Vertiefung der Trance erhöht, versetzt sich der Klient nun in die Rolle des unwichtigsten Bildteils und weist ihm somit Wichtigkeit zu. Von diesem Teil ausgehend nimmt er in der nächsten Trance Kontakt zum wichtigsten Teil auf und gibt diesem aus der Distanz einen Rat. So übernimmt »der unwichtigste Teil« eine wichtige Funktion. Oft ist ja der Teil, den wir als unwichtig betrachten, in irgendeiner Form gerade wichtig.

Hier-und-jetzt-Zustand

1) Nach dem wichtigsten Aspekt der Zeichnung fragen.
2) Nach dem unwichtigsten Aspekt der Zeichnung fragen.

Trance

3) Der Klient versetzt sich in den wichtigsten Teil.
4) Er kommt kurz zurück.

Hier-und-jetzt-Zustand

5) Weiteres Vorgehen erklären.

Trance

6) Der Klient versetzt sich in den unwichtigsten Teil. Von dieser Position aus blickt er zum wichtigsten Teil. »Welche Ratschläge kann man diesem Aspekt geben? Was sollte gesagt werden?«
7) Zurückkommen.

Hier-und-jetzt-Zustand

8) Die Zeichnung anschauen und überprüfen, ob sie gleich geblieben ist oder sich verändert hat.
9) Abschlussfrage: Gibt es noch etwas dazu zu sagen?

Anwendung

- Störende Symptome
- Angst
- Zwang
- Zukunft (Horoskop)
- Verdrängte Anteile

Hinweise

- Für diese Intervention ist jede Zeichnung geeignet.
- Zeichnungen sind gut mit Hypnoseelementen kombinierbar.
- Es ist wichtig, die beiden Teile genau zu definieren.
- Anstelle des wichtigsten und unwichtigsten Teiles können andere Paare gewählt werden, zum Beispiel der interessanteste und der uninteressanteste Teil.

Lebensthema in guter Balance

Die Kombination mehrerer Methoden der Dissoziation,

- die Darstellung auf dem Boden,
- Teilearbeit in Trance und
- Arbeit mit zwei Teilen mit den Händen, die kinästhetisch in ein Gleichgewicht zu bringen sind,

kann es dem Klienten erleichtern, sich einem schwierigen Thema zu stellen und mehr Balance ins Leben zu bringen.

Material: Figuren aus Holz, als Figuren verwendbare Muscheln oder Steine.

Hier-und-jetzt-Zustand

1) Eine konkrete Situation finden, in der das Thema Gleichgewicht relevant ist (z. B. zu viel Schuld, Verantwortung übernehmen).
2) Die Situation begrenzen, Anfang und Abschluss festlegen.
3) Dissoziation: Diese Situation auf Fußboden oder Tisch darstellen (z. B. Gespräch mit getrennt lebendem Vater).
4) Mit der kleinen »Ich-Figur« zum Beginn der Situation gehen.
5) Die Situation laufen lassen, bis das unangenehme Gefühl deutlich spürbar ist. Die Situation an diesem Punkt stoppen.

Trance

6) Spüren, wie sich das »Zuviel« bzw. das »Zuwenig« anfühlt.
7) Das »Zuviel« oder »Zuwenig« aus dem Körper nehmen und in eine Hand einfüllen.
8) Ihm Farbe und Größe geben.
9) Die andere Hand öffnen.
10) Etwas ganz anderes in diese Hand einfüllen. Farbe und Größe festlegen.
11) Spüren, ob es genug stark ist. Sonst verstärken.
12) Verbindung herstellen (z. B. Leitung innerhalb, außerhalb des Körpers, Bogen etc.).
13) Spüren, wie sich das anfühlt.
14) In sich hineinnehmen. Dieses Gefühl im Gedächtnis bewahren.
15) Kurz zurückkommen.

Hier-und-jetzt-Zustand

16) Dissoziation: Mit den Figuren (Holzfiguren, Muscheln, Steinen) eine andere Variante spielen.

Trance

17) Der Klient geht in die zukünftige Situation, in der sein vorher gewähltes Thema wieder vorhanden ist.
18) Das vorher erarbeitete Gefühl des Gleichgewichts hervorholen.
19) Die Situation weiterlaufen lassen.
20) Zurückkommen.

Hier-und-jetzt-Zustand

21) Gibt es noch etwas dazu zu sagen?

Anwendung

- Schuldgefühle
- Verantwortung
- Jedes andere Gefühl, das als »zu viel« erlebt wird
- Eifersucht, Neid
- Sorgen
- Angst
- Kontrolle gewinnen

13.6 Arbeit mit einem Trauma

Der Begriff *Trauma* kommt aus dem Griechischen und bedeutet *Verletzung*. In der Psychologie bezeichnet er eine seelische Verletzung, die durch eine Vielzahl überwältigender Ereignisse entstehen kann. Dazu gehören durch Menschen verursachte Ereignisse (z. B. Überfälle, Vergewaltigung, Krieg, Folter, sexuelle Ausbeutung, Gewalt), Naturkatastrophen (z. B. Erdbeben, Dürre, Flut) oder akzidentelle Traumata (z. B. Unfälle).

Bei einem Trauma wird die körperliche oder psychische Integrität des Traumatisierten oder einer anderen Person ernsthaft bedroht und führt beim Traumatisierten zu einem Gefühl von Hilflosigkeit und Angst.

Beim Trauma lassen sich zwei Typen unterscheiden:

- Unter *Typ-I-Traumata* werden einmalige, unvorhersehbare Ereignisse, sogenannte Monotraumata, subsummiert, wie ein Verkehrsunfall oder ein Überfall.
- *Typ-II-Traumata* hingegen treten wiederholt auf und werden deshalb als multiple Traumata bezeichnet, zum Beispiel sexuelle Traumatisierungen, Aufenthalt in Kriegsgebieten.

Die folgenden in der Psychotherapie mit Traumatisierten relevanten Themen – die zugehörigen Interventionen sind in diesem Buch jeweils unter dem entsprechenden Thema aufgeführt – sind zwar in eine Reihenfolge gebracht; häufig müssen aber mehrere Themen gleichzeitig oder andere wiederholt behandelt werden:

1) Genaues Wahrnehmen und Erinnern
2) Umgang mit den Erinnerungen:
   Einerseits sollen die Erinnerungen, falls indiziert, bearbeitet werden, andererseits sollen die Betroffenen über die Erinnerungen mehr Kontrolle erhalten bezüglich:
   - Zeitpunkt (wo und wann?)
   - Stärke
   - Ausprägungsgrad
   - Gefühlsmäßige Beteiligung
   - Auftreten an sich
3) Wahrnehmen und Kontrollieren des Bewusstseinszustands:
   Auch die Qualität des Trancezustands soll kontrolliert werden.
4) Kontrollieren dissoziativer Zustände
   - Kontrolle des Trancezustands
   - Kontrolle von Assoziation und Dissoziation
   - Selbstvertrauen und Selbstverantwortung erhöhen
5) Umgang mit den Symptomen:
   Symptome wie Ängste, Wutausbrüche, Schlafstörungen, Konzentrationsstörungen oder Nervosität können schädlich für die Person und/oder ihre Umwelt sein. Folgende Therapieschritte können relevant sein:
   - Information über das Symptom gewinnen: Ablauf, Muster, erstes Auftreten, Ort, Zeitpunkt, andere Zusammenhänge
   - Auslöser des Symptoms finden
   - Bedeutung/Sinn des Symptoms erfassen

- Mehr Kontrolle über das Symptom gewinnen bezüglich Stärke und Häufigkeit des Auftretens
- Alternativen zum Symptom erarbeiten

6) Kontrolle, Kontrollmeinung, Selbstwirksamkeit und Selbstverantwortung:
   Die Kontrolle betrifft Erinnerungen, Symptome, Bewusstseinszustand, Dissoziation und Alltag. Sie wirkt sich in der Folge auf die Wahrnehmung der Selbstwirksamkeit aus. Für den Weg zu angemessener Selbstverantwortung ist die Auseinandersetzung mit der eigenen *Opferhaltung* ein wichtiger Meilenstein.
7) Identität
8) Sicherheit und Schutz:
   - Wahrnehmen der eigenen Situation (Alarmzeichen) und des eigenen Körpers
   - Wahrnehmen der Umgebung
   - Situationen analysieren
   - Angemessene Reaktion auf Alarmzeichen
   - Strategien zum Schutz ausarbeiten und in Trance einüben
9) Grenzen:
   In erster Linie soll der Klient darin unterstützt werden, wie er sich selbst schützen kann oder welche Maßnahmen zum Schutz zu treffen sind. Schutz kann in verschiedenen Lebensgebieten nötig sein: im Sport, beim Ausgehen, am Arbeitsplatz. Bei Kindern und Jugendlichen soll der Schutz auch in Erziehungs- und Elternberatung sowie Familientherapie seinen Platz haben. In der Einzeltherapie lassen sich die verschiedenen Methoden mit mentalen Methoden kombinieren. Dazu einige Beispiele:
   - *Räumliche Grenzen:*
     a) Sich in der Vorstellung die eigene Wohnung vorstellen und dabei die verschiedenen Privatheitsstufen festlegen.
     b) Mit Klötzen und Figuren ein Wunschhaus darstellen und dazu Überlegungen anstellen.
   - *Körperliche Grenzen:* Kräfte, körperlicher Abstand, Berührungen
   - *Gewaltgrenzen*
   - *Verbale Grenzen*
   - *Psychische Grenzen:*

a) Wie viel halte ich aus (Schutz, Abgrenzung)? Was ist meine Angelegenheit, was nicht?
b) Grenzen ziehen und einhalten.

- *Zeitliche Grenzen:*
  Pünktlichkeit: Wie viel Zeit brauche ich wofür?

10) Sozialleben:
- Soziale Situationen lassen sich ebenfalls im Rollenspiel mit Figuren oder in der Vorstellung analysieren, ausprobieren und einüben.
- Beziehungen zu Verwandten, Bekannten und Freunden, Arbeitskollegen etc. pflegen.

11) Umgang mit dem Körper:
Dazu gehören Themen wie Körperwahrnehmung, -bild und -pflege, körperliche Aktivitäten, Gesundheit. Zunächst können neutrale, ungefährliche Empfindungen wie Wärme oder Spannung wahrgenommen werden. Später kann in einer leichten Trance spielerisch herausgefunden werden, in welchem Körperteil zum Beispiel die meiste Frische oder die Farbe Rosa am intensivsten gespürt wird, welcher Körperteil der wichtigste oder der interessanteste ist.

12) Ethische und moralische Fragen:
- Schuld, Schuldgefühle
- Rolle innerhalb des Systems (Familie, Schule, Arbeitsplatz); bei Kindern/Jugendlichen: Rolle der Eltern (Verantwortung, Pflichten), Rolle der Kinder
- Loyalität, Rache
- Wahrheit – Lüge
- Liebe, Sexualität

13) Auseinandersetzung mit dem Tod – Sinn im Leben finden:
In der Psychotherapie mit Traumatisierten wird auf folgende Themen eingegangen:
- Todesangst, Suizidgedanken
- Freude und Sinn im Leben finden

Affektbrücke mit hilfreichem Element

Diese Intervention, die als eigentliche Traumabearbeitung nicht geeignet ist, aber oft auch für psychisch Traumatisierte passt, geht von der Körperempfindung eines belastenden Symptoms aus und nutzt diese Empfindung als Gedächtnisbrücke in die Vergangenheit. In der vergangenen Situation wird dann nach einem hilfreichen Anteil gesucht, der eine Ressource dabei darstellen kann, das mit dieser Erinnerung verbundene Gefühl, meistens Hilflosigkeit und/oder Angst, hin zu mehr Sicherheit zu verändern.

Hier-und-jetzt-Zustand

1) Eine Situation suchen, in der das Symptom (z. B. Bauchweh, Lampenfieber, Gefühl) vorhanden ist.

Trance

2) In die Situation gehen, in welcher das Symptom, das Gefühl, die Körperempfindung auftritt, bis zu der Stelle, an der es spürbar ist.
3) Die Körperempfindung spüren und als Brücke verwenden, um in der Zeit zurückzugehen (Altersregression).
4) Zu einer Situation in der Vergangenheit gehen, in der das Körpergefühl ein Teil der Situation war, und die Situation erkunden.
5) Den Klienten fragen, ob er in dieser Situation bleiben oder noch weiter zurückgehen will. Bis zu einer relevanten Situation zurückgehen.
6) Sich nach einem hilfreichen Element umsehen, beispielweise ein Fenster, ein Bild oder ein Stück Himmel. Beim Erkennen dieser Ressource das dazu passende Gefühl wahrnehmen.
7) Sich von der vergangenen Situation verabschieden und das durch die Ressource veränderte Gefühl bewahren.
8) Zurückkommen.

Hier-und-jetzt-Zustand

9) Gibt es noch etwas dazu zu sagen?

Anwendung

- Aggression
- Übelkeit
- Schmerzen
- Ohnmachtsgefühle
- Nicht erklärbare, hinderliche Gefühle, Empfindungen

Hinweise

- Die Intervention eignet sich, um an einem Symptom oder (Körper-)Gefühl wie Kopfweh, Bauchweh, Lampenfieber anzusetzen.
- Manchmal unterscheiden sich die Gefühle in der Vergangenheit und der Gegenwart.

Traumabearbeitung in Assoziation

Die hier vorgestellte Form von Traumabearbeitung in Assoziation ist für die meisten Klienten sehr wirkungsvoll. Sie enthält Elemente der Selbstwirksamkeit und der Umstrukturierung von Gedächtnisinhalten mit dem Ziel, dass letztere nicht mehr störend sind. Der Klient behält wichtige Inhalte in seiner Erinnerung, die für den eigenen zukünftigen Schutz relevant sind. Außerdem kann die Intervention durch den Einsatz mehrerer Verfremdungselemente dem Klienten zu mehr Kontrolle über seine Gefühle verhelfen: Der Therapeut trägt die Geschichte vor. Er erzählt Stück für Stück, unterbricht sich immer wieder und bittet den Klienten, das vorgelesene Stück Geschichte in die von ihm zuvor gezeichneten Behälter einzufüllen und später die Behälter in sein Gedächtnis einzuordnen.

Zuerst lässt der Therapeut den Klienten einen eingegrenzten Teil einer Erinnerung oder eines Flashbacks auswählen, von dem der Klient meint, dass er ihn bewältigen kann. Klient und Therapeut sitzen beieinander, der Klient erzählt die Geschichte seines Traumas, und der Therapeut schreibt sie auf. (Ein solches Vorgehen wird weltweit in sogenannten Wahrheitskommissionen angewandt.) Dann stehen Klient und Therapeut auf, und der Klient zeichnet Behälter für die Gedächtnisinhalte. (Aus Gründen der Selbstwirksamkeit zeichnet er diese selbst.) Anschließend versieht der Klient jeden Behälter im Sinne einer weiteren Abstraktion mit einem eigenen Zeichen (z. B. Blitzsymbol): In der Folge wird beispielsweise nur vom »Behälter mit dem Blitzsymbol« oder vom »Blitzbehälter« gesprochen (und nicht etwa vom »schrecklichen Behälter«). Indem der Therapeut als Nächstes die erinnerte Geschichte Stück für Stück vorliest und der Klient die einzelnen Elemente in der Vorstellung in die Behälter einfüllt, werden die Erinnerungen kontrolliert im Gedächtnis abgelegt.

Hier-und-jetzt-Zustand

1) Den Klienten nach Flashbacks oder Erinnerungen fragen, die immer wieder unkontrolliert auftauchen.
2) Der Klient wählt eine Erinnerung aus.
3) Den Anfang und den Abschluss des Ereignisses begrenzen.
4) Der Klient erzählt das erinnerte Geschehen, während der Therapeut den Ablauf schriftlich festhält.
5) Gemeinsam drei (oder vier) Behälter festlegen; am häufigsten sind dies:
   - Ein Behälter für »das Schöne« (gute Aspekte)
   - Einer für »das Wichtige« (Aspekte, die erinnert werden sollen), zum Beispiel zum eigenen Schutz
   - Einer für »das Schlimme« (der in der Folge meist »ganz hinten« im Gedächtnis abgelegt wird)
   - Eventuell noch ein Behälter für »das Neutrale«
6) Der Klient stellt sich an den Flipchart, zeichnet die Behälter und versieht jeden anschließend mit einem bestimmten Symbol (z. B. Sonne, Blitz, Ausrufezeichen oder Ähnlichem; Abb. 21).
7) Der Therapeut erklärt dem Klienten den Ablauf des weiteren Vorgehens in der Trance.

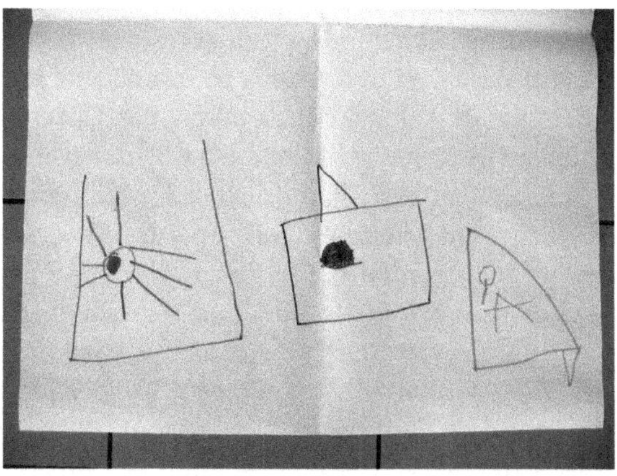

Abb. 21: Flipchart-Zeichnung eines Kindes im Rahmen einer Traumabearbeitung in Assoziation: Der Sonnenbehälter links ist für »das Schöne« (gute Aspekte) vorgesehen, der »Punktbehälter« in der Mitte für »das Schreckliche«; der »Achtung-Behälter« nimmt »das Wichtige« auf, also Aspekte, die zum Beispiel zum eigenen Schutz erinnert werden sollen

Trance

8) In der Vorstellung zum Anfang des Ereignisses gehen.
9) Der Therapeut liest nun den Ablauf des traumatischen Ereignisses sukzessive vor. Beispiel vom Beginn einer Geschichte: »Es klingelt, und ... *(Name des Klienten)* öffnet die Türe. Da steht der Onkel mit verzerrtem Gesicht. Ich bin gelähmt vor Angst.« Der Therapeut fragt den Klienten: »In welchen Behälter gehört das?« Klient: »Der Teil mit dem verzerrten Gesicht soll in den Behälter mit dem Ausrufezeichen, der Teil mit meiner großen Angst in den Blitzbehälter.«
10) Der Klient füllt jede kleine Begebenheit der Geschichte in seiner Vorstellung in den zugehörigen Behälter ein. Je stärker emotional aufgeladen ein Abschnitt ist, desto kleinere Teile werden daraus gebildet.
11) Am im Vorfeld bestimmten Schluss des Ereignisses den Klienten fragen, ob nun alle Elemente eingefüllt sind; andernfalls noch fehlende Abschnitte nachholen.
12) Kurz zurückkommen.

Hier-und-jetzt-Zustand

13) Den Klienten fragen, wie er sich den Aufbau des Gedächtnisses vorstellt, zum Beispiel wie eine Kiste, Kammer oder ein Gestell.

Trance

14) Den Klienten in der Vorstellung einen Behälter nach dem anderen in sein Gedächtnis einordnen lassen.
15) Zurückkommen.

Hier-und-jetzt-Zustand

16) Abschlussfrage: Gibt es noch etwas dazu zu sagen?

Anwendung

- Flashbacks
- Traumabearbeitung

Hinweise

- Während der gesamten Intervention hilft der Therapeut dem Klienten, in der Assoziation zu bleiben und seine Emotionen zu kontrollieren.

- Bei der Traumaverarbeitung ist es sehr hilfreich, wenn der Klient in der Lage ist zu differenzieren, welche Elemente der Erinnerung er im Vordergrund behalten will (z. B. solche Elemente, die ihm helfen, sich zu schützen und in Zukunft wachsam zu sein), welche er gut in den Hintergrund des Gedächtnis stellen kann.

Kontrollierte Dissoziation und Assoziation

Bevor eine Traumabearbeitung in Dissoziation erfolgt, soll der Therapeut zuerst die Kontrolle der Dissoziation und Assoziation anhand einer möglichst gefühlsneutralen Alltagssituation mit dem Klienten einüben. Das Gleiche gilt, wenn ein Klient allgemein Mühe bekundet, seine Dissoziation zu kontrollieren, etwa im Falle von Flashbacks. Später kann bei der eigentlichen Bearbeitung das gleiche Vorgehen wieder durchgeführt werden. In dieser Intervention wird nur die kontrollierte Dissoziation und Assoziation geübt.

Hier-und-jetzt-Zustand

1) Besprechen, welche Erinnerung oder Situation bearbeitet werden soll. Zum Üben kann es zunächst einfach eine neutrale Alltagssituation sein.
2) Die Situation begrenzen: Anfang und Abschluss festlegen.

Trance

3) In *Assoziation:* Der Klient geht in seiner Vorstellung zum Anfang der Situation und stoppt diese.
4) *Dissoziation:*
   - Der Klient soll so aus der Situation aussteigen, dass das erste Bild auf einem Bildschirm zu sehen ist und er sich darin erkennt.
   - Der Klient soll sich auf einem Zuschauerstuhl (normaler Stuhl mit Armlehnen) so einrichten, dass er den Bildschirm gut sieht.
   - Er soll eine Fernbedienung in die Hand nehmen.
5) Dann wird die Situation in Dissoziation auf dem Bildschirm laufen gelassen und angeschaut.
6) Der Klient beschreibt oder kommentiert, was er darauf sieht. Dabei spricht er von sich in der dritten Person (z. B. »der junge Mann«, »der Herr Meier«).

7) Der Therapeut bittet ihn zwischendurch immer wieder, den Zuschauerstuhl unter sich zu spüren.
8) Erwähnt der Klient kinästhetische oder andere Wahrnehmungen, fragt der Therapeut: »Woran sehen/hören Sie das?« Der Klient beschreibt dann, was für ihn zu sehen, zu hören ist (z. B. zögerliche Stimme, angstvolles Gesicht).
9) Am festgelegten Abschluss der Situation wieder zur Assoziation zurückwechseln:
10) Die Situation auf dem Bildschirm mit der Fernbedienung anhalten, die Steuerung weglegen.
11) Sich aus dem Zuschauerstuhl erheben.
12) Wieder in die imaginierte Situation einsteigen, sodass der Klient in der Situation wieder ein Ganzes ist.
13) Zurückkommen.

Hier-und-jetzt-Zustand

14) Fragen, ob es noch etwas dazu zu sagen gibt.

Anwendung

- Trauma
- Kontrolle von Dissoziation und Assoziation
- Schmerzen

Hinweise

- Die Intervention ist eine Vorstufe der Traumabearbeitung in Dissoziation und dient dazu, die Dissoziation und Assoziation kontrollieren zu lernen, indem der Klient eine Situation in seiner Vorstellung auf einen Bildschirm projiziert und dort schrittweise analysiert.
- Bevor der Klient ins Hier und Jetzt zurückkommt, sollte er sich zuerst immer wieder zusammenfügen, also in den assoziierten Zustand zurückversetzen.

Traumabearbeitung in Dissoziation

Ist die Traumabearbeitung allein in Assoziation nicht möglich, dann sollte sie kombiniert in Dissoziation und Assoziation erfolgen. Der Therapeut muss dabei sorgfältig darauf achten, dass der Klient die kontrollierte Dissoziation während der Intervention aufrechterhalten kann, um seine Gefühle gut unter Kontrolle zu haben.

Hier-und-jetzt-Zustand

1) Den Klienten nach dem Auftreten von Flashbacks fragen.
2) Ihn das traumatische Ereignis erzählen lassen.
3) Die Situation begrenzen: Anfang und Ende festlegen.

Trance

4) *In Assoziation:* Zum Anfang der Situation gehen und diese stoppen.
5) *Dissoziation:* So aus der Situation aussteigen, dass das erste Bild auf einem Monitor zu sehen ist und der Klient sich auf dem Bildschirm erkennt.
6) Sich auf einem Zuschauerstuhl (normaler Stuhl mit Armlehnen) so einrichten, dass der Klient den Bildschirm sieht.
7) Eine Fernbedienung in die Hand nehmen.
8) Die Situation auf dem Bildschirm in der Dissoziation erst jetzt weiterlaufen lassen.
9) Sie Stück für Stück in Dissoziation von außen betrachten.
10) Der Therapeut hilft dem Klienten auf unterschiedliche Weise, die Dissoziation aufrechtzuerhalten:
    - Er weist den Klienten an, von sich auf dem Bildschirm in der dritten Person zu sprechen.
    - Er bittet ihn, zwischendurch immer wieder den Zuschauerstuhl zu spüren.
    - Erwähnt der Klient Gefühle und kinästhetische Wahrnehmungen, fordert er ihn, visuelle und akustische Reize zu beachten, etwa indem er ihn fragt: »Was siehst oder hörst du?«
11) Der Therapeut soll immer wieder überprüfen, ob die Dissoziation noch anhält, ob es dem Klienten also gelingt, die Situation von außen zu betrachten.
12) Die Situation bis zum Ende durchlaufen lassen.
13) Nachfragen, ob es dem Klienten nun möglich ist, wieder ins Bild einzusteigen. Eventuell sind dessen Gefühle gegen Ende der bearbeiteten Situation noch so stark aufgewühlt, dass er die Assoziation an dieser Stelle nicht vollziehen kann. In diesem Fall die Situation im Schnelldurchlauf weiterlaufen lassen bis zu einer Stelle, an der es dem Klienten gelingt zu assoziieren.

14) *Assoziation:* Die Situation auf dem Bildschirm anhalten.
   - Die Steuerung weglegen.
   - Sich aus dem Zuschauerstuhl erheben.
   - Wieder in die Situation einsteigen, sodass die Person wieder ein Ganzes ist.
15) Zurückkommen.

Hier-und-jetzt-Zustand

16) Das Erlebte in der Dissoziation mit dem Klienten besprechen.

Anwendung

- Traumabearbeitung (bei traumatischer Beeinträchtigung der Würde)
- Folter
- Vergewaltigung
- Einstellung gegenüber einem Thema ändern
- Mobbing
- Verlassenheit in der Kindheit
- Einsamkeit

Hinweise

- Gut zu kombinieren mit der Intervention »Würde und Stolz wiederherstellen« (Kap. 12).
- Der Therapeut muss genau darauf achten, dass der Klient die Dissoziation aufrechterhalten kann. In der Dissoziation werden nur visuelle und auditive Reize wahrgenommen; kinästhetische Wahrnehmungen und Gefühle sind von außen nicht feststellbar.
- Kann der Klient die Dissoziation nicht aufrechterhalten, lässt sich die Übung mit der vorangegangenen Intervention »Kontrollierte Dissoziation und Assoziation« kombinieren.

Literatur

Adam, C., M. Döpfner, u. G. Lehmkuhl (2002): Der Verlauf von Aufmerksamkeitsdefizit-/ Hyperaktivitätsstörungen (ADHS) im Jugend- und Erwachsenenalter. *Kindheit und Entwicklung* 11 (2): 73–81.

Alladin, A. (2012): Cognitive hypnotherapy: a new vision and strategy for research and practice. *American Journal of Clinical Hypnosis* 54: 249–262.

Alladin, A., a. A. Alibhai (2007): Cognitive-hypnotherapy for depression: An empirical investigation. *International Journal of Clinical and Experimental Hypnosis* 55: 147–166.

Alman, B. M. u. P. T. Lambrou (1995): Selbsthypnose. Ein Handbuch zur Selbsttherapie. Heidelberg (Carl-Auer), 12. Aufl. 2015.

Arnold, W. (1976): Lexikon der Psychologie. Freiburg (Herder).

Bandura, A. (1977): Self-efficacy. Toward a unifying theory of behavioral change. *Psychological Review* 2: 191–215.

Bandura, A. (1995): Self-efficacy in changing societies. Cambridge (Cambridge University Press).

Bandura, A., C. Pastorelli, C. Barbaranelli a. G. V. Caprara (1999): Self-efficacy pathways to childhood depression. *Journal of Personality and social Psychology* 76 (2): 258.

Barber, J. (1985): Hypnosis and awareness. In: J. K. Zeig (ed.): Ericksonian psychotherapy. Vol. I: Structures. New York (Brunner & Mazel).

Battino, R. a. T. L. South (1999): Ericksonian approaches: A comprehensive manual. Wales (Crown House).

Bauer, J. (2005): Warum ich fühle, was du fühlst. Intuitive Kommunikation und das Geheimnis der Spiegelneurone. Hamburg (Hoffmann & Campe).

Baumeister, R. F. (1993): Self-esteem. The puzzle of low self-regard. New York/ London (Plenum).

Baumeister, R. F., a. K. D. Vohs (2011): Handbook of self-regulation. Research, theory, and applications. New York (Guilford Press), 2nd ed.

Bernardy, K., N. Füber, P. Klose a. W. Häuser (2011): Efficacy of hypnosis/guided imagery in fibromyalgia syndrome. A systematic review and meta-analysis of controlled trials. *BMC Musculosceletal Disorders* 12: 133.

Berndt, F. H. (2008): 30 Minuten gegen Burn-out. Offenbach (Gabal), 8. Aufl. 2011.

Blaine, B., a J. Crocker (1993): Self-esteem and self-serving biases in reactions to positive and negative events. An integrative review. In: R. F. Baumeister (ed.): Self-esteem. New York (Plenum) pp. 55–86.

Blanz, B. (2001): Hyperkinetische Störung, ADHD, Hyperaktivität. *Kinderärztliche Praxis: Soziale Pädiatrie und Jugendmedizin* 72 (Sonderheft »Unaufmerksam und hyperaktiv«): 5–8.

Boesch, E. E. (1991): Symbolic action theory and cultural psychology. Heidelberg (Springer).

Bowlby, J. (1975): Bindung. Eine Analyse der Mutter-Kind-Beziehung. München (Kindler).

Breuer, D., K. Rettig u. M. Döpfner (2009): Die Erfassung von Aufmerksamkeits- und Verhaltensproblemen im Unterricht mit dem Fragebogen zur Verhaltensbeurteilung im Unterricht (FVU). *Diagnostica* 55 (1): 11–19.

Breuer, J. u. S. Freud (1895): Studien über Hysterie. Frankfurt a. M. (Fischer).

Bruchmüller, K., u. S. Schneider, (2012): Fehldiagnose Aufmerksamkeitsdefizit- und Hyperaktivitätssyndrom. *Psychotherapeut* 57: 77– 89.

Butler, L. D. et al. (2008): Meditation with yoga, group therapy with hypnosis, and psychoeducation for long-term depressed mood: a randomized pilot trial. *Journal of Clinical Psychology* 64: 806–820.

Campell, J. D. (1990): Self-esteem and clarity of the self-concept. *Journal of Personality and Social Psychology* 59 (3): 538–549.

Campell, J. D. a. L. F. Lavallee (1993): Who am I? The role of self-concept confusion in understanding the behavior of people with low self-esteem. In R. F. Baumeister (ed.), Self-esteem New York (Plenum) pp. 3–30.

Cauffman, L. u. K. Dierolf (2007): Lösungstango. Sieben verführerische Schritte zum erfolgreichen Management. Heidelberg (Carl-Auer).

Conrad, B., Jacob, B. u. P. Schneider (2003): Konflikt-Transformation. Ein Praxis-Modell. Paderborn (Junfermann).

Crasilneck, H. B. a. J. A. Hall (1985): Clinical hypnosis. Boston (Allyn & Bacon).

de Shazer, S. (1990): Der Dreh: Überraschende Wendungen und Lösungen in der Kurzzeittherapie. Heidelberg (Carl-Auer), 13. Aufl. 2015.

Deegener, G. (1997): Kindesmissbrauch erkennen, helfen, vorbeugen. Verlag Deutscher Kinderschutzbund, Landesverband Saarland.

Dilling, H., W. Mombour u. M. H. Schmidt, (1991): Internationale Klassifikation psychischer Störungen ICD-10, Kapitel V (F): Klinisch-diagnostische Leitlinien. Bern (Huber).

Donahue, E. G., B. Rip, u. R. J. Vallerand (2009): When winning is everything. On passion, identity, and aggression in sport. *Psychology of Sport and Exercise* 10: 526–534.

Döpfner, M., J. Frölich u. G. Lehmkuhl (2000): Hyperkinetische Störungen-Leitfaden Kinder- und Jugendpsychotherapie. Göttingen (Hogrefe).

Döpfner, M., S. Schürmann u. J. Frölich (2002): Therapieprogramm für Kinder mit hyperkinetischem und oppositionellem Problemverhalten THOP. Weinheim (Beltz/PVU.)

Draaisma, D. (2006): Warum das Leben schneller vergeht, wenn man älter wird. Von den Rätseln der Erinnerung. München(Piper).

DuPaul, G. J., R. A. Ervin, C. L. Hook a. K. E McGoey (1998): Peer tutoring for children with attention deficit hyperactivity disorder: Effects on classroom behavior and academic performance. *Journal of Applied Behavior Analysis* 31: 579–592.

Eco, U. (1972): Einführung in die Semiotik. München(Fink) UTB, 9. Aufl. 2002.

Erickson, M. H. u. E. L. Rossi (1981): Hypnotherapie. Aufbau – Beispiele – Forschung. München (Pfeiffer).

Erickson, M. H. u. E. L. Rossi (1991): Der Februarmann. Paderborn (Junfermann).

Evans, S. W. et al. (2009): A school-based organization intervention for young adolescents with attention-deficit hyperactivity disorder. *School Mental Health* 1: 78–88.

Everstine, D. S. a. L. Everstine (1993): The trauma response. New York (Norton).

Ewin, D. M. (2009): 101 things I wish I'd known when I started using hypnosis. Bancyfelin (Crown House). [dt. (2014): 101 Dinge, die ich gern gewusst hätte, als ich anfing, mit Hypnose zu arbeiten. Heidelberg (Carl-Auer), 2. Aufl.]

Fabiano, G. A., W. E. Pelham et al. (2007): The single and combined effects of multiple intensities of behavior modification and methylphenidate for children with attention deficit hyperactivity disorder in a classroom setting. *School Psychology Review* 36: 195–216.

Falkai, P u. H. U. Wittchen (2015): Diagnostisches und statistisches Manual psychischer Störungen DSM-5. Göttingen (Hogrefe).

Feldmann, H. (1992): Vergewaltigung und ihre Folgen. Stuttgart (Forum der Psychiatrie).

Fiedler, P. (2004): Ressourcenorientierte Psychotherapie bei Persönlichkeitsstörungen. *Psychotherapeutenjournal* 1: 4–12.

Fiedler, P. (Hrsg.) (2006): Trauma, Dissoziation, Persönlichkeit. Konferenzschrift. Pierre Janets Beiträge zur modernen Psychiatrie und Psychologie. Bd. 1. Lengerich (Pabst).

Filipp, S. H. (1981): Kritische Lebensereignisse. München (U&S Psychologie).

Fischer, T. (2001): Konkurrierende Erinnerungen – an der Haltung zur Diktatur scheidet sich die chilenische Bevölkerung. *Psychotherapeuten Forum Praxis und Wissenschaft* 6: 5–10.

Flammer, A. (1990): Erfahrung der eigenen Wirksamkeit. Einführung in die Psychologie der Kontrollmeinung. Bern (Huber).

Flammer, E. (2006): Die Wirksamkeit von Hypnotherapie bei Angststörungen. *Hypnose-ZHH* 1 (1+2): 173–198.

Flammer, E. (in Vorb.): Hypnotherapie – Stand der Forschung.

Flammer, E., a. A. Alladin (2007): The efficacy of hypnotherapy in the treatment of psychosomatic disorders: A meta-analytic evidence. *International Journal of Clinical and Experimental Hypnosis* 55 (3): 251–274.

Fontanive, H. (2006): Was Kinder stark macht. Spezialheft *Psychologie & Erziehung* 1: 20–24.

Freud, S. (1915): Die Verdrängung. In: A. Mitscherlich, A. Richards, J. Strachey et al. (Hrsg.): Sigmund Freud. Studienausgabe. Bd. 3, S. 103, 107–118. Frankfurt a. M. (Fischer).

Fröhlich-Gildhoff, K., u. M. Rönnau-Böse (2009): Resilienz. München (Reinhardt).

Furman, B. u. T. Ahola (1999): Die Kunst, Nackten in die Tasche zu greifen. Dortmund (Borgmann).

Gergen, K. J. (1990): Die Konstruktion des Selbst im Zeitalter der Postmoderne. *Psychologische Rundschau* 41: 191–199.

Gevensleben, H., G. H. Moll u. H. Heinrich (2010): Neurofeedback-Training bei Kindern mit Aufmerksamkeitsdefizit-/Hyperaktivitätsstörung (ADHS) – Effekte auf Verhaltens- und neurophysiologischer Ebene. *Zeitschrift für Kinder- und Jugendpsychiatrie und Psychotherapie* 38 (6): 409–420.

Gilbert, D. T. (2006): Stumbling on happiness. New York (Knopf/Random House).

Gloor, R. (2010): Energiedefinition. Verfügbar unter: http://www.energie.ch/energiedefinitio [07.11.2016].

Gold, J., I., A. J. Kant, K. A. Belmont, a. L. D. Butler (2007): Practitioner Review: Clinical applications of pediatric hypnosis. *Journal of Child Psychology and Psychiatry* 48: 744–754.

Gopnik, A., A. Meltzoff u. P. Kuhl (2006): Forschergeist in Windeln. Zürich (Piper)

Grob, A. u. Jaschinski, U. (2003): Erwachsen werden. Berlin(Beltz).

Gysin, T., S. Signer-Fischer, C. Ziegler, R. Bubl u. C. Schindler (2000): Selbsthilfe in der Behandlung von chronischen und episodischen unspezifischen Kopfschmerzen bei Kindern und Jugendlichen mit Hypnose und Selbsthypnose. *Pädiatrische Praxis* 57 (3): 393–399.

Häcker, H. (2004): Dorsch Psychologisches Wörterbuch. Bern (Huber).

Hagl, M. (2014): Studien zur Wirksamkeit von klinischer Hypnose und Hypnotherapie im Jahr 2013. *Hypnose* 9 (1+2). *Zeitschrift für Hypnose und Hypnotherapie* (Festschrift Dirk Revenstorf): 147–168.

Haley, J. (1989): Ordeal therapy. Ungewöhnliche Wege der Verhaltensänderung. Hamburg (ISKO-Press).

Haley, J. (1993): Jay Haley on Milton H. Erickson. New York (Brunner & Mazel).

Halsband, U. (2004): Mechanismen des Lernens in der Trance: funktionelle Bildgebung und Neuropsychologie. *Hypnose und Kognition* 21 (1&2): 11–38.

Halsband, U. u. A. Herfort (2006): Neurobiologische Grundlagen der medizinischen Hypnose. *Suggestionen, Forum der Deutschen Gesellschaft für Hypnose e. V.* 2: 5–40.

Hammond, D. C. (1990): Handbook of hypnotic suggestions and metaphors. New York (Norton).

Härter, H. u. Stapf, K. H. (1994): Dorsch Psychologisches Wörterbuch. Bern (Huber). 15. Aufl., 2009.

Hartman, W. (1995): Ego state therapy with sexually traumatized children. Cape Town (Kagiso).

Heckhausen, J. & Heckhausen, H. (2006): Motivation und Handeln. Berlin (Springer).

Hesslinger, B., A. Philipsen, H. Richter u. D. Ebert (2003): Zur Psychotherapie der Aufmerksamkeitsdefizit-/ Hyperaktivitätsstörung (ADHS) bei Erwachsenen. *Verhaltenstherapie* 13: 276-282.

Hiltunen, S. et al. (2014): Better long-term outcome for hypnotherapy than for CBT in adults with ADHD: Results of a six-month follow-up. *Contemporary Hypnosis and Integrative Therapy* 30 (3): 118–134.

Hobart Mowrer, O. (1960): Learning theory and behavior. Hoboken (Wiley), p. 495-534.

Höfner, E. N. u. C. Cordes (2018): Einführung in den Provokativen Ansatz. Heidelberg (Carl-Auer).

Holtz, K. L., Mrochen, S., Nemetschek, P., u. Trenkle, B. (2000): Neugierig aufs Großwerden. Heidelberg (Carl-Auer), 4. Aufl. 2016.

Huber, A. (2013): Auf Abstand zum Ich. *Psychologie Heute* 3.

Ingram, K., T. Lewis-Palmer a. G. Sugai (2005): Function-based intervention planning: Comparing the effectiveness of FBA and non-function-based intervention plans. *Journal of Positive Behavior Interventions* 7: 224–236.

Janet, P. (1904): L'amnesie et la dissociation des souverirs par l'emotion. *Journal Psychol.* 4: 417–453.

Kanitschar, H. (2009): Pacing und Leading. In: G. Stumm u. A. Pritz (Hrsg.): Wörterbuch der Psychotherapie. Wien (Springer) S. 491, 2. Aufl.

Karademas, E. C. (2006): Self-efficacy, social support and well-being: The mediating role of optimism. *Personality and Individual Differences* 40 (6): 1281–1290.

Kavanagh, D. J., a. G. H. Bower (1985): Mood and self-efficacy: Impact of joy and sadness on perceived capabilities. *Cognitive Therapy and Research* 9 (5): 507–525.

Kegan, R. (1986): Die Entwicklungsstufen des Selbst. München (Kindt).

Kelly, McG. (2013): The willpower instinct. How self-control works. New York (Penguin).

Kernis, M. H. (1993): The roles of stability and level of self-esteem in psychological functioning. In: R. F. Baumeister (ed.): Self-esteem. New York(Plenum), pp. 167–182.

Kernis, M. H., B. D. Grannemann, L. C. Barclay (1992): Stability of self-esteem: assessment, correlates, and excuse making. *Journal of Personality* 60: 621–643.

Kirsch, I., G. Montgomery a. G. Sapirstein (1995): Hypnosis as an adjunct to cognitive-behavioral psychotheraphy: A meta-analysis. *Journal of consulting and clinical psychology* 63 (2): 214–220.

Kohlberg, L. (1996): Die Psychologie der Moralentwicklung. Frankfurt a. M. (Suhrkamp)

Kossak, H. C. (1989): Hypnose: ein Lehrbuch. München (Psychologie Verlags Union).

Kraemer, H. (2010): Soforthilfe bei Stress und Burn-out. München (Kösel).

Landolt, M. A. u. T. Hensel (2008): Traumatherapie bei Kindern und Jugendlichen. Göttingen (Hogrefe).

Langberg, J. M et al. (2010): Parent reported homework problems in the MTA study: Evidence for sustained improvement in behavioral treatment. *Journal of Clinical Child and Adolescent Psychology* 39: 1–14.

Lauth, G. W. u. P. F. Schlottke (2002): Training mit aufmerksamkeitsgestörten Kindern, 5. Aufl. Weinheim (Psychologie Verlags Union).

Leeb, W. A., B. Trenkle u. M. F. Weckenmann (2011): Der Realitätenkellner. Hypnosystemische Konzepte in Beratung, Coaching und Supervision. Heidelberg (Carl-Auer), 2. Aufl. 2017.

Lehrer, M. (1985): Hypnotic identification: metaphors for personal change. In: J. K. Zeig (ed.): Ericksonian psychotherapy. Vol. I: Structures. New York (Brunner & Mazel).

Leutz, G. A. (1986): Das klassische Psychodrama nach J. L. Moreno. Berlin (Springer).

Liechti, J. (2009): Dann komm ich halt, sag aber nichts. Motivierung Jugendlicher in Therapie und Beratung. Heidelberg (Carl-Auer), 3. Aufl. 2013.

Lynn, S. J. a. J. W. Rue (1994): Dissociation. New York (Guilford).

Managerkrankheit: Stress durch Selbstausbeutung. *Psychologie Heute* 2006.

Marco, A. (2005): Evaluation eines Computergestützten Aufmerksamkeitstrainings bei Kindern mit Aufmerksamkeitsdefizit-/ Hyperaktivitätsstörung. Universität Basel, Schweiz (Unveröffentlichte Masterarbeit).

Markus, H. (1977): Self-schemata and Processing Information about the Self. *Journal of Personality and Social Psychology* 35: 63–78.

Markus, H. R., u. S. Kitayama (1994): The cultural construction of self and emotion. Implications for social behavior. In: S. Kitayama & H. R. Markus (eds.), Emotion and culture. Empirical studies of mutual influence. Washington, DC (American Psychological Association Press), pp. 89–130.

Marthaler, T. (2008): Evaluation eines Gruppentrainings für Kinder mit einer Aufmerksamkeit-/Hyperaktivitätsstörung. (unveröffentlichte Seminararbeit).

Meier, C., u. G. Perren-Klingler (2002): Ressourcenarbeit: ein Handbuch; für die Betreuung von und mit Flüchtlingen, die Begleitung traumatisierter Menschen, die Praxis und den Alltag. Visp (Institut Psychotrauma Schweiz IPTS.)

Metzmacher, B. (2002): Viele Seelen wohnen doch in meiner Brust. Identitätsarbeit in der Psychotherapie mit Jugendlichen. Berufsverband der Kinder- und Jugendlichenpsychotherapeuten (Hrsg.). Münster (Verlag für Psychotherapie).

Mischel, W. (2014): The marshmallow test. Mastering self-control. New York (Little, Brown).

Moene, F. C. et al. (2003): A randomized controlled clinical trial of a hypnosis-based treatment for patients with conversion disorder, motor type. *International Journal of Clinical and Experimental Hypnosis* 51: 29–50.

Montgomery, G. H., K. N. Duhamel a.W. H. (Redd2000): A meta-analysis of hypnotical induced analgesia: How effective is hypnosis? *International Journal of clinical and experimental hypnosis* 48 (2): 138–153.

Morschitzky, H. (2013): Angststörungen. Diagnostik, Erklärungsmodelle, Therapie und Selbsthilfe bei krankhafter Angst. Berlin (Springer).

Mrochen, S., K. L. Holtz u. B. Trenkle (2009): Die Pupille des Bettnässers. Heidelberg (Carl-Auer), 7. Aufl.

Muris, P. (2002): Relationships between self-efficacy and symptoms of anxiety disorders and depression in a normal adolescent sample. *Personality and individual differences* 32 (2): 337–348.

Nuber, U. (2011). Leben mit der dicken Haut. *Psychologie Heute* 7: 1–11.

Nuber, U. (2015): Erholen Sie sich gut. *Psychologie Heute* 12.

O'Hanlon, W. H. u. A. L. Hexum (1994): Milton H. Ericksons gesammelte Fälle. Stuttgart (Klett-Cotta).

O'Hanlon, B. (2007): Probiers mal anders! Zehn Strategien, die Ihr Leben verändern. Heidelberg (Carl-Auer), 2. Aufl. 2011.

Oerter, R. u. L. Montada (2002): Entwicklungspsychologie. Lehrbuch der Entwicklungspsychologie. Berlin (Beltz).

Oettingen, G. (2015): Mentales Kontrastieren: Der Weg zum Ziel. *Psychologie Heute* 9: 40–41.

Opp, G., Fingerle, M. u. A. Freytag (1999): Was Kinder stärkt. Erziehung zwischen Risiko und Resilienz. München (Reinhardt).

Owens, J. S. et al. (2005): School-based mental health programming for children with inattentive and disruptive behavior problems: First year treatment outcome. *Journal of Attention Disorders* 9: 261–274.

Pelham, B. W. (1993): On the highly positive thoughts of the highly depressed. In: R. F. Baumeister (ed.). Self-esteem. The puzzle of low self-regard. New York (Plenum), pp. 183–200.

Pelham, W. E., a. G. A. Fabiano (2008): Evidence-based psychosocial treatments for attention-deficit/hyperactivity disorder. *Journal of Clinical Child and Adolescent Psychology* 37: 184–214.

Perrig, W. (2004): Psychologische Analysen der Erinnerung. In: P. Rusterholz u. R. Moser (Hrsg.): Wir sind Erinnerung. Bern (Haupt), S. 1–27.

Peseschkian, N. (1987): Auf der Suche nach dem Sinn. Frankfurt a. M. (Fischer).

Peter, B. (1985): Hypnose und Hypnotherapie nach Milton H. Erickson: Grundlagen und Anwendungsfelder. München (Pfeiffer).

Peter, B. (2006): Einführung in die Hypnotherapie. Heidelberg (Carl-Auer).

Phillips, M. u. C. Frederick (2003): Handbuch der Hypnotherapie bei posttraumatischen und dissoziativen Störungen. Heidelberg (Carl-Auer), 3. Aufl. 2015

Piaget, J. (1988): Das Weltbild des Kindes. München/Stuttgart (Klett).

Ponniah, K. a. S. D. Hollon (2009): Empirically supported psychological treatments for adult acute stress disorder and posttraumatic stress disorder: a review. *Depression and Anxiety* 26: 1086–1109.

Psyche und Zufriedenheit. Spezialheft *psychoscope* 5 (31) (2010). Verfügbar unter: https://www.google.com/url?sa=t&rct=j&q=&esrc=s&source=web&cd=1&ved=2ahUKEwj46ZCu5PTfAhWHLFAKHdiKDogQFjAAegQICRAC&url=https%3A%2F%2Fwww.psychologie.ch%2Ffileadmin%2Fuser_upload%2Fdokumente%2Faktuell%2FPsychoscope%2F2010%2FPSC_5-10.pdf&usg=AOvVawodV9M6TmyjcYMYKIyIwqxw [17.01.2019].

Rainville, P. et al. (1999): Cerebral Mechanisms of Hypnotic Induction and Suggestion. *Journal of Cognitive Neuroscience* 11 (1): 110–125.

Rapoport, J. L. (1990): Der Junge der sich immer waschen musste. München (Goldmann).

Reinecke, L., D. Rieger u. T. Wulf (2014): Einschalten zum Abschalten? Mediennutzung zur Erholung von Stress und Belastung. *Medienpsychologie* Nr. 3. Verfügbar unter: http://de.in-mind.org/article/einschalten-zum-abschalten-mediennutzung-zur-erholung-von-stress-und-belastung [17.01.19].

Reinecker, H. S. (1991): Zwänge. Bern (Huber).

Remschmidt, H., M. Schmidt u. F. Poustka (2006): Multiaxiales Klassifikationsschema für psychische Störungen des Kindes- und Jugendalters nach ICD-10 der WHO. Mit einem synoptischen Vergleich von ICD-10 und DSM-IV. Bern (Hans Huber), 5. Aufl.

Resch, F. (1994): Magisches Denken und Selbstentwicklung. *Praxis Kinderpsychologie Kinderpsychiatrie* 43: 152–156.

Revenstorf, D. (1990): Klinische Hypnose. Heidelberg (Springer).

Revenstorf, D. (2003a): Effekte der Hypnotherapie. *CH-Hypnose* 13 (2): 4–19.

Revenstorf, D. (2003b): Expertise zur Beurteilung der wissenschaftlichen Evidenz des Psychotherapieverfahrens Hypnotherapie. Im Auftrag der Milton Erickson Gesellschaft für klinische Hypnose (MEG) und der Deutschen Gesellschaft für Hypnose (DGH). Verfügbar unter: http://www.meg-tuebingen.de/downloads/Expertise.pdf [17.01.2018].

Revenstorf, D. (2012a): Hypnotherapie. Wirksamkeitsforschung. Website Universität Tübingen. Verfügbar unter: http://www.meg-tuebingen.de/downloads/2012-05%20Hypnose-Wirksamkeit.pdf [18.12.2018].

Revenstorf, D., (2012b): Wissenschaftliche Anerkennung der Hypnotherapie. Verfügbar unter: http://www.meg-tuebingen.de/1-hypnose-wissenschaft.htm [30.03.2015]

Revenstorf, D. (2017): Hypnotherapie und Hypnose. Tübingen (Psychotherapie-Verlag).

Revenstorf, D. u. B., Peter (2015): Hypnose in Psychotherapie, Psychosomatik und Medizin. Berlin (Springer) 3. Aufl.

Revenstorf, D. u. K. Wais (2008): Hypnose steigert Langzeitwirkung. Metaanalyse über 11 Studien zur Wirksamkeit von Hypnotherapie. Verfügbar unter: http://www.meg-tuebingen.de/downloads/2008-04 Metaanlyse Hypnotherapie Zus.pdf [17.01.2019].

Revenstorf, D. u. R. Zeyer, (2006): Hypnose lernen. Leistungssteigerung und Stressbewältigung durch Selbsthypnose. Heidelberg (Carl-Auer), 12. Aufl. 2016.

Revenstorf, D. u. U. Freund (2015): *Indirekte Induktion und Kommunikation.* In: Revenstorf, D. (Hrsg.): Hypnose in Psychotherapie, Psychosomatik und Medizin, S.197–208.

Richter, H. E. (1992): Umgang mit Angst. Hamburg(Psychosozial).

Roberts, J. E., a. S. M. Monroe (1992): Vulnerable self-esteem and depressive symptoms. Prospective findings comparing three alternative conceptualisations. *Journal of Personality and Social Psychology* 62 (5): 804–812.

Rollett, B. u. H. Werneck, (2002): Klinische Entwicklungspsychologie der Familie. Berlin (Hogrefe).

Rosen, L. A. et al. (1984): The importance of prudent negative consequences for maintaining the appropriate behavior of hyperactive students. *Journal of Abnormal Child Psychology* 12: 581–604.

Rosen, S. (1988): What makes Ericksonian therapy so effective? In: J. K. Zeig a, S. R. Lankton (eds.). Developing Ericksonian therapy. New York (Brunner & Mazel), pp. 5–21.

Rossi, E. L. (1995–1998): Gesammelte Schriften von Milton H. Erickson. 6 Bd. Heidelberg (Carl-Auer).

Rubia, K. (2009): The neurobiology of meditation and its clinical effectiveness in psychiatric disorders. *Biological Psychology* 82 (1): 1–11.

Ruch, H. (2016): Burnout – ein Energieproblem. Winterthurer Zeitung, Gesundheitsmagazin. Verfügbar unter: http://www.hpruch.ch/fileadmin/pdf/winterthurer_zeitung_Burnout.pdf. [06.11.2016].

Sass, H., H.U. Wittchen u. M. Zaudig (1996): Diagnostisches und statistisches Manual psychischer Störungen, DSM-IV. Göttingen (Hogrefe).

Schigutt, A. (2009): Spiegeln. In: G. Stumm u. A. Pritz (Hrsg.): Wörterbuch der Psychotherapie. Wien (Springer), S. 658. 2. Aufl.

Schmeck, K. u. K. Albermann, (2008): Behandlung von Aufmerksamkeits-Defizit-/Hyperaktivitäts-Störungen (ADHS) bei Kindern und Jugendlichen. *Schweizerisches Medizin-Forum* 8 (23): 436–439.

Schmela, M. (2004): Vom Zappeln und vom Philipp. ADHS: Integration von familien-, hypno- und verhaltenstherapeutischen Behandlungsansätzen. Heidelberg (Carl-Auer).

Schulte-Markwort, Michael im Gespräch (2016): Unsere erschöpften Kinder. *Psychologie Heute* 9: 12–15.

Schultz, B. K. et al. (2011): School-based treatment of attention-deficit/hyperactivity disorder. *Psychology in the Schools* 48 (3): 254–262.

Schulze, Beate: (2009): Burn-out: Wer ist gefährdet? *Psychologie Heute* 5: 26–29.

Shih, M., Y. H. Yang a. M. Koo (2009): A meta-analysis of hypnosis in the treatment of depressive symptoms. A brief communication. *The International Journal of Clinical and Experimental Hypnosis* 57 (4): 431–442.

Signer-Fischer, S. (1987): Nicht nur zur Weihnachtszeit. In: Kantonale Erziehungsberatung Burgdorf (Hrsg.): 22 Jahre kantonale Erziehungsberatung Burgdorf).

Signer-Fischer, S. (1992): Schwimmweste und Sicherheitsgurt: Die Behandlung von Ängsten bei Kindern und Jugendlichen mittels hypnotischer

Techniken. In B. Peter & G. Schmidt (Hrsg.): Erickson in Europa. Heidelberg (Carl-Auer), S.122–129.

Signer-Fischer, S. (1993a): Hypnotherapeutische Methoden in der Erziehungsberatung. In: K. Hahn & F. W. Müller (Hrsg.): Systemische Erziehungs- und Familienberatung. Ostfildern (Grünewald), S.181–201.

Signer-Fischer, S. (1993b): Symbolhandlungen: Ritus oder Zwang? Hypnotische Techniken zur Behandlung von Kindern mit einschränkenden, zwangsartigen Handlungen und Gedanken. In: S. Mrochen, K.-L. Holtz u. B. Trenkle: Die Pupille des Bettnässers. Heidelberg (Carl-Auer), S. 164–185.

Signer-Fischer, S. (1993c): Der Wachhund und der Schlafhund. Hypnotische Techniken zur Behandlung von Schlafstörungen bei Kindern. In: S. Mrochen, K. L. Holtz u. B. Trenkle (Hrsg.): Die Pupille des Bettnässers. Heidelberg (Carl-Auer), S. 186–198

Signer-Fischer, S. (1998): Utilization of Autobiographic Memory in Hypnotherapy with young Offenders. *Hypnos* 15 (4): 198–203.

Signer-Fischer, S. (1999): Magie und Realismus in der Angstbehandlung. Hypnotherapeutische Methoden mit Kindern und Jugendlichen. In: M. Vogt-Hillmann u. W. Burr (Hrsg.): Kinderleichte Lösungen. Dortmund (Borgmann), S. 143–157

Signer-Fischer, S. (2000): Störungsbilder bei Kindern und Jugendlichen. In: D. Revenstorf u. B. Peter (Hrsg.): Hypnose in Psychotherapie, Psychosomatik und Medizin. Berlin (Springer), S. 385–400.

Signer-Fischer, S. (2000a): Die Stärkung des Selbstvertrauens in der Hypnotherapie. In K.-L. Holtz, S. Mrochen et al. (Hrsg.): Neugierig aufs Großwerden. Heidelberg (Carl-Auer), S. 34–54.

Signer-Fischer, S. (2000b): Traumatische Erinnerungen und wie sie zu bearbeiten sind. *Psychoscope* 21 (8): 6–9.

Signer-Fischer, S. (2001a): Die Bedeutung der Erinnerung für das Individuum. Umgang mit traumatischen Erlebnissen. *Psychotherapeuten Forum Praxis und Wissenschaft* 6: 12–16.

Signer-Fischer, S. (2001b): Die Bedeutung der Erinnerung für das Individuum – Umgang mit traumatischen Erlebnissen. In: W. Rotthaus (Hrsg.): Systemische Kinder- und Jugendlichenpsychotherapie. Heidelberg (Carl-Auer), S. 436–445.

Signer-Fischer, S. (2001c): Suggestionen. Skriptum Hypnose SMSH. Zu bestellen bei: Schweizerische Ärztegesellschaft für Hypnose (SMSH), Frau Greising, Tel. +41 41 281 17 45; E-Mail: info@smsh.ch.

Signer-Fischer, S. (2004a): Identität und Kontrolle. Der Weg zu mehr Selbstvertrauen. In: H. Schuckall u. H. Ebell (Hrsg.): Warum Hypnose – aus der Praxis von Ärzten und Psychotherapeuten München(Pflaum), S. 467–476.

Signer-Fischer, S. (2004b): Das Symptom als Metapher nutzen. Hypnose und hypnotherapeutische Methoden mit Kindern, Jugendlichen und ihren Erwachsenen. In: B. Metzmacher & F. Wetzorke (Hrsg.): Entwicklungsprozesse und die Beteiligten- Perspektiven einer schulenübergreifenden Kinder- und Jugendlichenpsychotherapie. Göttingen (Vandenhoeck & Ruprecht), S. 203–217.

Signer-Fischer, S. (2006): Hypnose mit Kindern und Jugendlichen. *Psychotherapie im Dialog* 7 (1): 29–34.

Signer-Fischer, S. (2007a): Hypnose mit Kindern und Jugendlichen. *CH Hypnose* 17 (1): 15–23.

Signer-Fischer, S. (2007b): Die nicht ganz freiwillige Beratung und Psychotherapie mit Kindern und Jugendlichen. In: M. Vogt-Hillmann (Hrsg.): Wenn Lösungen Gestalt annehmen. Dortmund (Borgmann), S. 153–165.

Signer-Fischer, S. (2008a): Hypnotherapeutische Methoden der Traumatherapie im Kindesalter. In M. A. Landolt u. T. Hensel (Hrsg.): Traumatherapie bei Kindern und Jugendlichen. Bern (Hogrefe,) S. 184–200.

Signer-Fischer, S. (2008b): Störungsbilder bei Kindern und Jugendlichen. In: D. Revenstorf (Hrsg.): Hypnose in Psychotherapie, Psychosomatik und Medizin. Berlin (Springer), S. 751–763.

Signer-Fischer, S. (2009a): Costruzione dell identità e immagine di sé. In: M. L. Fasciana (A cura di) L'ipnosi con i bambini e gli adolescenti. Milano (Franco Angeli), S. 81–102.

Signer-Fischer, S. (2009b): Den Lebenslauf beeinflussen?! Lebensübergänge in Beratung und Psychotherapie. *Psychoscope* 10 (7): 8–11.

Signer-Fischer, S. (2010): Lebensübergänge in Beratung und Psychotherapie. *CH Hypnose* 20 (1): 7–14.

Signer-Fischer, S. (2011): Lebensübergänge in Beratung und Psychotherapie. In: W. A. Leeb, B. Trenkle u. M. F. Weckenmann (Hrsg.): Der Realitätenkellner. Hypnosystemische Konzepte in Beratung, Coaching und Supervision. Heidelberg (Carl-Auer), S. 303–320.

Signer-Fischer, S. (2012): Hypnotherapeutische Methoden der Traumatherapie im Kindesalter. In M. A. Landolt u. T. Hensel (Hrsg.): Traumatherapie bei Kindern und Jugendlichen, 2. Aufl. Göttingen (Hogrefe), S. 243–260.

Signer-Fischer, S. (2015a): Ein Nachwort von Susy Signer-Fischer. In U. Streib-Brzic u. S. Gerlach (Hrsg.): Und was sagen die Kinder dazu? Zehn Jahre später! Neue Gespräche mit Töchtern und Söhnen lesbischer, schwuler und trans* Eltern. Berlin (Querverlag), S. 275–278.

Signer-Fischer, S. (2015b): Störungsbilder bei Kindern und Jugendlichen. In: D. Revenstorf (Hrsg.): Hypnose in Psychotherapie, Psychosomatik und Medizin, 3. Aufl. Berlin (Springer), S. 750–760.

Signer-Fischer, S. u. A. Widmer, (2005): Sensationelle Selbstsuche: Risikoverhalten bei Jugendlichen. *Psychoscope* 26 (7): 6–9.

Signer-Fischer, S. u. K. Albermann (2016): Angststörungen. Da ist ein Drache unter meinem Bett ... In: K. Albermann (Hrsg.): Wenn Kinder aus der Reihe tanzen. Psychische Entwicklungsstörungen von Kindern und Jugendlichen erkennen und behandeln Schweiz (Ringier). Beobachter-Edition, S. 40–53.

Signer-Fischer, S., T. Gysin, u. U. Stein (2009): Der kleine Lederbeutel mit allem drin. Hypnose mit Kindern und Jugendlichen. Heidelberg (Carl-Auer). 3. Aufl. 2014.

Signer-Fischer,S. u. M. P. Jensen (2012): An Interview with Susy Signer-Fischer. *Contemporary Hypnosis & Integrative Therapy*, 29: 189–199.

Simonescu, M., K. M. Antshel, a. S. V. Faraone (2012): Attention deficit hyperactivity disorder. In: Encyclopedia of human behavior, 2nd ed. London (Academic Press/Elsevier), pp. 218–223.

Sonneck, G. u. I. Pucher-Matzner (2005): Das Burnout-Syndrom. *Österreichische Ärztezeitung* 4: 28–35.

Spiegel, H. & Spiegel, D. (1978): Trance and treatment. Washington (American Psychiatric Press).

Spitzer C., K. H. Wrede u. H. J. Freyberger, (2004): Das AMDP-Modul zu Dissoziation und Konversion (AMDP-DK): Entwicklung einer Checkliste und erste Befunde zu ihren psychometrischen Charakteristika. *Fortschritte der Neurologie und der Psychiatrie* 72: 404–410.

Stein, N. L. et al.(1997): Memory for everyday and emotional events. Mahwah, N. J. (Lawrence Erlbaum).

Storch, M. et al. (2007): Psychoneuroendocrine effects of resource-activating stress management training. *Health Psychology* 26 (4): 456–463.

Sullivan, M. A., a. O'Leary, S. G. (1990): Maintenance following reward and cost token programs. *Behavior Therapy* 21: 139–149.

Swann, W. B. et al. (1987): The cognitive-affective crossfire. When self-consistency confronts self-enhancement. *Journal of Personality and Social Psychology* 52: 881–889.

Taylor, S. E. (1991): Asymmetrical effects of positive and negative events. The Mobilisation-minization hypothesis. *Psychological Bulletin* 110 (1): 67–85.

Thompson, C. P. (1985): Memory for Unique Personal Events: Some Implications of Self-schema. *Human Learning* 4: 267–280.

Tiago V. M. (2010): Two-factor theory, the actor-critic model, and conditioned avoidance. In: *Learning & Behavior* 38 (1): 50–67.

Tubman, G. T. a. Windle, M. (1995): Continuity of difficult temperament in adolescence. Relations with depression, life events, family support, and substance use across a one-year period. New York (Plenum), pp. 133–153.

Umgang mit Ressourcen. Spezialheft *Psychologie & Erziehung* 2009/1.

Virta, M. et al. (2010a): Hypnotherapy for adults with attention deficit hyperactivity disorder: a randomized controlled study. *Contemporary Hypnosis* 27 (1): 5–18.

Virta, M. et al. (2010b): Short cognitive behavioral therapy and cognitive training for adults with ADHD – a randomized controlled pilot study. *Neuropsychiatric Disorder Treatment* 6: 443–453.

Vogt-Hillmann, M. (2007): Wenn Lösungen Gestalt annehmen. Dortmund (Borgmann).

Vogt-Hillmann, M. u. W. Burr (1999): Kinderleichte Lösungen. Dortmund (Borgmann).

Vogt, M. u. F. Caby (2009): Ressourcenorientierte Gruppentherapie mit Kindern und Jugendlichen. Dortmund (Borgmann).

Wagner, I. (1994): Aufmerksamkeitsstörungen und deren Bewältigung und Therapie. In: K. Czerwenka (Hrsg.): Das hyperaktive Kind: Ursachenforschung, pädagogische Ansätze, didaktische Konzepte. Weinheim(Beltz), S. 19–34.

Werte als Stresspuffer. *Psychologie Heute* 2005/11.

Welter-Enderlin, R. (2010): Resilienz und Krisenkompetenz: Kommentierte Fallgeschichten. Heidelberg (Carl-Auer), 2. Aufl. 2014.

Wicki, W., J. Dumont, S. Signer-Fischer (1995): Funktion und Nutzung sozialer, familialer und personaler Ressourcen beim Übergang zur Elternschaft. In: Forschungsbericht Nr.1995-4. Bern (Universität Institut für Psychologie).

Williams, J. D. a. J. H. Gruzelier (2001): Differentiation of hypnosis and relaxation by analysis of narrow band theta and alpha frequencies. *The International Journal of Clinical and Experimental Hypnosis* 49 (3): 185–206.

Yapko, M. D. (2010): Hypnosis in the treatment of depression: An overdue approach for encouraging skillful mood management. *International Journal of Clinical and Experimental Hypnosis* 58: 137–146.

Zech, N., M. Seemann, S. Signer-Fischer u. E. Hansen (2015): Kommunikation mit Kindern – praktische Strategien und Hilfsmittel für den anästhesiologischen Alltag. *Anaesthesist* 64 (3): 197-207.

Zeig, J. K. (1982): Ericksonian approaches to hypnosis and psychotherapy. New York (Brunner & Mazel).

Zeig, J. K. (1985a): Ericksonian psychotherapy. Vol. I: Structures. New York: (Brunner & Mazel).

Zeig, J. K. (1985b): Ericksonian psychotherapy. Vol. II: Clinical applications. New York: (Brunner & Mazel).

Zeig, J. K. (1988): An ericksonian phenomenological approach to therapeutic hypnotic induction and symptom utilisation. In: J. K. Zeig a. S. R. Lankton (eds.): Developing Ericksonian therapy. New York (Brunner & Mazel), pp. 353–375.

Zeig, J. K., a. S. R. Lankton (1988): Developing Ericksonian therapy. New York (Brunner & Mazel).

Zindel, J. P. (2015): Die 3D-Methode und ihre Anwendungen. *Bulletin CH-Hypnose* 25 (1): 6–16.

Zittlau, J. (2016): An Grenzen gehen. *Psychologie Heute* 9: 40–44.

Zuber, D. (2010). Neuropsychologische Diagnostik zur Objektivierung des Nutzens von Methylphenidat bei Kindern und Jugendlichen mit ADHS. Eine Verlaufsuntersuchung. Vortrag vom 15.01.2010.

Zylowska, L. et al. (2008): Mindfulness meditation training in adults and adolescents with ADHD. A feasibility study. *Journal of Attention Disorders* 11 (6): 737–746.

Verzeichnis der Interventionen

Hinweis: Filmaufnahmen von der Durchführung der Interventionen werden ab Herbst 2019 auf *therapie.tv* zu sehen sein. Interessierte Fachleute können für weitere Informationen eine E-Mail an *kontakt@trenkle-organisation.de* schicken.

Verzeichnis der Anwendungen und Symptome

Über die Autorin

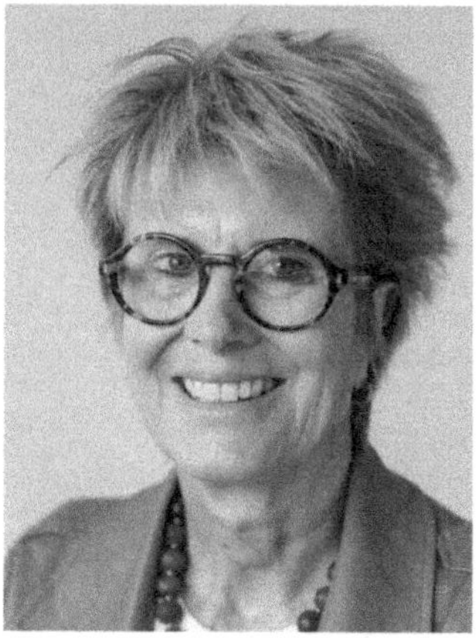

© Patsawee Rodcharoen

Susy Signer-Fischer, lic. phil., Psychologin und Psychotherapeutin FSP, ist Fachpsychologin für Psychotherapie FSP und für Kinder- und Jugendpsychologie FSP. Sie arbeitet am Zentrum für Entwicklungs- und Persönlichkeitspsychologie (ZEPP) der Universität Basel und in freier Praxis am Zentrum für Systemische Therapie und Beratung (ZSB), Bern. Außerdem ist sie tätig in der Aus- und Weiterbildung von Psychotherapeuten, vor allem in Hypnosetherapie, Familientherapie und Kinderpsychotherapie. Sie ist Gründungsmitglied und Past-Präsidentin der Gesellschaft für Klinische Hypnose Schweiz (ghyps). Veröffentlichungen u. a.: *Der kleine Lederbeutel mit allem drin. Hypnose mit Kindern und Jugendlichen* (zus. mit Thomas Gysin und Ute Stein; 3. Aufl. 2014), *Schlafhund, Schutzanzug & Co. Hypnosystemische Methoden zur Unterstützung der jugendlichen Entwicklung* (2022).

Kontakt: *www.susysigner.ch*